U0741683

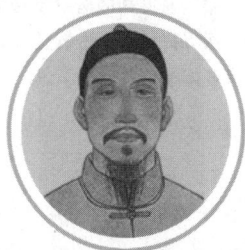

吴鞠通传世名方

总主编◎钟相根　畅洪昇

主　编◎畅洪昇

中国医药科技出版社

内 容 提 要

　　吴鞠通（1758～1836年），江苏淮阴人，清代著名医学家，创立三焦辨证理论体系。本书全面收录了吴鞠通首创医方，并对古今医家应用吴鞠通方剂的医案及临床报道进行筛选整理，撷英取华，汇编而成。全书内容丰富，资料翔实，为中医界提供了一份极其珍贵的临床文献资料，具有很高的临床应用价值和文献参考价值，能够帮助读者开阔视野，增进学识。

图书在版编目（CIP）数据

吴鞠通传世名方/畅洪昇主编 . —北京：中国医药科技出版社，2013.2
（大国医系列 . 传世名方）
ISBN 978－7－5067－5868－0

Ⅰ . ①吴…　Ⅱ . ①畅…　Ⅲ . ①方书－汇编－中国－清代　Ⅳ . ①R289.349

中国版本图书馆 CIP 数据核字（2013）第 001160 号

美术编辑　陈君杞
版式设计　郭小平

出版　中国医药科技出版社
地址　北京市海淀区文慧园北路甲 22 号
邮编　100082
电话　发行：010－62227427　邮购：010－62236938
网址　www.cmstp.com
规格　710×1020mm $\frac{1}{16}$
印张　18 ½
字数　306 千字
版次　2013 年 2 月第 1 版
印次　2022 年 12 月第 2 次印刷
印刷　三河市万龙印装有限公司
经销　全国各地新华书店
书号　ISBN 978－7－5067－5868－0
定价　**48.00 元**

丛书编委会

总 主 编　钟相根　畅洪昇

副总主编　刘　敏　张冬梅　赵岩松　段晓华
　　　　　盛庆寿

编　　委（按姓氏笔画排序）

马　越　王　玮　王伟明　王雪茜

王　瑛　石　玥　令狐永谊　司鹏飞

朱丽颖　农　慧　刘　果　闫军堂

苏毅强　李　明　肖双双　何善明

张水馨　郑子安　赵　艳　高　峰

黄　中　梁吉春

编委会

　　中医名著浩如烟海，积淀了数以千年的精华，养育了难以计数的英才，昭示着绚丽无比的辉煌。历史证明，中医的成才之路，非经典名著滋养下的躬身实践，别无蹊径。名医撰医著，医著载医方，源远流长，浩如烟海。历代名医凭借非凡的智慧及丰富的临床实践，创制了诸多不朽的传世名方。

　　本套丛书以在方剂学方面确有创见的历代名医为主线，选择代表性名医，将其所撰医著中的医方进行了全面系统的搜集整理。每个分册分为上、中、下三篇，上篇简单介绍医家学术思想及遣药组方特色；中篇详细介绍了该医家方剂在临床各科的应用；另外，该医家还有许多名方不为世人所熟知，未见临床报道，则收入下篇被忽略的名方。每首方剂从来源、组成、用法、功用、主治、方解、方论、临床应用、临证提要等方面来论述。全书收罗广博、条分缕析，详略适中，既言于古，更验于今，既利掌握，又裨读者更好地熟悉、掌握历代名方的组方原理及临床运用规律，以适应当前临床实际的需要。

　　愿《大国医系列之传世名方》成为中医药院校在校学生和中医、中西医结合医生的良师益友；愿本套丛书成为医疗、教学、科研机构及各图书馆的永久珍藏。

编　者
2012 年 12 月

目 录

上篇　温病大家吴鞠通

中篇　屡试屡效方

1

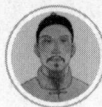

下篇　被忽略的名方

上篇
温病大家吴鞠通

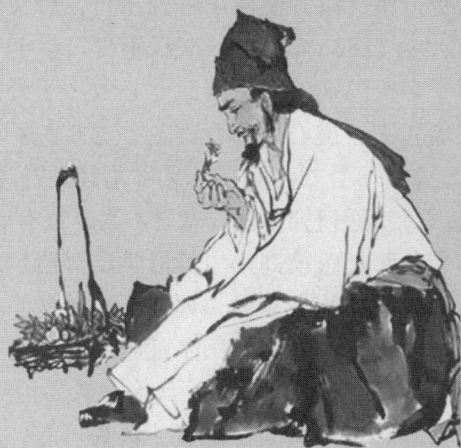

一、医家生平

吴瑭，号鞠通，字配珩，江苏淮阴人，生于清乾隆二十三年（1758年），卒于清道光十六年（1836年）。吴氏为清代著名医学家，创立温病三焦辨证理论体系，被后世誉为清代温病四大家之一。

吴鞠通出生于书香门第，其父名守让，字逊夫，乾隆十四年（1749年）秀才，曾在当地教学。吴鞠通受父亲的影响，自幼攻读儒学。乾隆四十二年（1777年），吴父病年余以致不起，吴鞠通哀痛欲绝，觉得"父病不知医，尚复何颜立天地间"，于是买来医书研读。乾隆四十五年（1780年），吴鞠通的侄子巧官突患喉痹，后不治而亡，吴氏目击心伤，于是毅然放弃了科举考试，立志从医。

乾隆四十八年（1783年），吴鞠通游历京师，经人举荐，参与检校《四库全书》，并担任"抄胥"一职，校对誊抄了大量的医籍，因得博览诸书，于医学大有长进。检校《四库全书》的工作完成后，吴瑭便寓居京郊为人看病，他诊断准确，用药神奇，医好了不少疑难杂症。乾隆五十八年（1793年），京都大疫流行，其死于处理不当者，不计其数，正如纪晓岚《阅微草堂笔记》所载："乾隆癸丑春夏间，京中多疫，以张景岳法治之，十死八九，以吴又可法治之，亦不甚验。"而吴鞠通利用叶天士之法奋力抢救，颇多治验，遂名噪皇城。道光十一年（1831年），吴瑭告老还乡，建立"问心堂"，继续为乡民医病。同时，吴氏出资造桥，以方便两岸百姓出行，后又建善乐院，供藏书及待客之用。道光十六年（1836年）秋，吴氏逝世，享年79岁。

吴鞠通一生经历了多次温病流行，因而专心致力于外感热病的研究。在学术上，他"抗志以希古人，虚心而师百氏"（《温病条辨·汪廷珍序》），上溯《黄帝内经》、《伤寒论》，下受刘河间、吴又可尤其是叶天士等名家的影响，"进与病谋，退与心谋"，潜心研究温病，寒暑不易，终有心得。

吴氏不仅医术高超，而且医德高尚。其治学反对门户之见，能博采诸家之长，即使成名后，亦虚心向能者求教，如他不善针法，每遇疑难重证，药物难奏速效时，便请善于针灸的郏芷谷医生配合治疗。吴鞠通敢于直言驳证前贤之误，以免贻误后学；针砭医界时弊，认为医者妄抬身价、重索谢资者，极为可耻，只为自己打算、不为病人考虑者，最为可恶；大胆订正俗医处方之谬，从不粉饰，正如他所说："余存心不敢粉饰，不忍粉饰，口过直而心过慈，以致与世不合。"（《温病条辨·解儿难》）吴鞠通创温病辨治新法，但从不

居功自傲，他曾言："诸贤如木工钻眼，已至九分，瑭特透此一分，作圆满会耳，非敢谓高过前贤也。"（《温病条辨·凡例》）

吴鞠通将其治温心得加以发挥，撰成《温病条辨》一书，创立了温病学三焦辨证论治体系，促进了温病学的发展。晚年时，吴氏将其一生临床经验加以总结，撰成《吴鞠通医案》四卷，包括温病、伤寒、杂病、妇儿科医案，促进了中医医案学及临床医学的发展。他还以医论、医话的形式撰写了《医医病书》，针砭俗医之弊，提倡作为医生要做到德术兼备，同时还阐述了许多温病和内伤杂病的证治大法，是一部有价值的理论专著。

其中，《温病条辨》一书最能代表吴鞠通的学术思想，也最具影响。《温病条辨》六卷，另附卷首一卷，成书于嘉庆三年（1798 年）。吴鞠通通览前世治温之书后认为，明末吴又可的《温疫论》，议论宏阔，发前人所未发，但其治法，未免支离驳杂；而惟有叶天士持论平和，立法精细，但立论甚简，虽有医案散见于杂症之中，人多忽之而不深究。于是他"采辑历代名贤著述，去其驳杂，取其精微"（《温病条辨·自序》），结合自己的实践经验和心得体会，仿《伤寒论》编述体例撰成《温病条辨》。本书卷首引证《内经》有关温热病经文 19 条作为著述依据，名曰"原病篇"；卷 1～3 分别为上焦篇、中焦篇与下焦篇，详述温病的病因病机、三焦辨证及其治法方药，集中体现了吴氏按三焦分部阐析温病的发展过程与病机转变，提出了三焦辨证的纲领，充实了温病学理论，为本书的主要内容。卷 4～6 为杂说、解产难、解儿难等救逆、病后调治与妇科、儿科疾病证治。本书系统地阐述了温病三焦辨证的理论，涉及的温病包括风温、温热、温疫、温毒、冬温、暑温、伏暑、寒温、湿温、秋燥等；辨析了伤寒与温病之不同，提出了清热养阴法，创制了银翘散、桑菊饮、清营汤、清宫汤、定风珠及加减复脉汤等著名方剂，从而极大地丰富了温病学的内容，对温病学的发展作出了卓越的贡献，被后世列为温病学经典著作之一，至今仍为医家所推崇。此书问世后，版本甚多，流传很广，现存最早为清嘉庆十八年（1813 年）问心堂刻本。此外，尚有朱武曹氏的增批本，王士雄、叶霖、郑雪堂三家的评注本，书名《增补评注温病条辨》，上海人民卫生出版社 1958 年曾据此本重印。建国后更有多种铅印本流传。

二、学术主张

吴鞠通生活于清代乾隆、道光年间，政治稳定统一，经济繁荣昌盛，文化欣欣向荣。而在医界，也涌现出了许多医学大家，如叶天士、薛雪、徐灵胎、柯韵伯、张璐等，尤其是在急性热病的理论与诊治经验方面正处在不断积累和提高的阶段，这些都为吴瑭学术理论的形成创造了有利的条件。

（一）学术思想渊源

吴鞠通学医既非世医家传，也未直接拜师，其学术思想的形成主要是受历代经典医籍和医家的影响，尤其与《黄帝内经》、张仲景《伤寒杂病论》、叶天士《临证指南医案》及《温热论》等的学术思想密不可分。

1. 渊源于《内经》 《黄帝内经》是中医学的经典理论著作，为中医学理论之源和中医各科发展的理论基石，历代医家无不重视，吴鞠通也不例外。他在《温病条辨·凡例》中说："历取诸贤精妙，考之《内经》，参以心得，为是编之作。"

吴鞠通创立了三焦辨证理论体系，而三焦之原理也溯源于《内经》。如《内经》中谈到三焦的生理特点时指出："上焦如雾，中焦如沤，下焦如渎。"吴鞠通在此基础上提出了三焦辨证的治疗原则："上焦如羽，中焦如衡，下焦如权。"吴鞠通创制的用于温病初起、但热不恶寒而渴者的方剂银翘散，其组方原则也是根据《内经》而来："本方谨遵《内经》'风淫于内，治以辛凉，佐以苦甘；热淫于内，治以咸寒，佐以甘苦'之训。"《温病条辨·凡例》曾谓："本论各方条下，必注明系用《内经》何法。"

2. 秉承张仲景 东汉时期张仲景的《伤寒论》，开中医临床辨证论治之先河，为我国第一部论述外感热病治疗的专著，创立了六经辨证理论体系。吴鞠通的温病学说及其创立的三焦辨证理论体系无不受《伤寒论》的影响，如他在《温病条辨·凡例》中说："是书虽为温病而设，实可羽翼伤寒。"他将《伤寒论》的六经辨证理论巧妙地融入到三焦辨证之中，而且在全书的编写体例上也是仿照《伤寒论》的方法，方随证立，方证同条。而《温病条辨》一书所收载的方剂（包括吴氏自创方在内）约208首，其中一半左右是来自于张仲景的经方，如其开篇第一首方便是桂枝汤，此外尚有白虎汤、麻黄附子细辛汤、大承气汤、小柴胡汤、五苓散、小建中汤、小青龙汤、乌梅丸等，甚至对于有些方剂的剂量也没有换算成清代的用量。

从《吴鞠通医案》来看，吴鞠通本人对于张仲景《伤寒论》辨证论治理论及其经方的运用也非常得心应手，而且有胆有识，如《吴鞠通医案》中记载其桂枝汤自治案及麻黄附子甘草汤治肿胀案等，治疗过程审证精准，用药老道，经验丰富，不像时医那样畏首畏脚，瞻前顾后。由此可见，吴鞠通对于经方的应用也是相当娴熟，尤其是在剂量配伍上，可谓大刀阔斧。

3. 私淑叶天士 吴鞠通对清代著名医学家叶天士温病学说的继承表现得尤为突出。叶天士《温热论》中多次提及"三焦"，而且在《临证指南医案》中也多次论述到。吴鞠通之继承，并非简单抄录，他创造性地将卫气营血理论融入到三焦理论中，从而形成了三焦之中各有卫气营血，同时三焦之中又各有所主的"三焦辨证"。

吴鞠通对叶氏在治疗方面的继承更为突出,他曾言:"惟叶天士持论平和,立法精细。"《温病条辨》中归纳的清络、清营、育阴等治法,实际上是对散见于叶天士医案中的清热养阴法的总结提高。而叶天士临床常用的验方,在吴鞠通手中一经化裁,便成了桑菊饮、清宫汤、连梅汤等名方。此外,叶天士常用的万氏牛黄清心丸,经吴鞠通加减化裁,成为著名中成药"安宫牛黄丸",可谓善学善用。

我们甚至可以认为,吴鞠通的《温病条辨》就是对叶天士《临证指南医案》的理论升华和学术经验的高度概括和总结。吴鞠通曾认为,历代众多医家中,惟独叶天士心灵手巧,精思过人,叶氏医案中所提示的治疗方法丝丝入扣,可谓汇集众家之长,只可惜大家都不知其中奥妙所在,并鼓励后学者应当细细研读叶案原本,而后定有所获。

当然,吴鞠通除了受《内经》、张仲景、叶天士等学术思想的影响之外,还广览诸家,博采众长。如吴氏在《温病条辨·原病篇》注释《内经》中的叙述中,引用医著很多,涉及宋代朱肱的《南阳活人书》;金代刘完素的《伤寒金鉴》、《伤寒直格》,张子和的《伤寒心镜》;明代王安道的《医经溯洄集》,张景岳的《类经》,吴又可的《温疫论》;清代喻嘉言的《尚论篇》等。

(二)寒热水火阴阳之辨析

对于伤寒与温病,尤其是二者之间的关系历代医家多有论述,如《黄帝内经》指出:"伤于寒也,则为病热。""今夫热病者,皆伤寒之类也。"再如,张仲景所论的"伤寒"其实已包括后世所论的"温病",但是仲景详于"伤寒",而略于"温病"。金元以后,皆有阐发温病治法的医家,如金代刘完素创制辛凉、甘寒、解表之法治疗温热病;明初医家王履明确提出伤寒、温暑为治不同论,充实了刘河间火热论,倡导温病的治疗应以清里热为主;明末医家吴又可提出,"温疫之为病,乃是天地间别有一种异气所感",而这种异气是"自口鼻而入",发展了温疫学说;清代名医叶天士结合自己的实践体会,提出"温邪上受,首先犯肺,逆传心包"的论点和卫气营血的辨证论治方法,对温病学说的发展作出了重要贡献。及至吴瑭,认为伤寒与温病虽同属外感疾病,但实有水火阴阳之分,是两类不同性质的疾病,在病因、感邪途径、传变规律、病机、证候和治疗等诸多方面皆不宜混淆,应当明加辨析。

1. 病因不同 伤寒为感受寒邪所致,是水之气,从性质来讲属阴;温病乃罹患温热之邪所致,是火之气,从性质来讲属阳,所以吴氏说:"伤寒之源于水,温病之源于火。"(《温病条辨·卷一》)

寒与温，一水一火，一阴一阳，一下一上。寒在下，所以寒邪伤人伤于下焦膀胱，病太阳膀胱，通过太阳膀胱经才入于肌表，这是吴鞠通对伤寒的认识。温热属火，火性炎上，所以温热之邪伤人从上窍而入，从口鼻而入，伤于上焦肺金，二者是不能混淆的。

2. 感邪途径与传变规律不同　吴鞠通指出："伤寒由毛窍而入，自下而上，始足太阳。足太阳膀胱属水，寒即水之气，同类相从，故病始于此。古来但言膀胱主表，殆未尽其义，肺者，皮毛之合也，独不主表乎？治法必以仲景六经次传为祖法。温病由口鼻而入，自上而下。鼻通于肺，始于太阴。太阴，金也；温者，火之气；风者，火之母，火未有不克金者，故病始于此，必从河间三焦定论。"（《温病条辨·卷一》）

吴氏认为，六经辨证与三焦辨证乃一横一纵，互补为用。六经辨证系从横向着眼，其传变先太阳，而后阳明、少阳、太阴、少阴、厥阴，故诊治必遵仲景六经辨证纲领；三焦辨证则从竖向入手，其传变先上焦，后中焦，终下焦，故诊治须用河间三焦分证法。

3. 病机和证候表现不同　伤寒之原，原于水；温病之原，原于火。伤寒病的寒邪，是水之气，膀胱者，水之腑，寒邪先伤足太阳膀胱经，是以水病水。温热病的温邪，是火之气，肺者，金之脏，温热先伤手太阴肺经，是以火乘金。这是伤寒、温热二者最根本的区别所在。

吴氏又说："寒为阴邪，虽《伤寒论》中亦言中风，此风从西北方来，乃肃发之寒风也，最善收引，阴盛必伤阳，故首郁遏太阳经中之阳气，而为头痛、身热等证。太阳，阳腑也；伤寒，阴邪也，阴盛伤人之阳也。温为阳邪，此论中亦言伤风，此风从东方来，乃解冻之温风也，最善发泄，阳盛必伤阴，故首郁遏太阴经中之阴气，而为咳嗽、自汗、口渴、头痛、身热、尺热等证。太阴，阴脏也；温热，阳邪也，阳盛伤人之阴也。阴阳两大法门之辨，可了然于心目间矣。"（《温病条辨·卷一》）

4. 治疗方法不同　吴氏说："伤寒伤人身之阳，故喜辛温、甘温、苦热，以救其阳；温病伤人身之阴，故喜辛凉、甘寒、甘咸，以救其阴。"（《温病条辨·卷二》）从治疗来看，寒邪是阴邪，伤人之阳气，首入人体就是太阳经，只能用辛温来散寒，甚至于还要用甘温、苦热来救阳；温邪是阳邪，阳热邪气伤人之阴，温病学家注重人的津液，在病之初就考虑用辛凉来清解温邪，甚至还要用甘寒来救阴。

由此可见，伤寒与温病在治法上也是大相径庭的。凉、寒、咸等，均属于水之气味，故分别用以清温邪救阴津（精），这是吴瑭治疗温热病的最大特色，所以他说："若有能识得伤寒，断不致疑麻桂之法不可用；若真能识得温

病，断不致疑辛温治伤寒之法治温病。"（《温病条辨·凡例》）

因此，寒热水火阴阳乃是吴氏认识伤寒和温病的根本纲领，其三焦辨证论治纲领的阐发和清热养阴治则的确立，都离不开这个基本认识。

（三）创立温病三焦辨治的大纲大法

吴瑭在继承前人经验的基础上，根据《灵枢经·营卫生会篇》、《难经·第三十一难》的三焦分部以及刘河间"三焦分治"的理论，认为温病的病机是从三焦而变化的，辨证论治必从河间三焦立论，并将叶桂"温邪上受，首先犯肺，逆传心包。肺主气，属卫；心主血，属营。辨卫气营血，虽与伤寒同，若论治法则与伤寒大异"的精神贯穿在他的三焦辨治说中，成为其学术思想的核心。

吴瑭在《温病条辨》中，将风温、温热、温毒、冬温、暑温、伏暑、湿温、秋燥等外感热病以及疟、痢、疸、痹等病的证治，分别列于上焦、中焦、下焦三篇中进行讨论。全书立法 265 条，附方 208 首。对于温病的治疗，提出"治上焦如羽，非轻不举；治中焦如衡，非平不安，治下焦如权，非重不沉"（《温病条辨·治病法论》）的治疗原则，从而创立了温病的三焦辨证论治纲领。

1. 三焦传变的过程 吴氏认为，温热邪气从口鼻而入，鼻通肺，口通胃，逆传就传之于心包，肺与心包都是上焦，即温邪上受，首先犯肺，逆传心包。若温热邪气在上焦没有得到控制，或者治疗不得法，就要传入中焦脾与胃。若邪在中焦没有得到控制，就要传至下焦肝与肾，因此他说温热病的传变始于上焦而终于下焦，这就是他对温病三焦传变全过程的认识。他说："温病从口鼻而入，鼻气通于肺，口气通于胃，肺病逆传则为心包。上焦病不治，则传中焦胃与脾也。中焦病不治，则传下焦肝与肾也。始上焦，终下焦。"（《温病条辨·卷二》）

由此看来，吴瑭将温病发生发展变化的机制概括在三焦所属脏腑的范围内，并认为病在上焦包括了卫分病变，病在中焦包括了气分病变，病在下焦包括了血分病变，而营分的病变三焦都可能波及到。病在上焦可以逆传入营，所以温邪逆传在上焦就可以出现神昏、谵语的情况；病在中焦气分可以入营，所以阳明温病多见斑疹；病在下焦血分，邪是通过营分而来的。

2. 三焦传变的特征 吴鞠通认为，上焦、中焦、下焦温病传变的特征各不相同，现略述如下。

温热邪气在上焦，病位属心与肺，即手太阴肺与手厥阴心包的病变，主要表现为温病在卫分的证候特征。吴氏在《温病条辨·上焦篇》原文第二条中说："凡病温者，始于上焦，在手太阴。"温热邪气从口鼻而入，然鼻气通于肺,肺主气属卫,与皮毛相合,卫气被郁,开合失司,肺气失宣,故可见发热、微恶风寒、头痛、咳嗽、口微渴、苔薄白、舌边尖红、脉浮数等肺卫证,治当轻清宣透、驱邪外出。如表邪入里,邪热壅肺,肺气郁闭,则见身热、汗出、口渴、咳嗽、气喘、苔黄、脉数等证,治当清泄肺热。邪在于肺,多为疾病的初起阶段,吴氏指出:"治上焦如羽,非轻不举。"这是治疗上焦温病的基本大法。温热邪气盛,肺与心包毗邻,所以邪可直接地逆传入营分,如平素阴虚有热或湿热者,则易出现肺病逆传,内陷心包,窍机闭阻,而见舌质红绛、神昏谵语或昏愦不语、舌謇肢厥等症,病情转为危重,治当轻清开窍。

中焦温病,病位属脾与胃,主要是足阳明胃、手阳明大肠和足太阴脾的病变。有两种类型,一种是温邪从卫分传到气分而热积于肠胃,即阳明温病,吴氏说:"面目俱赤,语声重浊,呼吸俱粗,大便闭,小便涩,舌苔老黄,甚则黑有芒刺,但恶热,不恶寒,日晡益甚者,传至中焦,阳明温病也。脉浮洪躁甚者,白虎汤主之;脉沉数有力,甚则脉体反小而实者,大承气汤主之。"(《温病条辨·卷二》)可见,温病传入阳明,无外乎为阳明无形热盛或有形热结。另一种是湿热之邪交蒸,蕴积于足太阴脾,即太阴温病,临床见身热不扬,有汗不解,脘痞身重,便溏尿浊,苔腻脉濡等症,治当燥湿化浊。由此可见,中焦温病有阳明温病与太阴温病之分,但其病变机制均为温邪由上焦渐次侵入中焦,脾胃升降出入平衡受损,其入益深,其热益重,属于温病的极期阶段。治疗必须清热攻实,祛除湿邪,以调整恢复脾胃功能,务使脾胃相和,阴阳互济,达到平衡,此即吴氏所谓"治中焦如衡,非平不安"之意。

下焦温病,病位属肝与肾,主要是足少阴肾和足厥阴肝的病变,临床表现为身热面赤,进而口干舌燥,齿黑唇裂,甚至心中震震,舌强神昏,手指自觉蠕动等。此乃温病久延不解,由上中焦传到下焦,热邪深入,真阴欲竭,壮火复炽,属于温病的重笃阶段。非厚味滋填、重镇潜匿,难疗此疾,用如黄连阿胶汤、加减复脉汤、大小定风珠等,故吴氏指出:"治下焦如权,非重不沉。"

三焦辨证虽然依上、中、下次第传变,但并非绝对如此。如:"手太阴暑温,发汗后,暑证悉减,但头微胀,目不了了,余邪不解者,清络饮主之。"(《温病条辨·卷一》)就是邪气轻微,在上焦欲自解之候,不必一定传于中、下焦。又如:"温病三焦俱急,大热大渴,舌燥,脉不浮而躁甚,舌色金黄,痰涎壅甚,不可单行承气者,承气合小陷胸汤主之。"(《温病条辨·卷二》)即是上焦之邪仍在,又侵及中焦阳明,大热大渴、脉躁舌焦、燥热之极,竟同时煎熬下焦肾水，故用小陷胸汤合承气汤，尽除上、中、下三焦之热邪，使之一齐俱出，这又是三焦俱病的情况。

此外，吴氏在以三焦辨识温病的危重证候方面，也很有见解，他说："细按温病死状百端，大纲不越五条。在上焦有二：一曰肺之化源绝者死；二曰心神内闭，内闭外脱者死。在中焦亦有二：一曰阳明太实，土克水者死；二曰脾郁发黄，黄极则诸窍为闭秽浊塞窍者死。在下焦则无非热邪深入，消炼津液，涸尽而死也。"（《温病条辨·卷一》）这些都是值得我们重视的。

总之，三焦辨证是在六经辨证的基础上，结合三焦命名病证，事实上三焦辨证与六经辨证是不可分割的。正如吴氏所谓："《伤寒论》六经由表入里，由浅及深，须横看；本论论三焦，由上及下，亦由浅入深，须竖看，与《伤寒论》为对待文字，有一纵一横之妙。"（《温病条辨·凡例》）实际上，人体经络脏腑错综交织，无论从生理、病理或病邪侵袭来说都是不能以横竖来割裂的。同时，三焦辨证与叶桂之卫气营血辨证亦有密切的联系，其上焦温病，即与叶氏"温邪上受，首先犯肺，逆传心包"诸证相合，中焦病与气分证，下焦病与营血分证相类。吴鞠通辨识证候时，亦常采用叶氏提法，如"邪在气分"、"热搏血分"等。可见，吴氏的三焦辨证，本属叶天士卫、气、营、血辨证之余绪。因此，三焦辨证的阐述，充实了六经辨证和卫气营血辨证，扩展了温热病的辨证论治方法。

三、临证特点与遣药制方法度

（一）清热养阴法的确立

基于对伤寒和温病的认识，吴氏指出，伤寒，阴邪也，阴盛伤人之阳也；温热，阳邪也，阳盛伤人之阴也，所以伤寒始终以救阳气为主，而温病始终以救阴精为主。既然要救阴精，就必须清邪热，因而确立了清热养阴的基本大法，成为治疗温病的重要方法之一。

1. 清热　热邪较盛，阴虚不甚者，吴氏以清解为主，兼以养阴。如他将叶桂"温邪在肺，其合皮毛，用辛凉轻剂"（《吴医汇讲·温热论治》）的治法，结合自己的实践体会，而发挥成银翘散之辛凉平剂、桑菊饮之辛凉轻剂、白虎汤之辛凉重剂等三法，以解散肺卫之邪；而清里热又总结了清络、清营、清宫三法，既清里热，又养阴津，寓养阴于清热之中，使热去津存。

（1）清表热　辛凉平剂银翘散，主治手太阴风温病、手太阴湿热病，临床表现为不恶寒但恶热、口渴等，统称手太阴温病。该方立法有三方面：一者既不发散，又能解表；二者既不用苦寒药，又能清热；三者既不滋腻，又能护精血。

辛凉轻剂桑菊饮，主治手太阴风温病，临床表现为咳嗽、身不甚热、微渴，与银翘散证比较，热比较轻，但以咳嗽为主要表现，故桑菊饮的立意是散风润肺降逆。

辛凉重剂白虎汤，主治手太阴温病，临床表现为脉伏洪、舌苔黄、渴盛、大汗、面赤、恶热，脉洪大主里热盛，舌苔黄是里热，汗大出必伤津，所以要积极地清热保津，故重用生石膏。

以上三方，银翘散侧重清气分之郁，桑菊饮侧重降气分之逆，白虎汤侧重润气分之燥。

（2）清里热　清里热的三个方法，其代表方是清宫汤、清营汤、清络饮。

清宫汤主治太阴温病，主要临床表现为神昏、谵语，以玄参、犀角为君药，补离中之虚，补坎水；以麦冬散郁浊之积，为臣药；连翘心、竹叶卷心清火通窍，用为佐药；莲子心交通心肾，既能引心火下降于肾水，又能引肾水上交于心火，为使药。

清营汤主治手厥阴暑温病，临床表现为脉虚、夜寐不安、烦渴、舌赤、谵语等，以犀角、生地黄、玄参、竹叶心、麦冬、丹参、金银花、连翘等清营分之热，补离中之虚。

清络饮主治太阴暑温余邪不解，临床表现为头胀、目不了了，以鲜荷叶边、鲜金银花、西瓜翠衣、鲜扁豆花、丝瓜皮、鲜竹叶等轻清之品清在络之余邪。

2. 养阴　温为阳邪，最易化燥，故在整个治疗过程中必须时刻顾护其津液，哪怕是在治疗用药上也应注意，吴鞠通曾言："温病最善伤阴，用药又复伤阴，岂非为贼立帜乎？"（《温病条辨·卷一》）所以治疗温病，辛温之法不可用，故有"温病忌汗"之说，即便使用辛凉、甘寒诸法，也不能无的放矢、任意为之。因辛则散，过甚则泻而不收；凉则苦，过甚则燥而津润；甘之过甚，则壅遏而留邪；寒之过甚，则抑降而不达。尤其是阴亏液竭、邪少虚多者，则应育阴填精、重镇潜匿。温病后期，阴亏应养阴，人多知之，但究意如何养育，惟吴氏有较成熟的经验。其养阴代表方是一甲复脉汤、二甲复脉汤、三甲复脉汤，主治热邪深入在少阴或厥阴，临床表现为身热、面赤、口干、舌燥、齿黑、脉虚大、手脚心热等。此三种加减复脉汤，主要是甘润存津的方法。

一甲复脉汤主治下焦温病而大便溏泄者，临床表现为身热、面赤、口干、舌燥，即复脉汤去麻仁加生牡蛎，全方意在用复脉汤恢复阴津，以咸寒兼涩之法止大便溏。

二甲复脉汤主治热邪深入下焦，临床表现为脉沉数、舌干、齿黑、手足颤动，二甲复脉汤以复脉汤加生鳖甲、生牡蛎（二甲），用咸寒甘润法以养阴熄风，潜阳救阴。

三甲复脉汤主治下焦温病热深厥深证，临床表现为脉细促、心悸怔忡甚至心痛，在二甲复脉汤的基础上加生龟甲，以震慑肾气，补充任脉，以水救火。

吴氏所创立的一甲、二甲、三甲复脉汤，养阴虽一，却有涩、镇、济之不同，若下后阳虚而防滑脱者，则用一甲养而涩之；若阳虚而阳不潜者，则用二甲养而镇之；若阳虚而不能上济于心者，则用三甲养而济之。同一加减复脉汤，仅在牡蛎、鳖甲、龟板三种药物之间做了一些调整，其不同效用若此，非学养与经验丰富者，难尽曲妙之功。

此外，吴氏还创立了增液润肺以护胃津的增液汤，治疗肺胃津伤的五汁饮、雪梨浆，治疗肝肾阴伤虚风暗动的大、小定风珠等，对温病的养阴立法，可谓备至矣。

（二）遣药制方特点

吴鞠通能够做到师古而不泥古，勤于思考，勇于实践，推陈出新，才在张仲景六经辨证、叶天士卫气营血辨证的基础上创立了三焦辨证，从而发展了中医辨证理论体系，在治法与方药上虽有些是师承于张仲景、叶天士，但也并非是一概照搬，而是根据不同的证候，灵活加减，并且创造了许多新的有实用价值的方剂，足见其博览群书，广采众长，崇经而不囿古的治学思想。

吴氏在运用经方、局方、时方以及其他一些医家方剂的基础上，通过辨证加减或临床总结，又研制出了许多新的方剂。如复脉汤系列，有加减复脉汤、救逆汤、三甲复脉汤、大定风珠诸方；再如承气汤系列，有宣白承气汤、增液承气汤、导赤承气汤、牛黄承气汤、护胃承气汤、新加黄龙汤诸方，这些方剂均仿仲景之意，根据温病易伤阴液的特点，以《伤寒论》调胃承气汤加减变化而成。除上述系列方剂外，吴鞠通自制的银翘散、三仁汤等更是被后世医家所推崇，至今临床上仍广为应用。

现代大量临床实践证明，在诊治具有温病特点的多种急性传染病（如流行性感冒、流行性脑脊髓膜炎、流行性乙型脑炎、流行性腮腺炎、猩红热、麻疹、伤寒和副伤寒、流行性出血热、钩端螺旋体病等）、急性感染性疾病（如肺炎、急性支气管炎、急性扁桃体炎、急性泌尿系感染等）过程中，以吴鞠通的温病学术思想和临床经验为指导，确实可起到提高疗效、缩短疗程等重要作用。名老中医董建华先生曾说："吴鞠通的这些制方，师承于古人而超越了古人，其独到之处是：泻中有补，清中有泻，宣通结合。因此，完全可以这样说，这是祖国医学史上一项了不起的发明创造，是值得我们认真学习和细心研究的。"

四、学术传承与对后世的影响

吴鞠通是温病学派的主要代表人物之一，对中医学尤其是温病学的发展作出了巨大的贡献。吴氏熟谙经旨，博采众长，对温病进行了深入细致的研究，撰写了温病名著《温病条辨》，认为温病与伤寒实有水火之分，无论病因、病机、感邪途径、传变规律、初起证候以及治疗原则等方面均存在不同之处，并对此——进行了阐述；创立了温病的三焦辨证论治纲领，将温病发生发展过程的病变机制概括在三焦之内，并根据三焦所属脏腑的特点，提出相应的治疗大法；吴氏还根据温病的特点，提出了比较完善的清热养阴方法。可见，吴鞠通不仅丰富了温病学的辨证体系，完善了温病学说的理论，有力地推动了温病学的发展，而且为我们确立了许多切实可行的清热养阴方法，他所制定的一些卓有成效的方剂，至今仍为临床广泛运用。

此外，吴鞠通在杂病、妇科、儿科论治方面，也有独到的见解。吴氏亦十分重视《黄帝内经》关于五运六气影响发病的论述，认为气运偏盛是温疫大行的因素之一，故每以气运作为温疫发病的预测和辨证施治的参考。

总之，吴鞠通学验俱丰，不愧为后世之楷模，一代之宗师。2006 年，为了缅怀吴氏，弘扬其学术思想与高尚的医德，淮安市楚州区政府修复吴鞠通故居遗址，建立了"吴鞠通中医博物馆"。2007 年 7 月 28 日，吴鞠通铜像在他的家乡落成揭幕，铜像由我国著名雕塑大师、中国雕塑院院长、南京大学美术学院吴为山教授雕塑而成，随后在淮安市又召开了清代中医学大师吴鞠通诞辰 250 周年高层学术论坛，并成立了吴鞠通中医研究院，足见其后世影响之深远。

中 篇
屡试屡效方

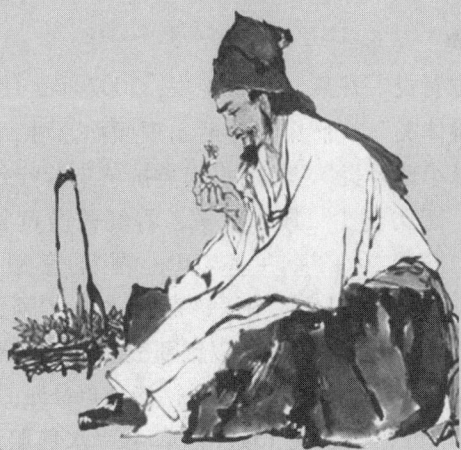

银翘散

【来源】《温病条辨》卷一上焦篇。

【组成】 连翘一两　银花一两　苦桔梗六钱　薄荷六钱　竹叶四钱　生甘草五钱　荆芥穗四钱　淡豆豉五钱　牛蒡子六钱

【用法】 上杵为散，每服六钱，鲜苇根汤煎，香气大出，即取服，勿过煮。肺气取轻清，过煮则味厚而入中焦矣。病重者约二时一服，日三服，夜一服，轻者三时一服，日二服，夜一服，病不解者，作再服。

【功效】 辛凉解表。

【主治】 太阴风温、温热、温疫、冬温，……但热不恶寒而渴者。

太阴温病，恶风寒，服桂枝汤已，恶寒解，余病不解者。

【方解与方论】 本证因外感风热所致，故用银花、连翘清热解毒，轻宣透表；薄荷辛凉解肌，荆芥、豆豉辛温解表；牛蒡子、桔梗、甘草解毒利咽；竹叶、芦根轻清透热。

吴鞠通云："银花辛凉，芥穗芳香散热解毒，牛蒡子辛平，润肺解热散结除风利咽，皆手太阴药也。……病温者精气先虚，此方之妙，预护其虚，纯然清肃上焦，不犯中下，无开门揖盗之弊，有轻以去实之能，用之得法，自然奏效。"

本方药取轻清，为辛凉平剂。

【临床应用】

1. 泌尿系统疾病

（1）急性肾小球肾炎　谷某，男，11岁，2007年3月9日初诊。患儿10天前因"化脓性扁桃体炎"抗感染治疗后出现颜面浮肿、头痛、少尿，当地医院诊断为"急性肾小球肾炎"，经用头孢类抗感染治疗效果不佳。今来诊：颜面及双下肢浮肿、乏力食少、尿少且黄，舌红苔微黄腻，脉浮。尿常规：蛋白（＋＋＋），RBC（＋＋＋）/HP，颗粒管型（＋）；肾功能：BUN18.6mmol/L，Cr126.4μmol/L。中医诊断：水肿（风水泛滥偏于风热）；西医诊断：急性肾小球肾炎。治疗：拟以银翘散加减。方药：金银花12g，连翘10g，牛蒡子15g，桔梗6g，白茅根15g，淡竹叶15g，淡豆豉15g，茯苓15g，玄参15g，赤芍15g，山茱萸15g，甘草4g。水煎服，日1剂，分2次服。服药7剂后浮肿消失，纳食增加，尿量增加。复查肾功能正常，尿常规：蛋白（＋），RBC（＋），原方再服7剂后症状完全消失，尿检正常，临床治

愈。[殷二航.银翘散儿科肾病临床应用举隅.吉林中医药,2009,29(12):1066]

(2)肾病综合征 胡某,男,4岁半,以"反复浮肿伴尿检异常2年余,喷嚏、流涕3天"于2007年10月8日入院。患儿2年前上呼吸道感染后出现典型"三高一低"症状,某医院诊为"肾病综合征",予以泼尼松(35mg/d)口服治疗,后因呼吸道感染多次复发,而加用环磷酰胺及雷公藤多苷片,仍多反复,现泼尼松(15mg/d)维持。3天前因感冒病情再次反复,即来诊。现诊:双眼睑浮肿,喷嚏、流涕、咽红、纳差、尿少、舌红苔薄黄、脉细数。尿常规:蛋白(+++),沉渣(-);24小时尿蛋白定量0.96g,TP43g/L,ALB24g/L。中医诊断:水肿(肺脾气虚兼风热);西医诊断:肾病综合征。治以银翘散加减,方药:黄芪15g,防风6g,白术10g,金银花10g,连翘10g,荆芥10g,薄荷(后下)6g,牛蒡子15g,淡竹叶10g,丹参15g,川芎10g,白芍10g,甘草4g。水煎服,日1剂,分2次服。服药3剂后,颜面浮肿及感冒症状消失,尿量增加,食欲改善,更方以益气健脾、活血化瘀兼收敛为原则继服。10月15日复查尿常规:蛋白(±),1周后再查尿蛋白已转阴,临床治愈。[殷二航.银翘散儿科肾病临床应用举隅.吉林中医药,2009,29(12):1066]

(3)过敏性紫癜性肾炎 叶某,女,7岁,反复皮肤紫癜3个月,间断血尿2周。首次发病曾在我院住院治疗,临床痊愈后门诊定期复查,口服中草药巩固疗效。2008年4月6日患儿出现发热、流涕、咳嗽等症状后,2天后发现双下肢有新出皮肤紫癜,对称分布,即刻来诊。查血常规正常,尿常规示:蛋白(-),沉渣RBC(++)/HP、BLD(+)。中医诊断:紫癜(风热伤络兼血瘀型);西医诊断:过敏性紫癜性肾炎。治以银翘散加减,方药:金银花10g,连翘10g,桔梗6g,薄荷(后下)6g,牛蒡子15g,淡竹叶10g,芦根10g,徐长卿15g,地肤子15g,蝉蜕6g,甘草4g。水煎服,日1剂,分2次服。4剂后复诊,无新出紫癜,双下肢紫癜颜色变淡、减少,尿常规示:RBC(+)/HP,BLD(+)。上方减桔梗、薄荷、徐长卿、地肤子、蝉蜕,加大蓟、小蓟各15g,紫草15g,茜草15g,生地黄12g,牡丹皮15g,玄参10g,继服7剂后来诊,紫癜完全消退,尿常规:RBC 0~2个/HP,BLD(-)。临床痊愈。嘱门诊定期复查,继服中药巩固治疗。[殷二航.银翘散儿科肾病临床应用举隅.吉林中医药,2009,29(12):1067]

(4)IgA肾病 吴某,女,9岁,2008年5月29日来诊。4周前患儿曾感冒,第2天出现肉眼血尿,时查尿常规:蛋白(+++),RBC(+++)/HP,1周后外院肾活检示:细膜增生性IgA肾病。予泼尼松、环磷酰胺及抗感染等对症治疗,肉眼血尿消失,泼尼松减量维持,但尿常规无好转:蛋白(++),RBC(+++)/HP,转来我院治疗。查体:除咽部充血外,无其他阳性体征。血压、双肾彩超、肾功能正常。尿常规：蛋白（＋），RBC（＋＋＋）／HP，尿红细胞位相提示：肾性血尿。中医诊断：血证（尿血）；西医诊断：IgA肾病。治以银翘散加减，方药：金银花10g，连翘10g，桔梗6g，薄荷6g，淡竹叶10g，牛蒡子10g，白茅根15g，紫草15g，茜草15g，大蓟、小蓟各20g，炒蒲黄10g，薏苡仁20g，积雪草15，三七粉15g，甘草4g，水煎服，日1剂，分2次服。并泼尼松移行减量，加服雷公藤多苷片。4剂后血尿减少，继服7剂，复查尿常规：蛋白（＋），RBC（＋）／HP。原方稍作调整，继服14剂，尿常规正常，随访至今未复发。[殷二航．银翘散儿科肾病临床应用举隅．吉林中医药，2009，29（12）：1067]

2. 肺炎 吴某，男，15岁，学生。2005年11月就诊。10余天前因气温骤降，衣着不当，出现鼻塞流涕，咳嗽憋闷，最高体温38.5℃，经外院求治，化验血常规，胸部X光片，确诊为右下肺炎，经西医用头孢、病毒唑激素等治疗，病情未见好转。发热每于夜间加重，今日来我院求治，现患者咳嗽，咯痰不爽，痰黏色黄，干渴，发热37.5℃，大便干燥，舌红，苔黄腻，脉浮滑数。查：咽充血，扁桃体Ⅰ度肿大，右下肺可闻及少许湿啰音。证属外感风热，痰热壅肺，肺失宣降。治拟以银翘散加减，沙参15g，金银花20g，牛蒡子15g，薄荷10g，黄芩20g，竹叶10g，石膏45g，知母15g，山药30g，麦冬20g，桔梗10g，甘草5g。日服1剂，水煎服。服药4天，病情好转，体温已恢复正常，仍咳嗽，有痰，痰易咯出，原方石膏减量，加瓜蒌20g，继服1周，病获痊愈。[朱秀梅．银翘散临床新用．中国民族民间医药，2009，（6）：93]

3. 发热 杨某，女，4岁，2004年7月9号初诊。其母代述：患儿发热已9天，初起伴咳嗽频繁，连日来体温持续在38℃～39℃不降，午后热势较高，服退热药时可稍降2～3时，随后即回升。在佛山某医院先后滴注氨苄青霉素、头孢曲松钠、鱼腥草，口服阿奇霉素已8天，咳嗽虽明显减轻，但发热仍不见退。来诊时腋温38.6℃，症见无汗、胸腹及背灼热，四肢温度如常，下腹痛，食不下，口渴饮水较多，尿短赤，咽充血（＋＋），舌红苔黄厚，脉浮数。拟四逆散合银翘散加减治疗：柴胡、薄荷（后下）、黄芩、甘草各6g，羚羊角2g（先煎），银花、连翘、青天葵、淡竹叶、苇根、牛蒡子、白芍、白薇各10g，桔梗8g，枳实7g，滑石15g。服1剂后当晚已见微汗出，体温逐渐下降，服2剂后腋温降至36.9℃，咳嗽、咽痛消除，精神、体力明显好转，唯仍见口渴、食不下。此为邪毒已去而余热未尽，胃阴已伤。续进清热养阴、健胃消食之药以善后调理。处方：青天葵、天花粉、白薇、布渣叶各10g，山楂、麦芽各15g，麦冬8g，薄荷6g，甘草5g。服2剂后随访半月，患儿未再出现发热。[黄慕姬．四逆散合银翘散治疗小儿流感发热86例．江西中医药，2007，38（3）：47-48]

4. 手足口病 张某，女，5岁，2007年8月15日来诊。其母代述2天前开始发热，现肛温39.8℃，手足掌和肛周可见红色疱疹，疱浆混浊，口腔及颊黏膜、舌面、上颚可见疱疹，口腔疼痛，舌质红，苔厚腻。血常规示WBC $9.5×10^9/L$，N 0.15，L 0.85。辨为风热犯肺，湿热蕴脾，予以金银花8g，连翘8g，薄荷（后下）5g，竹叶6g，牛蒡子6g，芦根8g，玄参9g，碧玉散（布包）20g，生石膏（先下）25g，生薏苡仁15g，佩兰8g，黄连3g，生地黄8g。3剂，每天1剂，煎熬取汁，不拘时服用，高热时口服布诺芬混悬液对症处理。3天后复诊肛温37.8℃，手足疱疹明显消退，口腔及颊黏膜、舌面散在数枚溃疡，稍有疼痛，上方去生石膏、黄连、生地黄、芦根加至10g，续进3剂而愈。[高军．银翘散合碧玉散加减治疗手足口病45例．中医儿科杂志，2008，4（5）：36－37]

5. 鼻病

（1）过敏性鼻炎 李某某，男，36岁，于2006年7月15日来诊，患者自诉，鼻塞，流清涕反复发作5年余，曾经我院皮肤科做过敏试验提示对花粉、粉尘过敏，经中西医药治疗无效。患者来时伴见鼻痒，喷嚏，口干，舌红，苔白，脉浮紧，诊为风热犯肺之鼻鼽，拟辛凉清热，宣肺通窍，方用银翘散加白芷10g，辛夷花6g，石膏30g，葱头3个，2剂。用水1000ml浸泡10分钟，煎15分钟后取汁600ml，分3次温服，2日1剂。7月18日复诊，患者鼻塞，流涕明显减轻，口干止。效不更方，继服上方5剂。于2007年9月17日该患者带一同事来诊时，问及其鼻病，一年来未发。[沙剑轲，孔凡芬．银翘散在鼻科的临床应用．中国中医药现代远程教育，2009，7（4）：44]

（2）鼻渊（上颌窦炎） 赵某某，男，27岁，于2007年3月24日来诊，自诉近10天来因受寒后出现头晕痛，鼻塞，流黄涕，经服消炎药无效。曾到我院五官科诊为双侧鼻窦炎，需做鼻窦穿刺术治疗，因患者怕手术，故今来门诊就诊，见患者伴咽痛，口干，小便黄，大便干，舌尖红，苔薄白，脉弦数，诊为寒郁化热之鼻渊，拟银翘散清肺热加白芷10g，辛夷花6g，石膏30g，2剂。用水1000ml浸泡10分钟，煎15分钟后取汁600ml，分3次温服，2日1剂。3月28日再诊，见头晕痛，鼻塞，流黄涕明显好转，咽痛、口干已止，余症如前。沿用原方3剂。4月5日又诊诉头晕痛，鼻塞，流黄涕已好转，二便正常，舌红，脉弦缓，效不更方，继服5剂巩固疗效。于6月2日来我院复查瓦特片见双侧鼻窦炎较前好转。[沙剑轲，孔凡芬．银翘散在鼻科的临床应用．中国中医药现代远程教育，2009，7（4）：44]

（3）血小板减少鼻衄 马某某，男，16岁，于2006年9月11日来诊，患儿自诉鼻出血，色鲜红反复发作5年余，甚至打喷嚏也易出鼻血。曾于7月在我院五官科门诊检查，当时血常规提示血小板为$72×10^9/L$，余正常，鼻腔镜检未见溃疡面及出血点，诊为血小板减少症，用利血生胶囊口服，外用薄荷滴鼻液后血小板为 $84 \times 10^9/L$，鼻出血仍见。于今来我门诊要求中药治疗，见患儿形瘦，口唇鲜红，时鼻塞，无涕，口干，饮食可，小便黄，舌红，苔薄黄，脉弦数，四肢未见紫斑，脉症合参，诊为风热犯卫之证，拟银翘散加石膏40g，白茅根15g，炒藕节30g，2剂。用水1000ml浸泡10分钟，煎15分钟后取汁600ml，分3次温服，2日1剂。9月16日复诊，患儿未出鼻血，服药后无不适，继服原方，考虑服药时间短，故给5剂。9月28日三诊，患儿口唇红润，口干及鼻塞已止，打喷嚏时鼻已未见出血，继服原方10剂。以后患儿坚持服上方共37剂。于12月24日复诊，患儿3个月来未出鼻血，复查血常规血小板升为$112 \times 10^9/L$。患儿已临床治愈。[沙剑轲，孔凡芬．银翘散在鼻科的临床应用．中国中医药现代远程教育，2009，7（4）：44]

6. 慢性咽炎 曲某，女，38岁，机关干部。2006年10月就诊，自诉患慢性咽炎2年，咽部常有不适感，如有异物阻隔，吞之不下，吐之不出，每于情绪波动，工作劳累或闻有刺激性气味则加重，查喉镜未见异常。患者现咽干口渴，喜清嗓，咽痒干咳，二便调，舌红，苔薄黄，脉浮数。查：咽部充血，咽后壁散在淋巴滤泡增生。证属痰热互结，肺肾阴虚。方用金银花20g，连翘15g，薄荷5g，桔梗10g，牛蒡子10g，玄参30g，生地20g，瓜蒌15g，蝉蜕10g，麦冬20g，沙参15g，代赭石20g，甘草5g。日1剂，水煎服。服药7天，症状明显好转，偶有干咳，原方加川贝粉7.5g，用汤汁冲服，继服10剂，病情获愈。[朱秀梅．银翘散临床新用．中国民族民间医药，2009，（6）：93]

7. 亚急性甲状腺炎 患者，女，27岁，职员，2010年10月20日初诊。患者因发热，咽痛伴颈前疼痛1周来我科就诊，检查血沉32mm/h，血清FT_3：22.5pmol/L，FT_4：78.6pmol/L，TSH：0.06IU/ml，查体甲状腺肿大，触痛明显。舌暗红，苔薄黄，脉弦。实验室检查血沉32mm/h，B超示：甲状腺肿大，包膜回声增厚，均质性低回声。结合病史、体征诊断为亚急性甲状腺炎。治以辛凉解表，解毒散邪，予以银翘散加减。连翘20g，金银花20g，桔梗15g，生甘草12g，牛蒡子12g，薄荷10g，芦根20g，白花蛇舌草25g，生石膏15g，皂角刺12g，浙贝12g，蒲公英20g。服药1周后发热消失，甲状腺肿痛较前明显减轻。继以上方加减服用20余剂，复查FT4：18.6pmol/L，FT3：6.15pmol/L，TSH：2.10IU/ml，血沉18mm/h，病人痊愈，至今未再来复诊。[潘研，张志伟．冯志海教授应用银翘散加减治疗亚甲炎举隅．中医临床研究杂志．2011，（13）：92]

8. 脂溢性皮炎 王某，男，8岁，2003年7月5日就诊。患者近日头皮油腻、多屑、瘙痒，耳后、腋窝、胸背部起红斑，洗澡后红斑加重，红肿流水，口渴，口苦咽干，舌质红，苔黄腻，脉浮数。辨证：湿热内蕴，熏蒸肌肤。治法：清热利湿，解毒凉血。方药：银翘散加减。金银花10g，连翘10g，鸡血藤6g，黄芩6g，牡丹皮6g，栀子3g，生地黄10g，荆芥9g，薏苡仁6g，防风6g，甘草3g。服上方6剂后，油腻、鳞屑、瘙痒症状均减轻，为巩固疗效，嘱患者又服6剂后基本痊愈。[李廷保，窦志强．银翘散加减治疗儿童皮炎类皮肤病．中医儿科杂志，2007，3（1）：29－30]

【临床应用】

1. 甲型 H1N1 流感　总有效率为96.1%。方药组成：银花15g，连翘15g，薄荷6g，荆芥10g，牛蒡子10g，枳壳10g，桔梗6g，板蓝根15g，淡竹叶6g，大青叶10g，防风10g，生甘草6g。脾虚者加茯苓10g；高热者加大板蓝根、银花、连翘剂量各10g，配合静脉补液，物理降温；大便秘结者加生大黄10g（后下）。治疗7天。[刘芳．银翘散加减治疗甲型 H1N1 流感180例疗效观察．中医药导报，2011，17（4）：91]

2. 手足口病　药用：金银花10g，连翘10g，淡竹叶10g，薄荷5g，牛蒡子10g，荆芥10g，桔梗10g，淡豆豉10g，甘草3g。加减法：热毒较盛者加黄芩、生地、生石膏；口渴者加葛根；芦根；便秘者加生大黄、玄参、生地；斑疹色红、出血者加生地、青黛、玄参、赤芍；水疱较多者加滑石；高热者加生石膏、紫草；心火旺盛者加黄连、生地；呕吐、腹泻者加白术、茯苓；脘腹胀痛者加陈皮、枳壳；咽喉肿痛者加板蓝根、玄参；小便短赤者加木通、栀子。[蔡颖璋，方亮．银翘散加减治疗手足口病临床观察．医学信息，2011，（6）：662]

3. 急性化脓性扁桃体炎　总有效率94.03%，合用升降散，组成：炒僵蚕10g，蝉蜕5g，姜黄10g，生大黄15g（后下），金银花15g，连翘15g，桔梗15g，炒牛子10g，荆芥5g，薄荷10g后下，芦根30g，生甘草5g。[张卫新，李伟萍．升降散合银翘散治疗急性化脓性扁桃体炎67例．中国中医急症，2003，12（3）：278]

4. 小儿急性支气管炎　总有效率84%。药用：金银花、白僵蚕各10g，连翘6g，桔梗、薄荷、竹叶、荆芥、片姜黄、生甘草各3g，牛蒡子、蝉蜕、紫菀、冬花、杏仁各5g。[赵新芳，陈阳．银翘散合升降散加减治疗小儿急性支气管炎25例分析．四川中医，2004，22（9）：67]

5. 病毒性心肌炎　总有效率97.3%，合用生脉饮，组方见临床应用，气虚加黄芪，热盛加生石膏、知母，胸闷加瓜蒌皮、菖蒲，胸痛加丹参、桃仁、三七，脘痞加砂仁、山楂，心悸加柏子仁、枣仁，脾胃湿热加黄连、茯苓、木香。[孙德欣．生脉散合银翘散治疗病毒性心肌炎37例．国医论坛，1998，3（2）：26]

6. 儿童轻型过敏性紫癜性肾炎　药用：金银花、连翘、牛蒡子、薄荷、赤芍、生地、防风、蝉蜕、白花蛇舌草等，有肉眼血尿加白茅根、大小蓟等。总有效率87.17%，尿红细胞减少尤为突出。[王晋新．银翘散加减治疗儿童轻型过敏性紫癜性肾炎39例疗效观察．中国中西医结合肾病杂志，2010，11（5）：448]

7. 玫瑰糠疹 总有效率86.8%，方药组成：连翘10g，银花10g，牛蒡子10g，苦桔梗6g，薄荷3g（后下），鲜竹叶6g，荆芥10g，淡豆豉6g，生甘草6g，芦根15g。咽痛者加射干10g，便秘者加生大黄6g（后下），皮肤瘙痒甚者加苦参15g，皮肤干燥者加生地15g，首乌15g。用法：水煎服，每日1剂，2周为一疗程。共2个疗程。[徐忠良，钟坚，张琏影.银翘散加味治疗玫瑰糠疹38例.江西中医药，2006，37（10）：37]

8. 外感后耳鸣 总有效率91.7%。方药：金银花30g，薄荷15g（后下），连翘20g，荆芥9g，豆豉6g，苇茎12g，桔梗12g，蝉蜕9g，菊花15g，柴胡12g，青皮9g，川芎6g，炙甘草6g。每5剂为一疗程，治疗2个疗程。[王云飞，刘伟霞，于秋丽.银翘散加减治疗外感后耳鸣36例.中国乡村医药杂志，2006，13（6）：49]

9. 儿童急性分泌性中耳炎 药用：金银花12g，连翘12g，薄荷（后下）6g，荆芥6g，石菖蒲10g，牛蒡子6g，淡豆豉3g，淡竹叶6g，泽泻10g，茯苓10g，甘草3g。总有效率95.9%。[薛永红.银翘散加减辅助治疗儿童急性分泌性中耳炎49例.河南中医，2010，30（3）：294-295]

10. 单纯疱疹病毒性角膜炎 银花15g，连翘15g，防风10g，荆芥10g，白芷10g，蔓荆子15g，木贼草15g，当归10g，赤芍10g，生地20g，丹皮10g，蝉蜕6g，淡竹叶6g。加减：外感风热者加桔梗、前胡；肝胆火炽者加黄芩、栀子、龙胆草；大便秘结者加生大黄、生石膏；阴虚夹风者加沙参、麦冬；兼见气虚者加生黄芪、党参。2周为1疗程。总有效率97.83%。[黄建良.银翘散合四物汤加减治疗单纯疱疹病毒性角膜炎42例.湖南中医杂志，2010，26（5）：87]

【药理研究】

1. 抗病毒 银翘散能降低流感病毒FM1感染小鼠死亡率、肺指数，对流感病毒FM1感染小鼠具有保护作用，其作用机制可能与抑制病毒在体内的增殖、减轻肺部炎性病变有关。[孙志波，崔晓兰.银翘散对流感病毒FM1感染小鼠的保护作用.中国实验方剂学杂志，2009，15（7）：69-71]

2. 解热 银翘散对内生性致热源所致家兔发热有解热作用，30分钟起效，其中银花、连翘、荆芥、薄荷可能为主要药物。[杜力军，刘文琴，凌一揆，等.银翘散解热机制的研究.中药药理与临床，1991；7（3）：4-6]银翘散可以降低发热大鼠下丘脑组织中cAMP的含量，其效果以煮沸后3、6分钟为优。[刘亚娴，霍炳杰，张莉，等.银翘散在不同煎煮时间下对致热大鼠体温及下丘脑cAMP含量的影响.中华中医药学刊，2008，26（2）：245-248]

3. 免疫增强 银翘散可显著提高免疫抑制小鼠外周血中CD4[+]T细胞的数量，以及CD4[+]/CD8[+]T细胞比值，增加胸腺和脾脏重量，其效果以煮沸后3分钟为最佳。[霍炳杰，刘亚娴，常靓等.银翘散在不同煎煮时间下对免疫抑制小鼠外周血 T 细胞亚群及免疫器官重量的影响.江苏中医药,2010,42(3):72-73]研究还表明,银翘散加入玄参无增强免疫作用.[刘亚娴,李悦,霍炳杰.不同煎煮时间银翘散及银翘散加玄参对造模小鼠免疫调节功能的影响.河北中医,2001,32(2):264]

【临证提要】银翘散是治疗温病初起的代表方剂,具有疏散风热,清热解毒之功。银翘散主要用于病毒感染性疾病、呼吸系统疾病、肾炎、皮肤病、咽炎、中耳炎、鼻炎等。

使用本方要注意吴鞠通的煎服法,吴鞠通云:"盖肺位最高,药过重,则过病所,少用又有病重药轻之患,故从普济消毒饮时时轻扬法。今人亦间有用辛凉法者,多不见效,盖病大药轻之故,一不见效,遂改弦易辙,转去转远,即不更张,缓缓延至数日后,必成中下焦证矣。"今人研究表明,本方煎煮3~6分钟免疫调节、解热作用较强。

吴鞠通提出的本方加减法包括:"胸膈闷者加藿香三钱,郁金三钱,护膻中。渴甚者加花粉。项肿咽痛者加马勃、玄参。衄者去芥穗、豆豉,加白茅根三钱,侧柏炭三钱,栀子炭三钱。咳者加杏仁利肺气。二三日病犹在,肺热渐入里,加细生地麦冬保津液,再不解,或小便短者加知母黄芩栀子之苦寒,与麦地之甘寒,合化阴气,而治热淫所胜。"

银翘散在《温病条辨》中有几首衍生方,录于下以供参考。

(1)银翘散去豆豉加细生地丹皮大青叶倍玄参方 于前银翘散内去豆豉,加细生地四钱、大青叶三钱、丹皮三钱、玄参加至一两,清血热。主治:太阴温病,发疹者。禁升麻、柴胡、当归、防风、羌活、白芷、葛根、三春柳。

(2)银翘散去牛蒡子玄参加杏仁滑石方 于银翘散内去牛蒡子、玄参,加杏仁六钱,飞滑石一两,清利湿热。主治:太阴伏暑,舌白口渴,无汗者。胸闷加郁金四钱,香豉四钱。呕而痰多,加半夏六钱,茯苓六钱。小便短加薏仁八钱,白通草四钱。

(3)银翘散加生地丹皮赤芍麦冬方 于银翘散内加生地六钱,丹皮四钱,赤芍四钱,麦冬六钱,滋阴清热凉血。主治:太阴伏暑,舌赤口渴,无汗者。

(4)银翘散去牛蒡子玄参芥穗加杏仁石膏黄芩方 于银翘散内去牛蒡子、玄参、芥穗,加杏仁六钱,生石膏一两,黄芩五钱,清气分之热。主治:太阴伏暑,舌白口渴,有汗,或大汗不止者。

桑菊饮

【来源】《温病条辨》卷一上焦篇。

【组成】杏仁二钱 连翘一钱五分 薄荷八分 桑叶二钱五分 菊花一钱 苦

梗二钱　甘草八分　苇根二钱

【用法】水二杯，煮取一杯，日二服。

【功效】辛凉解表，润肺止咳。

【主治】太阴风温，但咳身不甚热，微渴者。感燥而咳者。

【方解】本证因风温外袭、肺卫不宣，故用桑叶清肺透热，菊花清散风热，桔梗、杏仁止咳，连翘清热解毒，苇根清热止渴，薄荷辛凉散热，甘草调和诸药。本方剂量较轻，药性轻清，故为"辛凉轻剂"。

【验案精选】

1. 风热咳嗽（急性支气管炎）　男，3岁，就诊2天前咳嗽，伴发热，口渴，喉中有痰，小便黄，大便正常。经西医用氨基比林、青霉素治疗，未见好转。见患儿咳嗽气粗，面红，精神萎靡，咽喉红肿，舌红，苔薄黄，脉浮数，指纹浮紫，体温39℃，两肺呼吸音粗糙，右下肺可闻干性啰音。西医诊断：急性支气管炎。中医诊断：咳嗽（外感风热）。治宜：疏风解表，宣肺止咳，清热生津。方用加味桑菊饮：桑叶10g，菊花10g，薄荷3g，连翘5g，瓜蒌皮10g，芦根10g，黄芩5g，桔梗3g，前胡5g，贝母5g，羚羊角粉2g（冲服），甘草3g，生石膏15g（先煎），大青叶5g，3剂，每日1剂，水煎分3次服。服完药后来复诊，体温37.3℃，咳嗽减少，两肺呼吸音稍粗，已未闻到干性啰音，继用上方去生石膏、羚羊角粉、薄荷，加天花粉10g、玄参10g、白前5g，3剂，药后复诊诸症消失而收全功。[杨少洁，鞠鲤亦.加味桑菊饮治疗小儿风热咳嗽63例.中国民族民间医药，2009，(17)：100]

2. 咯血（支气管扩张）　金某，男，29岁，1998年7月22日诊，患者于去年8月开始咯血，经X线拍片，诊断为支气管扩张咯血。后于次年2月因受凉后咳嗽痰中带血，一咯即出，血色鲜红，紫黯相间。气急易怒，鼻干口燥欲饮。诊其舌质红，苔薄黄腻，脉浮细数。证属素体肺有燥热，肝火之盛，复感风温之邪，灼伤肺络，迫血妄行。治以辛凉开肺，宁络止血。方投桑菊饮加减。处方：桑叶30g，菊花、连翘、杏仁、黄芩、地骨皮各10g，甘草3g，薄荷（后下）6g，芦根、白茅根各20g，生地、黛蛤散（包）各15g，服药5剂，咯血止，鼻干口燥改善。胸闷隐痛，原方去薄荷、白茅根加郁金10g，服5剂。咯痰再无咯血，惟胸部不适，原方去黄芩、黛蛤散加枳壳10g，嘱服3剂，以巩固疗效，病告痊愈。[胡春兰.桑菊饮临床新用举隅.实用中医药杂志，2000，16(3)：42]

3. 过敏性紫癜　王某，男，10岁，1998年9月27日诊。皮肤红斑，黑便，尿血2天。西医诊断为过敏性紫癜（混合型）。患儿家长拒绝用西药（激素）而行中医治疗，症见两下肢呈对称性弥漫性红斑，色鲜艳，小者如针尖样大，大者则融合成片，按之不褪色，并有轻度瘙痒感，阵发性腹痛，大便色黑，小便色红，两膝关节肿痛，舌苔黄腻，脉浮数。血检三系均在正常范围，大便"OB"阳性，小便红细胞（＋）。中医诊断紫癜，属血证范畴。证系患儿形体不足，气血未充，卫外不固，风邪外感，内郁肌肤，化热化火，灼伤血络，血溢于脉外而致。治宜清热凉血，疏风脱敏，方投桑菊饮加减。处方：桑叶、芦根各15g，野菊花、炒栀子、荆芥各6g，连翘、紫草、赤芍、白芍各10g，甘草2g，蝉蜕5g，水牛角（先煎）30g，服药3剂后，皮下红斑有所隐退，并无新的红斑发出，瘙痒已除，大便由黑转黄，小便由红转淡黄。服药有效，继服3剂，红斑褪尽，大、小便常规检查正常。续用健脾和营方7剂善后，病愈返校。[胡春兰．桑菊饮临床新用举隅．实用中医药杂志，2000，16（3）：42]

4. 头痛　金某，女，28岁，于1999年3月19日诊。头痛，咽痛、口渴、鼻塞流涕1周。经检查诊断为重感冒，西药抗炎治疗。诸症改善，但头痛有增无减，自服止痛片后汗出痛减，过后头痛又作，乏力肢楚，纳减。诊其舌红，苔薄黄，脉浮稍数。证系风温外袭，邪阻络脉，治宜疏风清热，柔络止痛，方投桑菊饮加减。处方：桑叶、芦根、忍冬藤各20g，菊花、桔梗、连翘、白芷各10g，葛根15g，甘草3g，服药3剂，头痛大减。精神振作，肢楚消除，纳启，再投原方，3剂痊愈。[胡春兰．桑菊饮临床新用举隅．实用中医药杂志，2000，16（3）：42]

5. 高热　王某，女，4岁，1998年9月5日诊。高热周余，伴咳嗽，口干，大便干结。以西药抗生素及解热药治疗仍高热不退。刻诊：神差，嗜睡，舌红苔黄，脉数，体温39.7℃。证属外感发热。治以辛凉宣散，佐以辛温透热。方以桑菊饮加玄参、板蓝根、苏叶、防风。2剂，水煎服。服药1剂，体温开始下降，续服1剂，热退身凉。[范东林，颜敏．桑菊饮临床新用．湖北中医杂志，2001，23（12）：33]

6. 小儿遗尿　王某，男，6岁，1991年7月26日初诊。患遗尿已4年，每夜2～3次，夜夜皆然。又复感风热，咳嗽，烦渴思饮，尿频短不畅，日十数行，舌质红、苔薄黄，脉弦数。证属肺热上扰，湿阻膀胱。治宜宣肺散邪以清水之上源，清利膀胱以疏通三焦气机。以桑菊饮加味：桑叶、菊花、杏仁、桔梗各6g，连翘、芦根、车前草各12g，薄荷、甘草各3g，瞿麦、天花粉各9g，服药2剂，咳嗽好转，每次尿量增加，尿次减少，夜乃尿床1次。继服5剂，夜不遗尿，余症均愈。改用六君子汤5剂以善其后，随访至今，尿床未见复发。[熊晓刚．桑菊饮儿科新用举隅．陕西中医，1995，16（8）：368]

7. 小儿水肿（急性肾小球肾炎）　帅某，女，12岁。1993年6月16日初诊。5天前因感冒而致发热，咳嗽，继而出现颜面及四肢浮肿，曾服西药效果不显，始求中医治疗。症见：颜面及双下肢浮肿，伴咳嗽，咽痛，口干微渴，尿短赤少，舌质红、苔薄黄，脉弦浮。尿常规：蛋白（＋＋＋），透明管型、颗粒管型少许。证乃风热外袭，肺气不宣，水湿内停。治宜疏风散热，宣肺利水。以桑菊饮加减：桑叶、杏仁、桔梗、连翘、菊花、牛蒡子、泽泻各9g，芦根12g，白茅根18g，薄荷3g。服5剂咳嗽、咽痛除，水肿消，再服2剂尿中蛋白及管型均无。后服香砂六君子汤以巩固疗效。追访至今，未见复发。
[熊晓刚. 桑菊饮儿科新用举隅. 陕西中医, 1995, 16 (8): 368]

8. 瘰疬（淋巴结核） 杨某，女，5岁。1990年8月14日初诊。反复发热3月余，经西药治愈。颈项瘰疬，伴颈痛咳嗽半月。诊查：颈左侧耳垂下有一肿块约1.5cm×1.5cm，质中，推之可动，有轻度压痛，体质虚弱，舌苔薄白，脉弦细，西医诊断为颈淋巴结结核。证属风热犯肺，肺气不宣，挟痰凝于少阳、阳明之络。治宜疏风散热，宣肺降气，化痰散结。以桑菊饮加味：桑叶、菊花、杏仁、桔梗各6g，玄参、连翘、芦根各12g，牛蒡子、夏枯草各9g，薄荷、甘草各3g。服5剂，项痛、咳嗽除，瘰疬变软，守方加荔核、牡蛎，共服20剂，瘰疬消失。[熊晓刚. 桑菊饮儿科新用举隅. 陕西中医, 1995, 16 (8): 368]

9. 五官科

（1）鼻衄 李某，女，52岁，2000年11月30日诊。素患高血压病。近因天气骤冷，突发鼻衄，伴眼角流血。BP：219.75/110.25mmHg。经急诊科治疗，仍出血不止。笔者急以桑菊饮加小蓟、蒲黄、牛膝、生地、玄参，急煎频服，1剂后血止，5剂后病愈。[范东林，颜敏. 桑菊饮临床新用. 湖北中医杂志, 2001, 23 (12): 33]

（2）鼻疮（鼻前庭炎） 男，60岁，1994年5月6日初诊。双鼻腔干燥灼热感、疼痛12天，伴咽干，大便干结。检查见双侧鼻黏膜充血、干燥，鼻前庭糜烂，周围皲裂，有少许痂皮。舌质淡红，苔薄微黄，脉弦。证属风热犯肺，上灼鼻窍。治以疏风清热，养阴润肺。处方：桑叶10g，菊花10g，桔梗10g，苍耳子6g，杏仁10g，薄荷6g，连翘10g，芦根15g，麦冬12g，黄芩10g，甘草3g。水煎服，配合红霉素眼膏涂鼻。连服上药6剂后病告痊愈。[王雅玲. 桑菊饮在耳鼻喉科的运用. 河北中西药结合杂志, 1998, 7 (4): 571]

（3）耳胀、耳闭（卡他性中耳炎） 女，18岁，1993年8月12日初诊。右耳胀闷，听力减退3天，伴鼻塞、流涕、口微渴，纳可，二便调。检查见外耳道干洁，右鼓膜完整，较混浊、凹陷，标志不清，音叉检查示右耳RT（－），ST（±），WT偏右窥鼻镜下见鼻黏膜充血，双下甲稍肿大，鼻道未见黏脓，间接鼻咽镜下见鼻咽部正常，舌质淡红苔薄白，脉浮。证属风热外袭，邪气闭阻清窍。治以疏风清热，祛邪通窍。处方：桑叶10g，菊花10g，桔梗10g，连翘10g，杏仁10g，薄荷6g，芦根15g，川菖蒲6g，苍耳子6g，甘草

3g，水煎服。日 1 剂。配合 1% 呋麻液滴鼻，服药 3 剂后，耳闷胀感明显减轻，听力提高。原方加升麻 6g，再服 3 剂后诸症悉除而病愈。[王雅玲. 桑菊饮在耳鼻喉科的运用. 河北中西药结合杂志，1998，7（4）：571]

（4）风热喉痹（急性咽炎） 女，30 岁，1994 年 10 月 12 日初诊。咽痛 3 天，伴咽痒、咳嗽、口干，自服草珊瑚、感冒清病情无好转。夜寐欠佳，纳可，二便通调。检查见咽黏膜急性充血，后壁散在淋巴滤泡增生，侧索充血，肿胀，舌质淡红，苔薄黄，脉浮数。证属风邪毒侵袭肺卫，上扰咽喉。治以疏风清热，解毒利咽。处方：桑叶 10g，菊花 10g，杏仁 10g，连翘 10g，薄荷 6g，芦根 12g，桔梗 10g，牛蒡子 12g，玄参 15g，甘草 6g，水煎服，日 1 剂，嘱其先以中药蒸气熏喉后服。患者服药 3 剂后复诊，诉咽痛缓解，咽痒、咳嗽、口干等证减轻，药已中的，原方再服 2 剂而痊愈。[王雅玲. 桑菊饮在耳鼻喉科的运用. 河北中西药结合杂志，1998，7（4）：571]

（5）暴喉喑（急性喉炎） 女，34 岁，1996 年 5 月 3 日初诊。声嘶 2 天，伴咳嗽，痰少色白，自服黄氏响声丸无好转。检查见咽黏膜无明显充血，间接喉镜下见双侧声带充血、水肿，活动正常，未见新生物。舌质淡红，苔薄微黄，脉浮。证属风热犯肺，肺气不宣，邪客声户。治以疏风清热，开音利喉。处方：桑叶 10g，菊花 10g，杏仁 10g，连翘 10g，桔梗 10g，薄荷 4.5g，胖大海 6g，蝉蜕 6g，菖蒲 6g，甘草 3g，水煎服，日 1 剂，嘱其先以中药蒸汽熏喉后服。患者服药 3 剂后复诊，声嘶好转，咳嗽减轻，再服 3 剂后声音清亮，恢复如常。[王雅玲. 桑菊饮在耳鼻喉科的运用. 河北中西药结合杂志，1998，7（4）：571]

10. 皮肤病

（1）四弯风（特应性皮炎） 张某，男，9 岁。躯干、四肢起疹伴瘙痒 8 年。患者自幼年起全身起皮疹、渗出，瘙痒剧烈。在昆明市儿童医院诊断为"异位性湿疹"给予激素、抗组胺药等治疗，病情可控制，但停药后皮疹即复发加重。患者家属拒绝再用激素治疗来求中医治疗。刻下症见：躯干、四肢、面部泛发鲜红色丘疹、斑疹，双小腿皮疹中度渗出，上覆黄色痂皮，皮疹轻度苔藓样变，瘙痒剧烈，咽微痛，大便干，舌尖红，舌苔薄白，脉浮数。西医诊断"特应性皮炎"。中医诊断"四弯风"，证属风热挟湿，治宜清热疏风，除湿止痒，方用桑菊饮加减：桑叶 12g，菊花 10g，杏仁 10g，连翘 10g，牛蒡子 8g，土茯苓 15g，茵陈 10g，黄芩 8g，刺蒺藜 15g，九里光 10g，钩藤 8g，赤芍 10g，生地 15g，焦山楂 10g，5 剂，2 日 1 剂，内服。配合院内制剂消炎止痒散（白头翁、仙鹤草、龙胆草、苦参各 30g，生大黄 60g）煎水冷湿敷，每次 20 分钟。服 5 剂后瘙痒减轻，渗出减少，皮疹部分结痂，痂下为淡红新生皮岛，咽痛减轻，大便已通，舌尖红，苔薄白，脉滑略浮。治疗见效，效不更方，继服原方6剂，改为院内润肤止痒散（藿香、香薷、茵陈、透骨草、乌梅、桃仁各30g）煎水冷湿敷和黄金万红膏（紫草、黄连、地榆、虎杖等）外用。经治瘙痒减轻，双下肢背侧残余片块状丘疹、斑疹，干燥无渗出，面部及躯干皮疹大部分消退，苔藓样改变减轻，皮肤较前光滑，大便偏稀，舌淡红，苔薄白腻，脉濡滑。患者病情好转，经治风热之邪大半已去，因患者患病日久，脾气不足，脾虚湿滞之本显露，故原方去牛蒡子、茵陈、杏仁、钩藤，加炒白术12g，防风15g，山药15g，生黄芪15g以健脾利湿，益气扶正，6剂，内服，配合黄金万红膏外用以润肤止痒。后病情继续好转，时有瘙痒不重，皮疹及色素沉着逐渐消退，皮肤较前光滑。[杨瑾.桑菊饮在皮肤科的应用体会.皮肤病与性病，2010，32（3）：29]

（2）白驳风（白癜风）　刘某，女，27岁。右面部起白斑3月。患者3月前右面部感瘙痒，未予重视，后局部出现白斑，于我科门诊诊断为"白癜风"，予外用"甲氧沙林溶液"外擦，后因为日晒过度，出现局部潮红瘙痒而停药，现症见右侧面颊部、上唇周围多个绿豆至钱币大小白斑，中央潮红，感瘙痒，口干咽痛，咳嗽，咯白痰，睡眠略差，二便调。舌尖红，苔白，脉浮滑。西医诊断"白癜风"，中医诊断"白驳风"，证属风热犯表，治宜清热疏风，宣肺止咳。方用桑菊饮加减：桑叶5g，菊花15g，杏仁15g，连翘15g，前胡15g，紫菀15g，款冬花15g，金银花15g，黄芩15g，刺蒺藜30g，九里光15g，青蒿30g，丹皮15g，紫草30g，首乌藤30g，3剂，2日1剂，内服。配合院内黄金万红膏外用润肤止痒，保护创面。服3剂后，白斑潮红明显减轻，瘙痒不明显，咳嗽咯痰明显好转，咽痛减轻，睡眠改善，舌尖红，苔薄白，脉滑细。治疗起效，法宗前述，前方去前胡、紫菀、紫草，加诃子10g以敛肺止咳，继服3剂。再诊时，白斑面积较前略有缩小，其中一块白斑中央出现色素岛，无瘙痒，无咳嗽咽痛，纳眠可，二便调，舌暗红，苔白，脉弦滑。经治表证基本已去，月经将至，肝郁血虚之象显露，仍宗前法，原方去杏仁、连翘、黄芩、款冬花，加玫瑰花5g，红花15g，补骨脂15g，女贞子15g，枸杞子15g，黑芝麻30g，6剂，口服，以疏肝活血，滋补肝肾，加强疗效。后随症加减治疗，病情继续好转，白斑继续缩小。[杨瑾.桑菊饮在皮肤科的应用体会.皮肤病与性病，2010，32（3）：29]

（3）白疕（副银屑病）　李某，女，27岁。全身起疹伴瘙痒1年。患者1年前因外感服用抗生素后，全身起皮疹伴瘙痒，予当地社区医院诊断为"药疹"给予激素、抗组胺药治疗，皮疹消退，停药后皮疹再发加重，患者拒绝激素治疗，遂来就诊。现症见：躯干、四肢泛发点片状红色丘疹、斑疹，以颈胸部、四肢近端为重，少量脱屑，瘙痒剧烈，咽痛口干，二便调。舌红，苔白，脉滑细略浮。在我科行病理取材诊断为"副银屑病"（点滴型），中医诊断"白疕"，证属风热外袭，治宜疏风清热，凉血止痒，方用桑菊饮加减：桑叶15g，菊花15g，连翘15g，桔梗15g，芦根30g，薄荷9g，荆芥15g，黄芩15g，刺蒺藜30g，白鲜皮15g，白僵蚕15g，生地30g，丹皮15g，紫草30g，土茯苓30g，3剂，2日1剂，内服。配合院内黄金万红膏外用凉血润肤止痒。服3剂后，皮疹变暗，部分消退，以颈部消退明显，瘙痒减轻，咽痛口干缓解，舌尖红，苔薄白，脉滑细。治疗有效，效不更方，继服上方6剂，皮疹基本消退，留淡红色色素沉着斑。[杨瑾. 桑菊饮在皮肤科的应用体会. 皮肤病与性病, 2010, 32 (3): 29]

（4）痤疮　吴某，女，22岁，1998年11月4日诊。患面部痤疮伴咳嗽月余。经抗生素治疗2周，疗效不佳来诊。症见颜面潮红，有丘疹及脓疱数处，口干舌燥，咳嗽，便秘，舌红苔黄，脉细滑。证属外邪袭肺，郁热上炎。治以桑菊饮加玄参、车前子、桑白皮、白鲜皮。5剂后复诊，症状大减。继服5剂，咳嗽止，痤疮愈。[范东林，颜敏. 桑菊饮临床新用. 湖北中医杂志, 2001, 23 (12): 33]

【临床应用】

1. 咳嗽变异性哮喘　总有效率97.1%。药用：桑叶10g，野菊花10g，桔梗6g，杏仁6g，薄荷6g，炙麻黄4g，蝉蜕6g，僵蚕8g，桃仁8g，连翘10g，甘草4g。偏肺热者加桑白皮、黄芩；偏肺寒者加白前、紫菀、款冬花；咳后伴呕吐者加代赭石、法半夏；食积加神曲、山楂、厚朴；情绪不稳或病程较久加乌梅、五味子；喷嚏、流清涕加防风、辛夷；头痛加白芷、川芎等。恢复期多加益气健脾（山药、薏苡仁），补肺（玉屏风散）等。[陈文霞. 加味桑菊饮和孟鲁斯特钠治疗变异性哮喘. 医药论坛杂志, 2009, 30 (7): 90 – 91]

2. 甲型H1N1流感　治愈率95.83%。桑菊饮加味：桑叶15g，菊花15g，桔梗10g，薄荷10g（后下），连翘30g，杏仁10g，芦根30g，甘草6g，柴胡15g，大青叶30g，山豆根15g，前胡15g，青果10g，射干12g。同时应用炎琥宁注射液静脉滴注。[韩亚芳. 桑菊饮联合炎琥宁治疗甲型H1N1流感144例临床观察. 中医药临床杂志, 2010, 22 (5): 417 – 418]

3. 小儿急性肾炎　治愈率92%，治愈时间3～15天。基本方：桑叶、桑皮、野菊花、连翘、芦根、白茅根、地肤子、丹参、益母草、茯苓。加减：发热加知母、生石膏；尿蛋白加蝉蜕、白花蛇舌草、栀子；血尿加石韦、生地；肿甚加猪苓；高血压加夏枯草、钩藤；脓疱加蒲公英、赤芍；扁桃腺炎加板蓝根、玄参。[牛雪华. 桑菊饮加减治疗小儿急性肾炎50例. 湖北中医杂志, 1999, 21 (增刊): 34 – 35]

4. 急性鼻窦炎　总有效率85.71%。药用：芦根30g，杏仁14g，冬桑叶、桑白皮、杭菊花各12g，苍耳子、白芷、辛夷、薄荷（后下）各10g，黄芩

9g，桔梗8g。伴涕黄而多者，加鱼腥草、山栀各10g；伴发热重者，加金银花、蒲公英各10g。7剂为1疗程，一般服用2~3个疗程。[张成凤.桑菊饮合苍耳子散加减治疗急性鼻窦炎35例.山西中医，2011，27（9）：16]

5. 面神经炎 总有效率97.1%。桑菊饮加减结合针灸，基本方：桑叶10g，菊花10g，甘草5g，连翘10g，薄荷5g（后下），芦根10g，地龙10g，蜈蚣2条。加减：恶风者加荆芥、防风各10g；耳后疼痛者加龙胆草5g，僵蚕10g；小便短赤者加六一散15g；大便秘结者加虎杖15g；舌苔黄厚者加制半夏12g，黄芩5g。共治疗10天。[吴绍彬.桑菊饮加减配合针灸治疗面神经炎.广西中医药，2009，32（4）：46-47]

6. 面部激素依赖性皮炎 总有效率88.07%。基础方：桑叶20g，菊花15g，薄荷10g，蝉蜕20g，生地20g，当归20g，白鲜皮20g，黄芩20g，丹皮15g，生薏苡仁30g，甘草15g。急性期皮损面部潮红、毛细血管扩张明显，加赤芍、玄参、紫草以清热凉血；如风邪偏盛、自觉瘙痒明显，加荆芥、防风、僵蚕以加大疏风之力度；如伴面部粉刺，脓疱，加桑白皮、生石膏、黄连以泻火解毒。亚急性期皮损红斑颜色有所变淡，可见片状糠秕状鳞屑，患者自觉面部有紧绷感、瘙痒，加沙参、麦冬、天花粉以滋阴润燥。慢性期皮肤干燥、皮疹颜色暗红、面部皮肤晦暗，有色素沉着，加丹参、鸡血藤、桃仁、红花以养血活血。10天为1个疗程，4个疗程。[赵雪愔.桑菊饮加减方治疗面部激素依赖性皮炎临床观察.中国美容医学，2009，18（4）：546]

【药理研究】

桑菊饮的药理作用包括：①抗炎：桑菊饮对实验性急性炎症模型大鼠有较强抑制作用，并能抑制毛细血管通透性增高。②抗菌：桑菊饮对乙型溶血性链球菌、肺炎链球菌、金黄色葡萄球菌、铜绿假单胞菌、大肠埃希菌有抑菌作用。③解热：桑菊饮对发热大鼠有解热作用，作用较缓慢。④增强免疫：桑菊饮加减方可提高机体巨噬细胞的吞噬功能。⑤抑制肠蠕动：桑菊饮能显著抑制新斯的明诱导的小鼠肠蠕动亢进。[张保国，梁晓夏，刘庆芳.桑菊饮药效学研究及其现代临床应用.中成药，2007，29（12）：1813]

【临证提要】 本方疏风清热，宣肺止咳，对于感染性疾病、呼吸系统疾病、泌尿系统疾病、五官科疾病、皮肤病都有很好的治疗作用。

本方药轻力薄，邪盛者可仿原方加减法："二三日不解，气粗似喘，燥在气分者，加石膏、知母。舌绛，暮热甚燥，邪初入营，加玄参二钱，犀角一钱。在血分者，去薄荷、苇根，加细生地、麦冬、玉竹、丹皮各二钱。肺热甚加黄芩。渴者加花粉。"

五汁饮

【来源】《温病条辨》卷一上焦篇。

【组成】梨汁　荸荠汁　鲜苇根汁　麦冬汁　藕汁（或用蔗汁）

【用法】临时斟酌多少，和匀凉服，不甚喜凉者，重汤炖温服。

【功效】养阴生津。

【主治】太阴温病，口渴，吐白沫黏滞不快者。

瘅疟，但热不寒，或微寒多热，舌干口渴。

温病愈后，或一月至一年，面微赤，暮热，常思饮，不欲食，脉数。

病后肌肤枯燥，小便溺管痛，或微燥咳，或不思食。

【方解】本证因阴虚燥热所致，故用甘寒柔润之品滋阴生津清热，芦根、麦冬、梨、甘蔗清热生津润肺，荸荠甘寒清热化痰，藕汁清热凉血。吴鞠通云："此由中焦胃用之阴不降，胃体之阳独亢，故以甘润法救胃用，配胃体，则自然欲饮。"

【验案精选】

1. 血友病　查姓男孩，二岁半，住上海复兴东路871弄5支弄。因跌跤舌头跌破，血流不止，住医院5日，诊断为血友病。输血3次，用各种止血药无效。求治于余，余闻吾师朱小南医师云：五汁饮治血友病有效，开去下列药方：鲜藕三斤，生梨一斤，生荸荠一斤，生甘蔗一斤，各去皮切碎，加鲜生地四两去皮洗净切碎，共榨汁，日服五六次，每次一小杯。服一日，血流渐减。服二日，血全止而愈，获奇效。[黄问岐.血友病验方五汁饮.中医杂志，1958，（9）：618]

2. 胃癌　陈某某，男，54岁。1980年11月初诊。中脘隐痛，纳食呆滞，泛清水，大便呈黑色已有数年。伴心呕吐，下肢乏力，动则气逆，精神不振。迭进中药附子理中汤，黄芪建中汤与西药均无效。又医院胃镜检查，诊断为"胃癌"，由于患者身体虚弱，不宜手术，嘱其调养1月，再作安排。据家属云患者以往有胃溃疡史。来诊时，面色㿠白，动作迟缓，双手紧按中脘，时时低声呻吟，脉细小、苔白厚。近来汤水不进，呃声频频，欲吐白沫，便坚色黑。此系中气不足，胃失和降。法以降逆和胃，佐以补气，投旋覆代赭汤合五汁饮加味。忌烟酒辛辣，油煎硬物。处方：旋覆花（包）、半夏、炙草各10g，代赭石（先煎）、潞党参、黄芪各30g，白术20g，姜汁、梨汁、甘蔗汁、韭菜汁、牛乳各一匙，半枝莲、半边莲、藤梨根各30g，煅瓦楞（先煎）15g。20帖。二诊：服上方后，饮食已进，精神大振，已无呃声，面色稍红，厚白苔亦化，脉起有力。患者不愿再行手术，要求续服中药。去半夏加茜草炭15g。30帖。照上方略加出入，服药近100帖（其中用过升麻、六曲、佩兰、当归、阿胶），去原医院做第二次胃镜检查，病灶消失。[李笔怡.张使觐治疗消化道癌症的经验.湖北中医杂志，1984，（3）：13-14]

【临床应用】

消化道癌症　包括食道癌、胃癌、贲门癌、幽门癌等，合用旋覆代赭汤，基本方：旋覆花、代赭石、党参、半夏、炙甘草、韭菜汁、牛乳、藕汁、姜汁、甘蔗汁、梨汁、生蜜、薤白头、刀豆子、半枝莲、半边莲、藤梨根。痰湿壅盛者去炙草、党参，加陈皮、佛手、全瓜蒌、鲜竹沥理气化痰；脾胃虚弱者重用党参，加黄芪、白术健脾益；胃阴虚者去半夏、党参，加麦冬、白芍、太子参、石解养阴健胃；肝胃不和者去半夏、薤白，加灵磁石、左金丸、香附、柴胡疏肝和胃；瘀血内阻者去党参、薤白，加丹参、元胡、全瓜蒌、黄芪活血化瘀。43例中，20例症状消失，进食不呕，1年未复发。12例症状消失，有时吞咽有异常感。7例症状基本消失，过于疲劳或饮食不当仍有复发。[李笔怡.张使觐治疗消化道癌症的经验.湖北中医杂志，1984，（3）：13-14]

【药理研究】

解热　五汁饮能明显拮抗内毒素所致发热作用，并拮抗内毒素所致红细胞膜ATP酶活力降低作用，保护细胞膜，减轻细胞的损伤程度。[江凌圳，徐珊，王英.五汁饮对温病高热伤阴作用的实验研究.中华中医药学刊，2007，25（3）：531-533]

【临证提要】　本方甘寒救液，临床可与益胃汤等合用。邪恋阴伤重者可遵吴鞠通加减法："欲清表热，则加竹叶、连翘。欲泻阳明独胜之热，而保肺之化源，则加知母。欲救阴血，则加生地、玄参。欲宣肺气，则加杏仁。欲行三焦，开邪出路，则加滑石。"

化斑汤

【来源】《温病条辨》上焦篇卷一。

【组成】 石膏一两　知母四钱　生甘草三钱　玄参三钱　犀角二钱　白粳米一合

【用法】 水八杯煮取三杯，日三服，渣再煮一锺，夜一服。

【功效】 清热泻火，凉血消斑。

【主治】 太阴温病误汗发斑疹，或阳明斑者。

【方解与方论】 本证因热入血分动血，血溢肌肤而发斑，故用白虎汤清热生津，退气分之邪热；犀角清心凉血，以解血分之热毒；玄参凉血解毒养阴。方中犀角今用 5～10 倍剂量之水牛角代替（下同）。

吴鞠通云："阳明主肌肉，斑疹遍体皆赤，自内而外，故以石膏清肺胃之热，知母清金保肺，而治阳明独胜之热，甘草清热解毒和中，粳米清胃热而保胃液，白粳米阳明燥金之岁谷也。本论独加玄参，犀角者，以斑色正赤，木火太过，其变愈速，但用白虎燥金之品，清肃上焦，恐不胜任，故加玄参启肾经之气，上交于肺，庶水天一气，上下循环，不致泉源暴绝也。犀角咸寒，禀水木火相生之气，为灵异之兽，其阳刚之体，主治百毒，虫疰邪鬼瘴气，取其咸寒，救肾水以济心火，托斑外出，而又败毒避瘟也。"

【验案精选】

1. 五官科疾病

（1）鼻衄　黄某，男，18岁。鼻衄3年余，每年均发作3～4次，每次均因失眠或饮食辛热而触发。此次鼻衄乃食辛热之品而诱发，经鼻腔填压，血仍不止，因而前来求治中医。刻诊：面颊红，唇干色赤，口气秽臭，舌正红苔薄黄，脉弦而数，此为胃火炽盛，灼伤血络，迫血妄行。治以清热、凉血、止血，方选化斑汤增损：生大黄10g，生石膏30g，玄参、生地各15g，丹皮10g，大青叶30g，知母10g，甘草6g。嘱进3剂，药后鼻衄已止。夜能安睡，遂以原方加减再进2剂以巩固。多年未发。［邓启源.化斑汤验案举隅.辽宁中医杂志，1989，（6）：30-31］

（2）原田病　患者女，22岁。双眼视力骤降1周，伴头晕、头痛、耳鸣，于1987年2月3日入院。体格检查，血压126/76mmHg，视力：右眼指数/0.5m，左眼指数/1m，角膜后沉着物（+），房闪（-）。视盘境界模糊，网膜面可见数个境界模糊的渗出斑，其上视网膜水肿，静脉扩张迂曲。诊断为原田氏病。住院治疗13日。每日静脉滴注地塞米松10mg，双眼视力0.5。KP（-），视网膜残留水肿条纹。出院后1周，因头晕、头痛、耳鸣症状加剧。视力下降，站立不隐再次入院，查视力：右眼0.08、左眼0.1，右眼KP（++），左眼KP（+）。视网膜明显水肿，双眼视盘水肿高约3D，视网膜下有白色点状沉着物。静脉滴注地塞米松10mg，同时服加减化斑汤（生石膏100g，生石决70g，水牛角50g，以上先煎半小时，玄参15g，生地20g，知母10g，山药15g，丹皮10g，川连5g，葛根10g，青黛10g，生甘草6g，紫草15g），每日1剂。5天后双眼视力0.6，KP（-），视盘及视网膜水肿基本消退，即停用地塞米松，继续服加减化斑汤，加党参、黄芪、白术。双眼视力1.2，视网膜呈晚霞状，至1987年3月26日出院，至今未见复发。［郑玉炎.加减化斑汤在色素膜炎治疗中的应用.中国中医眼科杂志，1992，2（1）：50］

（3）中耳炎　沙某，男，13岁。左耳疼痛、发热、耳内流脓5天，经治

31

不效。刻诊：痛苦面容，左耳轮红肿，乳突处灼热压痛，耳门口黄脓流出，恶臭。舌赤苔黄厚，脉弦数。体温38.6℃。此为外感邪毒，侵袭耳窍，邪热内蕴，酿而成脓。治当清热泻毒，取化斑汤加味：生石膏30g，知母10g，银花20g，大青叶、紫花地丁各30g，丹皮、生大黄各10g，生地20g，甘草3g。2剂药后热已趋降，大便畅通，耳痛较前减轻，流脓亦少，舌尚赤苔黄薄，脉弦缓，体温37.5℃。药已中症，以前方守服12剂，症获痊愈。[邓启源.化斑汤验案举隅.辽宁中医杂志,1989,(6):30-31]

2. **血小板减少症** 肖某，女，21岁。发热头痛，皮下赤点，鼻孔牙缝出血，阴道流血月余，曾用激素治疗。血小板从20×10^9/L降至5×10^9/L，以致病危。刻诊：面肤红赤，唇如涂脂，口臭，舌正红。苔黄薄，脉洪数。据脉察证，诊为阳明胃热亢盛，迫血妄行，治当清热凉血。方选化斑汤：生石膏120g，玄参20g，生地30g，知母20g，银花15g，丹皮20g，大黄10g，大青叶30g，甘草15g。嘱服3剂。药后头痛已减，鼻与牙缝、阴道出血锐减，药已应证，未曾更弦，前后服药50余剂，生石膏用量达15kg，症状均消失，血小板上升至140×10^9/L，随访1年，未见复发并顺产1男婴。[邓启源.化斑汤验案举隅.辽宁中医杂志,1989,(6):30-31]

3. **荨麻疹** 周某，男，13岁。曾患荨麻疹3次均需住院治疗。近日来荨麻疹复发，周身痒极，烦躁不安，伴有发热，口苦纳少，大便2日未行，尿少色黄，前来求治中医。刻诊：面肤红赤，周身满布大块疹片，肤色红赤，唇红，舌较干苔深黄，脉洪数，体温38.5℃。此为外邪侵袭，客于肌肤，由表及里，气血两蟠，迫疹而出。治当清热凉血。方选化斑汤：生石膏30g，玄参、知母、银花各10g，大青叶15g，丹皮10g，生地15g，甘草5g。嘱进2剂。药后周身不痒，疹团消失，热已退尽，继原方增损3剂善后，至今多年未发。[邓启源.化斑汤验案举隅.辽宁中医杂志,1989,(6):30-31]

【临证提要】本方有清热凉血化斑之功，用于温病热盛发斑疹。现报道本方对眼科疾病如原田氏病、虹膜睫状体炎、流行性结膜炎有效，也可用于中耳炎、扁桃体脓肿、鼻衄、以及血小板减少性紫癜、荨麻疹等的治疗。

清宫汤

【来源】《温病条辨》卷一上焦篇。

【组成】玄参心三钱 莲子心五分 竹叶卷心二钱 连翘心二钱 犀角尖二钱，磨冲 连心麦冬三钱

【用法】水煎服。

【**功效**】 清心凉血解毒。

【**主治**】 太阴温病，误汗，神昏谵语者。

【**方解与方论**】 本方证因热陷心包所致，故用犀角、玄参凉血清心，麦冬养阴清心，连翘、莲子心、竹叶清心解热。方中犀角用尖，其余药物用心，取入心清热之义。

吴鞠通云："此咸寒甘苦法，清膻中之方也。谓之清宫者，以膻中为心之宫城也。俱用心者，凡心有生生不已之意，心能入心，即以清秽浊之品，便补心中生生不已之生气，救性命于微芒也。"

【**验案精选**】

1. 中风（脑出血） 张某某，男，62岁，因突发神昏偏瘫失语入院。2天后出现高热39.5℃，神志昏迷，时有躁动抽搐，面色潮红，身热灼手，痰壅气粗，舌强短缩，舌质红绛、苔黄燥、脉弦滑数。查血压190/110mmHg，双肺满布痰鸣音，听心音被痰鸣遮掩不清，脉率110次/分。血常规检查白细胞总数$20×10^9$/L，中性粒细胞0.90，头颅CT示左侧基底节出血破入脑室。临床诊断：中风，中脏腑，属阳闭证。西医诊断：脑出血。辨证邪热炽盛，内陷心包，肝风内动。治则清心开窍，凉肝熄风，选清宫汤加减，配合安宫牛黄丸治疗。水牛角30g（先煎），玄参15g，竹叶12g，莲子心12g，生石膏30g，赤芍15g，黄连6g，胆南星12g，羚羊角粉3g（冲），钩藤30g（后入），全蝎6g。水煎药液300ml，分2次鼻饲。安宫牛黄丸1粒研碎，日2次随药汁鼻饲。另外静脉给予液体、维生素，能量维持，20%甘露醇降颅压。治疗一天后，热势稍退，抽搐减轻，病情好转，守方治疗4天，体温复常，神志转清醒。血常规：白细胞总数降至$10×10^9$/L，中性粒细胞0.75，后改为清热养阴活血通络善后。[吕少起.辨证施治中风高热神昏60例.光明中医，2008，23（7）：984－985]

2. 狂证（抑郁性神经症） 白某，女，31岁。教师，1983年6月21日初诊。1年前，患者因爱人工作调动曲折，出现整日情绪低沉，少与人交往，失眠，悲观厌世，对周围一切不感兴趣，时有自杀轻生念头，但无自杀行为。省立医院诊断为"抑郁性神经症"，服阿米替林、多虑平后，病情有缓解，继而出现通夜不能入睡，整日坐立不安，兴奋话多，遇本单位同志总是滔滔不绝说不完，常无故发脾气、打烂东西，再服阿米替林、多虑平无效，而求中医诊治，察面色红、口唇干燥，未大便、舌质红、苔黄干厚腻，拟疏郁通腑，凉营安神法，玄参、黄连各12g，柴胡、麦冬各15g，生地、连翘、石莲各20g，栀子、沉香、芒硝各10g，水牛角粉30g，朱砂3g（分次兑服）。水煎服，1日1剂，日服3次。2诊，服药后惟夜间入睡难、多汗，继上方加青蒿、牡丹皮、龟板各12g。3诊，服药后惟夜间易醒，继上方去柴胡、芒硝，加酸枣仁 15g，知母 15g，共细末，炼蜜为丸，每次 3，日服 3 次。结果服药 9 个月后一切如故，随访至今，病无反复。[王伟，唐戈. 清官汤加减治疗狂证. 吉林中医药，2002，22（1）：16]

3. 更年期失眠 患者，女，54 岁，1998 年 4 月 11 日初诊。患者绝经 1 年余，近 2 个月来常感心烦不安，彻夜不眠，心悸时作，突发烘热汗出，舌边尖红，苔薄黄，脉细数。西医诊断：更年期综合征，失眠。清官汤加减：玄参 15g，生地黄 15g，茯苓 15g，黄连 4g，连翘 12g，莲子 4g，竹叶 10g，麦冬 15g，浮小麦 30g，炒酸枣仁 15g，苦参 30g，灵芝 30g，夜交藤 30g，水煎服。嘱其每晚 6 时、9 时各服一煎，促进睡眠。服罢 1 周，患者心悸烦躁明显改善，再服 2 周睡眠基本恢复正常。[刘斌，曹顺明. 清官汤临床新用. 山东中医杂志，2001，20（12）：754-755]

4. 心动过速 张某，女，24 岁。1992 年 6 月 8 日初诊。诉心悸、胸闷、咳嗽、咽阻一月。查：消瘦貌，甲状腺中等肿大，心率 138 次/分，律齐，无杂音，两肺呼吸音增粗，腹软，肝脾未扪及，右上腹轻压痛。B 超示胆囊炎。甲功正常，心电图：速率 138 次/分，窦性节律，PR 不足 0.13 秒。苔薄，质红，脉数疾。证属心阴偏虚，心阳偏亢。治以养阴泻火，清心宁神，佐以肃肺利胆。拟清官汤合泻心汤加味：南沙参、麦冬各 12g，玄参、连翘、鲜竹叶、杏仁、黄芩各 9g，莲子心 3g，黄连、生大黄各 2g，金钱草 15g，浙贝母、甘草各 6g。服 2 剂后，心悸、胸闷减轻，心率减为 100 次/分，PR 0.14 秒。又服 3 剂，心电图示：心率为 68 次/分，PR 0.16 秒。去泻心汤加桑白皮、葶苈子各 9g，郁金、鸡内金各 6g，川厚朴、虎杖各 12g，以增强肃肺化痰清热利胆之力，3 帖而愈。[汪庆智. 清官汤新用. 四川中医，1994，（10）：37]

5. 病毒性肝炎 患者，男，17 岁，1998 年 5 月 6 日初诊。患者体检时发现血丙酮酸氨基转移酶（ALT）为 85U/L，同时查 HBsAg（+）、HBeAg（+）、HBcAb（+），曾在某传染病医院治疗，予以肝力欣、垂盆草冲剂等药物治疗，3 周后复查血 ALT 升至 200U/L 以上，故来本院肝病门诊。症见形体消瘦，唇红目赤，心烦不宁，口干而苦，溲赤便干，多梦遗精，舌红，苔薄黄，脉细而数。证属心肝火旺，治以清心泻火，仿吴氏清官汤加减：玄参 15g，黄连 4g，连翘 12g，莲子 4g，竹叶 10g，生龙骨 30g，茯苓 15g，丹参 15g，牡丹皮 10g，生地黄 15g，五味子 10g。水煎服，日 1 剂。上方服毕 14 剂，复查血 ALT 降至 70U/L，诸症均除，服药 1 个月，复查肝功能正常，随访 1 年无复发。[刘斌，曹顺明. 清官汤临床新用. 山东中医杂志，2001，20（12）：754-755]

6. 急黄 患者，女，38 岁，1995 年 3 月 10 日以黄疸住院治疗。患者突然昏迷，不省人事，黄疸迅速加深，全身黄如橘色，高热烦渴，神昏谵语，形体肥胖，舌质红，苔黄而燥，脉弦数。证属黄疸之急黄，宜清宫汤加减治之。药用：连翘12g，竹叶6g，玄参12g，麦冬9g，莲子心3g，石菖蒲12g，黄连3g，茵陈24g，生地12g，丹皮9g，栀子9g，黄柏3g，滑石12g，泽泻9g，木通6g。此方服后，患者逐渐清醒，连服数剂，黄疸消退，神清如故。
[王福林．清宫汤加减治疗急症临证举隅．中国乡村医生杂志，1997，(6)：13 - 14]

7. 复发性口腔溃疡 女，32岁，1998年6月21日初诊。患者自诉有口腔溃疡反复发作史5年，时因劳累诱发加重。诊见：面赤心烦，口干而臭，大便秘结，小便短赤，舌体及两侧黏膜散在溃疡点，大小不一，表面有黄白分泌物，周围鲜红微肿。诊断：多发性口腔溃疡，证属心脾积热，且以心火偏亢为主。治当养阴泻火，取清宫汤加减：玄参15g，竹叶9g，连翘12g，莲子4g，生地黄12g，木通9g，生甘草5g，石膏30g，淡豆豉30g。水煎服，日1剂。连服2周，口腔肿痛明显改善，尿色转清。再服10剂，口腔溃疡基本消退，半年内无复发。[刘斌，曹顺明．清宫汤临床新用．山东中医杂志，2001，20(12)：754 - 755]

【临床应用】

1. 肺气肿和肺心病并发肺性脑病 具体用药：安宫牛黄丸1日1丸，病重用2丸。清宫汤：玄参15g，莲子心6g，竹叶6g，连翘12g，麦冬、生地各15g（犀角未用）。有痰加服鲜竹沥10ml。治疗5～10天，6例全部显效。[刘刚．肺胀并发类热陷心包证的治疗．四川中医，2003，21(2)：44 - 45]

2. 急性病毒性心肌炎 总有效率93.75%。基本方：水牛角30g，连翘10g，竹叶6g，麦冬15g，玄参15g，莲子心3g，西洋参10g，黄芪15g，赤芍10g，石菖蒲5g，五味子5g。初期发热者加银花，咽痛者加牛蒡子、桔梗，胸闷胸痛者加瓜蒌，心动过缓者加桂枝、川芎，去水牛角，早搏者加炙甘草、苦参，有肠道感染者加苦参、去五味子，心烦失眠者加酸枣仁、栀子。4周为1疗程。[夏队初．清宫汤加减治疗急性病毒性心肌炎32例．湖南中医药导报，2000，6(6)：25 - 26]

【药理研究】

镇静、催眠、抗惊厥 清宫汤能明显抑制小鼠的自主活动，延长戊巴比妥钠阈上剂量的小鼠睡眠时间，增加戊巴比妥钠阈下催眠剂量所致睡眠动物数，并能显著对抗尼可刹米致小鼠惊厥的作用。[李越兰，陆红，张丽英．清宫汤镇静作用的实验研究．中国中医药信息杂志，2009，16(11)：27 - 28]

【临证提要】本方清心解毒，养阴生津，病重者需要与安宫牛黄丸等合用，吴鞠通云："温毒神昏谵语者，先与安宫牛黄丸、紫雪丹之属，继以清宫汤。"现用清宫汤不局限于温病，本方对呼吸系统疾病、精神疾病、心脑血管疾病、急性肝炎均有一定疗效。如用于心阴不足、心阳偏亢的心动过速，甲状腺功能亢进的心动过速，及胆心综合征引起的心动过速及慢性房颤的转复；精神疾病见失眠、心烦易怒、兴奋话多、行为粗暴、舌质红绛、脉弦数者；中风见高热、神昏者等。

吴鞠通加减法包括："热痰盛，加竹沥、梨汁各五匙。咳痰不清，加瓜蒌皮一钱五分。热毒盛，加金汁，人中黄。渐欲神昏，加银花三钱，荷叶二钱，石菖蒲一钱。"

《温病条辨》中本方的衍生方包括：

(1) 清宫汤去莲心麦冬加银花赤小豆皮（《温病条辨》卷一上焦篇） 组成为犀角一钱，连翘心三钱，玄参心二钱，竹叶心二钱，银花二钱，赤小豆皮三钱。主治湿温邪入心包，神昏肢逆。本方去莲子心、麦冬，加银花、赤豆，清热利湿之功较强。

(2) 加味清宫汤（《温病条辨》卷二中焦篇） 清宫汤加知母三钱，银花二钱，竹沥五茶匙冲入。主治邪气久留，舌绛苔少，热搏血分者。加知母清肺胃之热，银花清热解毒，竹沥清热化痰。

安宫牛黄丸

【来源】《温病条辨》卷一上焦篇。

【组成】 牛黄一两 郁金一两 犀角一两 黄连一两 朱砂一两 梅片二钱五分 麝香二钱五分 真珠五钱 山栀一两 雄黄一两 金箔衣 黄芩一两

【用法】 上为极细末，炼老蜜为丸，每丸一钱，金箔为衣蜡护。脉虚者人参汤下，脉实者银花薄荷汤下，每服一丸。兼治飞尸卒厥，五痫中恶，大人小儿痉厥之因于热者，大人病重体实者，日再服，甚者日三服，小儿服半丸，不知，再服半丸。

【功效】 清心开窍，化痰定惊。

【主治】 太阴温病，误汗，神昏谵语者。

手厥阴暑温，身热不恶寒，精神不了了，时时谵语者。

阳明温病，斑疹、温痘、温疮、温毒、发黄，神昏谵语者。

邪入心包，舌謇肢厥。

【方解与方论】 本证因热毒内陷心包所致，故用牛黄清心开窍、祛痰止惊，犀角清热凉血，朱砂清热安神，珍珠、玳瑁、金箔镇惊熄风、安神定惊，麝香、冰片、郁金清热辟秽开窍，雄黄解毒豁痰，黄连、黄芩、栀子清热泻火。

吴鞠通云："芳香化秽浊，而利诸窍，咸寒保肾水而安心体，苦寒通火腑而泻心用之方也。牛黄得日月之精，通心主之神，犀角主治百毒，邪鬼瘴气，真珠得太阴之精，而通神明，合犀角补水救火。郁金草之香，梅片木之香，雄黄石之香，麝香乃精血之香，合四香以为用，使闭锢之邪热温毒，深在厥阴之分者，一齐从内透出，而邪秽自消，神明可复也。黄连泻心火，栀子泻心与三焦之火，黄芩泻胆肺之火，使邪火与诸香一齐俱散也。朱砂补心体，泻心用，合金箔坠痰而镇固，再合真珠犀角为督战之主师也。"

【验案精选】

1. 昏迷（化脓性脑膜炎）   男，10 岁，因发热头痛，伴恶心恶吐 3 天，抽搐 30 分钟入院。症见神志不清，口吐血沫，关紧闭，双目上视，头颈后仰。入院诊断：化脓性脑膜炎。给予降温、镇静、降颅压、抗感染、对症等综合治疗，效果不著，患儿间断抽搐不止，神志不清，于入院 24 小时后加用安宫牛黄丸 1g，每 6 小时灌肠 1 次，该患儿在间断抽搐 28 小时、昏迷 48 小时后苏醒，共用 4g 安宫牛黄丸，灌肠 4 次，患儿神志转清。继续安宫牛黄丸 1g，每日 1 次口服 3 天，经西医综合治疗 20 天后患儿病情痊愈出院。[李桂莲. 安宫牛黄丸灌肠治疗小儿昏迷 30 例体会. 现代中西医结合杂志，2011，20（26）：3263]

2. 高热惊厥   钟某，男，4 岁，因高热 1 天，持续抽搐 30 分钟入院。入院查：体温 40℃，脉搏 160 次/分，呼吸 56 次/分，神志不清，频频抽搐，双眼凝视，口吐白沫，颜面苍灰，口唇发绀，双瞳孔等圆、对称，对光反射迟钝，颈软，气管居中，心率 160 次/分，律齐，无杂音，双肺有粗湿啰音，腹部正常，四肢冷，无病理神经反射及脑膜刺激征。入院诊断：支气管肺炎并发高热惊厥，X 光胸片示双下肺炎症感染。入院后用鲁米那 50mg 肌内注射，地塞米松 3mg 静脉注射，安定 3mg 静脉注射，复方氨基比林 1/2 支肌内注射，选用先锋必、病毒唑等抗炎治疗，仍高热不退、抽搐不止。后用安宫牛黄丸 1/2 丸凉开水 50ml 溶化后胃管注入，20 分钟后抽搐停止，1 小时后体温降至 39.5℃，3 小时后体温降至 38℃，神志转清，问答切题，精神转佳，第 2 天体温降至 37℃。[廖碧峨. 安宫牛黄丸在儿科感染性高热的应用. 中国中医急症，1999，8（2）：93]

3. 中毒性痢疾   康某，男性，8 岁。因高热、惊厥、昏迷 1 天就诊。时值秋夏之交，痢疾流行之时，观其高热烦躁，神志不清，四肢拘急，颈项强痉，腹胀痛，拒按，粪常规示有脓细胞。乃痢毒炽盛，内陷厥阴，闭阻腑气。治当开窍熄风、急下存阴并举，以大黄 20g 水煎，化安宫牛黄丸 1 粒鼻饲，半日后泻下秽臭大便 400g，抽搐减轻，体温下降。后减大黄量为 10g，继服安宫牛黄丸，3 天后热退神清。[杨作平. 安宫牛黄丸急症运用举隅. 中国中医急症，2009，18（10）：1713 - 1714]

4. 急性胰腺炎 陈某，男，32 岁，因上腹疼痛半天，于 1999 年 8 月 12 日上午入院。患者于 8 月 11 日晚餐饮喜酒，进食过饱，半夜上腹持续性疼痛，阵发性加剧，呕吐 1 次，吐出食物残渣，腹胀，大便秘结。自服保济丸，腹痛无缓解。是日上午腹痛加剧而入院。查：T 39℃，P 95 次/分，R 20 次/分。表情痛苦，呻吟不安。舌质红，舌苔黄，干燥，脉弦数。皮肤巩膜无黄染，上腹有明显压痛，拒按，墨菲征阴性。腹胀，肠蠕动音消失。血清淀粉酶 1600 单位（苏木杰法），血 WBC12.7×10^9/L，N 0.86。西医诊断：急性胰腺炎。中医辨证：脾胃实热。具有阳明腑实之痞、满、燥、实、坚之特点。选用大黄 50g 煎水半碗送服安宫牛黄丸 1 枚。针刺足三里、内关、中脘、天枢、气海穴，留针 15 分钟。患者服药后，大便 3 次，稀烂便，随即热退，腹胀、腹痛减轻。入院后前两天禁食，每天静脉输注 10% 葡萄糖 1000ml，5% 葡萄糖盐水 1000ml。住院 3 天，症状缓解，复查血清淀粉酶 180 单位，尿淀粉酶 350 单位，痊愈出院。出院后追踪 1 月，无急性胰腺炎症状。[林金水，叶福葵．安宫牛黄丸临床应用举隅．河南中医，2003，23（10）：62]

5. 急性反应性精神病 患者，男，35 岁，因左颈及右背被钢钎击伤伴出血 3 小时急诊入院。患者 3 小时前在矿洞中工作时不慎被钢钎击伤左颈及右背，左颈皮肤斜形破裂出血，创口长约 8cm，出血剧，伴局部疼痛，面色苍白，头晕乏力，右背部击伤后疼痛不适，但尚能忍受，呼吸时背痛加剧，伤后神清，无昏迷，无头痛呕吐。入院时初步诊断：①左颈项部皮肤裂伤；②软组织挫裂伤。入院后经清创缝合、止血抗感染、支持对症治疗 1 周后，一般情况明显好转。患者因发生争执，突发精神异常，时常胡言乱语，言语前后矛盾，少寐多梦，头晕胸部隐痛而邀中医会诊。询问家属，知患者平时脾气较为急躁，但无类似发作，家族中亦无类似病史，苔微腻而黄，舌淡红，脉细弦滑。躯体检查除左颈项部皮肤裂伤经清创缝合包扎及右背压痛外，未见其他明显阳性体征。中医诊断：狂病。证属痰火扰心，气血两亏，瘀血阻络。西医诊断：急性反应性精神病-反应性意识模糊状态。治拟清心开窍，益气养血为主。予安宫牛黄丸口服 1 次/天，1 次 1 粒，并内服八珍汤加味。连服 4 天后，言语错乱明显减轻，精神亦明显转佳，但仍少寐，头、颈、胸隐痛，并感胃脘时有不适，舌脉如前。改安宫牛黄丸为 2 次/天，1 次 0.5 粒，饭后口服；并同服归脾汤加味及猴菇菌片。连用 2 天后，夜寐转佳，无言语错乱，神志亦清，头、颈、胸仍感疼痛，苔薄、舌淡红，脉细，停服安宫牛黄丸，用归脾汤合通窍活血汤加减以善其后，服药 10 余剂后精神症状完全消失出院。[毛伟松．安宫牛黄丸为主治疗急性反应性精神病 1 例．现代中西医结合杂志，2003，12（7）：752]

6. 血管性痴呆 周某，男，69 岁，1999 年 4 月 6 日初诊。1998 年冬季起，患者出现明显的生活能力下降，方位概念混淆，近期记忆力显著减退，伴有烦躁失眠，行走困难。曾在神经内科、老年科诊治，并经头颅核磁共振检查发现"基底节多发性梗死"。诊断为多发性血管性痴呆。予喜得镇、百路达等药治疗。就诊时病情加重，生活能力基本丧失，已不识人，神情烦躁，二便不知，MMSE 简易精神状态表检测 11 分，HIS 赫金斯基缺血指数检测 6 分。舌象检查不配合，脉浮弦。证属痰火扰心，脑络瘀阻，神明失用。治当清心化痰，活血通络。予安宫牛黄丸 5 粒，每天半粒，顿服，连服 10 天，同时加服中药汤剂。服 2 粒安宫牛黄丸后，神情烦躁明显减轻，时清时昧，夜寐转安。治疗 10 天后病情明显改善，能主动与家人打招呼，自己进食，生活能部分自理、时间、地方等方位概念基本清楚，MMSE 检测计分 18 分。继续予以中药调理治疗，并嘱其家属不能连续服用安宫牛黄丸，每隔 2 周根据病情服用 2～3 粒。连续治疗 3 月，患者各种症状显著改善，生活能大部分自理。随访 1 年，病情稳定，MMSE 计分 22 分。[杨柏灿，蒋小贝. 安宫牛黄丸新用. 新中医，2003, 35 (6): 72]

7. 肺性脑病 王某某，男，67 岁。退休工人。1998 年 5 月 11 日入院。住院号为 67894。因"反复咳嗽，气促 10 余年，加剧 1 周"入院。体检：体温 37.8℃，呼吸促，不能平卧，球结膜充血水肿，心率 120 次/分，律齐，双肺闻及哮鸣音及湿啰音，双下肢浮肿（±）。实验室检查：血象白细胞增高，血气分析示 II 型呼衰，胸片示"双下肺感染"。诊断：中医为肺胀（痰热壅肺）。西医为慢性支气管炎急性发作，阻塞性肺气肿，肺心病，II 型呼衰。治疗：中医予桑白皮汤清肺化痰，西医先后予新灭菌、菌必治抗炎，氨茶碱、地塞米松解痉平喘，呼吸兴奋剂纠正呼衰。均无明显效果，病情逐渐加重，后改用泰能抗炎亦无好转。5 月 30 日出现昏迷，高热达 40℃，气促，喉间痰鸣，颜面潮红，尿赤腹胀，便秘，时有抽搐，舌红苔黄腻干，脉滑数。为痰热蒙心之象，继用西药无好转，至 5 月 31 日嘱家人予安宫牛黄丸喂服，以清热开窍豁痰，因患者不能吞咽，先取半丸温水化开，慢慢喂服，3 小时后患者痰声减小，呼之稍有反应，已能吞咽，无抽搐，间有手足蠕动，又取半丸喂服。第 2 天神志转清，呼之能应，但精神差，体温降至 38.8℃，无手足蠕动，仍咳嗽、气促、并自主咯痰，进食少许稀饭。又断续进安宫牛黄丸 2 丸，精神明显好转，热退身凉，咳嗽、咯黄痰、口干、舌红苔薄黄腻干、脉滑细，为痰热未尽阴津已伤，予桑白皮汤合生脉散以清热化痰、益气养阴调治，病情逐渐好转，6 月 29 日出院。[丘梅清. 安宫牛黄丸治疗肺性脑病. 浙江中医杂志，2000, 35 (3): 106]

8. 皮肤病

（1）红皮病型银屑病 男，34 岁，2006 - 05 - 29 初诊。因反复全身弥漫性红斑、鳞屑10年余，加重10天入院。患者10年来全身反复出现红斑、丘疹、上覆鳞屑，伴瘙痒，诊断为银屑病，曾服用多种中药、西药并外用多种药膏，病情未见缓解。近10天来，出现全身弥漫性潮红浸润，发热，并出现下肢肿胀，关节痛，不能行走，从急诊由轮椅接入我科。入院时症见：神志清，精神疲倦，发热，全身弥漫性潮红浸润，表面有大量麸皮样鳞屑，伴瘙痒。双下肢水肿，疼痛。舌红绛，苔黄腻，脉弦数。查：T38.6℃，皮肤干燥，全身弥漫潮红浸润、表面有大量麸皮样鳞屑，在弥漫潮红皮损间见片状正常皮岛。头皮见大量鳞屑，束状发，指甲受累浑浊变形。双下肢非凹陷性水肿，以足踝及足背部为甚。诊断：红皮病型银屑病，热毒伤阴证。治以清热解毒、凉血滋阴之方药，并予安宫牛黄丸1次/天，连服3天，同时给予雷公藤多苷、抗生素及营养支持，外用5%硫黄膏。服药3天，体温正常，弥漫性红斑减褪，无新发皮疹，原有皮疹变薄，下肢水肿消失。再予中药汤剂2周，皮疹基本控制，行走自如出院。2月后复诊，皮疹无明显反复，可正常生活。[刘漪旎，林少健，眭道顺.安宫牛黄丸在皮肤科临床应用举隅.时珍国医国药，2007，18（5）：1211]

（2）荨麻疹 某，女，19岁，学生，系本院家属，患者幼时即发荨麻疹，历时十数年，过敏原因不明。发时疹块鲜红，此伏彼起，疹痒难忍，搔之即起，高出皮肤，连成块状，有灼热感，无全身症状，常用抗组胺药、钙剂、肾上腺糖皮质激素及中药治疗，均有效。但不能根治，经常发作，诊见舌尖红，苔薄白，脉细数，按心火素盛，外感风邪，以银翘散加减送服安宫牛黄丸1/4粒清心、疏风，日2次。银花20g，连翘15g，牛蒡子15g，薄荷10g，竹叶10g，荆芥10g，芦根15g，甘草5g，防风10g。武火急煎，药后次日，鼻衄而愈，至今近四年未发。[罗凤亮.安宫牛黄丸根治顽固性荨麻疹一例报道.贵阳中医学院学报，1994，16（2）：20]

9. 附睾炎 胡某，男，41岁，初诊于1989年9月11日。主诉一侧睾丸肿胀，剧烈疼痛，举步维艰，难以忍受。于7天前就诊于市人民医院泌尿外科，诊为急性副睾炎，先后用先锋霉素等抗菌药物无效，因来就诊，体检：阴囊肤色燉红，皮肤紧张光亮，触之有灼热感，左侧睾丸质地坚硬肿大如鸡卵，有明显压痛，透光试验阴性，舌红绛苔黄腻，脉洪弦数。遂投以"安宫牛黄丸"内服，每服1丸，每日2次，服1丸后，疼痛锐减，行走方便，再服3天，睾丸肿胀消除。[胡军.安宫牛黄丸治疗副睾炎验案二则.中成药，1995，（8）：50]

【临床应用】

1. 高热昏迷 安宫牛黄丸3岁以内一次1/4丸。4～6岁一次1/2丸，成人一次1丸，用温开水化开，鼻饲，每天2～3次，连用2～4周。有效率

97%。[魏鹏星，谢东柏，何愿真.安宫牛黄丸配合治疗高热昏迷33例.临床和实验医学杂志，2008，7（1）：120-121]

2. 脑出血 在西医常规治疗的基础上加安宫牛黄丸，起病的1～2天内开始服用，每次1丸，每日1次，鼻饲给药，连用5天。总有效率80%，与单纯西药治疗有显著差异。[雷利锋，帅家忠.安宫牛黄丸治疗重症脑出血疗效观察.2007，45（20）：61，85]

3. 蛛网膜下隙出血后脑血管痉挛 安宫牛黄丸每次3g，2次1日，可使脑血管痉挛解除，管腔扩大，改善供血，从而使患者临床症状、体征得以改善，效果优于尼莫地平。[李向荣，李小文.安宫牛黄丸治疗蛛网膜下腔出血后脑血管痉挛疗效观察.中国中西医结合急救杂志，1999，6（10）：479-480]

4. 重症颅脑损伤 安宫牛黄丸能促进意识障碍恢复，降低脑疝、死亡发生率。[宾湘义.安宫牛黄丸对重症颅脑损伤患者意识障碍恢复作用的临床观察.深圳中西医结合杂志，2010，20（6）：367-369]研究表明，当患者意识障碍处于5～6度时，用药后意识好转最快。即患者处于嗜睡状态，一给刺激就能清醒，呼叫能睁眼，甚至能执行简单命令，此时用药效果最显著。意识障碍达7度以上的患者，安宫牛黄丸疗效不佳。[王永恒.安宫牛黄丸在颅脑损伤中对意识障碍恢复的疗效观察.中西医结合杂志，1989，9（12）：726-727]

5. 肝性脑病 安宫牛黄丸1丸保留灌肠，每日1次，至神志转清，总有效率67%。[杨茂兰，张文三.安宫牛黄丸保留灌肠治疗肝性脑病32例.中西医结合肝病杂志，2000，10（1）：64]

6. 病毒性脑炎 抗病毒、脱水降颅压、控制惊厥、纠正水电解质紊乱、营养支持、吸氧、吸痰等基础上，加用安宫牛黄丸，口服或鼻饲。可缩短体温复常、抽搐停止时间，改善病理体征，使病程缩短。[喻平丽，鄢素琪.安宫牛黄丸佐治病毒性脑炎的临床观察.湖北中医杂志，2006，28（6）：33]

7. 癫痫 安宫牛黄丸1次1丸，1日2次，温开水送服，连续服用15天为1疗程。9例癫痫病患者全部治愈，随访一年无1例复发。[李复发，张荣厚.安宫牛黄丸治疗癫痫.前卫医药杂志，1996，13（4）：244]

8. 血液透析精神异常 包括抑郁、躁狂、谵妄、癫痫样发作等，给予安宫牛黄丸口服，每日1丸，总有效率98%。[李晓峰，李丽，赵志锋.安宫牛黄丸治疗血液透析精神异常患者的临床观察与研究.中国民康医学，2011，23（10）：1241-1242]

9. 肝癌经动脉化疗栓塞术后综合征 在常规治疗基础上，加用安宫牛黄丸1粒，每日2次，连续服用7天，可显著缓解肝癌栓塞后综合征相关恶心、呕吐、发热、疼痛等症状，降低TNF可能是其作用机制之一。[王成刚，陈越，邱伟利等.安宫牛黄丸防治肝癌经动脉化疗栓塞术后综合征.中国临床医学，2008，15

(3): 355 – 356]

10. 高胆红素血症 常规治疗的基础上加用安宫牛黄丸，每次 1 粒（3g），每天 1 次，嚼细吞服（昏迷病人鼻饲）。有效率 73.81%，在降低黄疸和 PT、提高 PTA 方面较好，能显著降低死亡率和并发症。[郑宋明，郑晶晶. 安宫牛黄丸联合中药治疗高胆红素血症临床观察. 中国中药杂志，2007，32（22）: 2423 – 2425]

11. 儿童重症肺炎支原体肺炎 在抗生素、糖皮质激素、雾化吸入等一般治疗基础上，加用安宫牛黄丸，使用方法：4 ~ 10 岁，每次 1/2 丸，1 天 3 次；10 岁以上，每次 1 丸，1 天 2 次，连用 5 天。可使一般情况明显好转，发热、咳嗽等临床表现明显改善。[杭金国，张燕，汤卫红等. 安宫牛黄丸佐治儿童重症肺炎支原体肺炎临床观察. 浙江中西医结合杂志，2010，20（11）: 692]

【药理研究】

1. 脑保护 安宫牛黄丸对实验性脑出血和脑缺血模型大鼠具有脑保护作用。安宫牛黄丸治疗明显减少大鼠实验性脑出血后血肿周围炎性细胞个数，抑制脑出血后 TNF-α 的表达，对脑出血后的炎症反应具有抑制作用。[殷妮娜. 安宫牛黄丸对大鼠脑出血后 TNF-α 表达的影响. 咸宁学院学报，2011，25（1）: 12 – 15] 安宫牛黄丸还可以通过减少血 NO 含量，减轻脑出血急性期脑组织损伤。[刘婷，刘远新，沙地克. 安宫牛黄丸对自发性高血压脑出血大鼠血肿周围组织 NF-κB 及 NO 表达的影响. 世界中西医结合杂志，2011，6（1）: 19 – 21] 通过抑制脑出血后血肿周围脑组织中 MMP-9 和 AQP-4 蛋白的表达，减轻脑水肿的形成。[方芳，冯淑怡，孙建宁. 安宫牛黄丸对实验性脑出血大鼠血肿周围组织中 MMP-9 和 AQP-4 蛋白表达的影响. 北京中医药大学学报，2011，34（8）: 535 – 537]

此外，安宫牛黄丸对脑缺血大鼠脑损伤也具有保护作用，其机制可能与增高抗炎性因子 IL-10 有关。[刘宗涛，沙地克沙吾提，李继彬，等. 安宫牛黄丸对实验性大鼠脑缺血的保护作用. 中西医结合心脑血管病杂志，2011，9（6）: 710 – 712]

2. 心肌保护 安宫牛黄丸及类方醒脑静预处理，对兔心缺血再灌注损伤有明显的保护作用，其机制与安宫牛黄丸抑制炎症介质（肿瘤坏死因子，TNF）、促进纤溶作用（组织型纤溶酶原激活剂，t-PA）有关。[欧阳海春，吴沃栋，钟冬梅等. 安宫牛黄丸及类方预处理对兔心肌缺血及再灌注损伤保护的作用研究. 现代医院，2008，8（7）: 25 – 28]

【临证提要】 安宫牛黄丸芳香开窍，苦寒清热。主治瘟毒热盛，神昏谵语，狂躁不安，痰热内闭，痉厥抽动，不省人事，瘟毒斑疹，口渴目赤，言语不清。近年来通过剂型改革，产生了诸如清开灵、醒脑静脉注射射液等制剂，安宫牛黄丸及其演化制剂目前主要用于急性脑卒中、颅脑损伤、昏迷、缺氧缺血性脑病、肺性脑病以及病毒性脑炎等。需要注意的是，安宫牛黄丸连续服用的时间不宜超过 2 周，若病情需要，也应间隔 2 ~ 3 周后再服用。

紫雪丹

【来源】《温病条辨》卷一上焦篇。

【组成】滑石一斤　石膏一斤　寒水石一斤　磁石水煮二斤，捣，煎去渣入后药　羚羊角五两　木香五两　犀角五两　沉香五两　丁香一两　升麻一斤　玄参一斤　炙甘草半斤

【用法】为丹服。

【功效】清热解毒，镇痉熄风，开窍定惊。

【主治】太阴温病，误汗，神昏谵语者。

手厥阴暑温，身热不恶寒，精神不了了，时时谵语者。

邪入心包，舌謇肢厥。

【方解与方论】本证因温疫热毒，内窜心包，煽动肝风所致，故用羚羊角、犀角清心凉肝，寒水石、滑石、石膏寒凉退热，朴硝、硝石导浊通便，玄参、甘草护阴解毒，辰砂、磁石、黄金镇心安神，丁香、木香、沉香、麝香宣窍利气。用升麻解毒，并使药性升而后降，使诸经的邪火热毒内消，或从下窍而出。

吴鞠通云："诸石利火水而通下窍，磁石玄参补肝肾之阴，而济上君火，犀角羚羊泻心胆之火，甘草和诸药而败毒，且缓肝急。诸药皆降，独用一味升麻，盖欲降先升也。丹砂色赤，补心而通心火，内含汞而补心体，为坐镇之用。诸药用气，硝独用质者，以其水卤结成，性峻而易消，泻火而散结也。"

【验案精选】

1. 发热

（1）小儿高热惊厥　王某，女，3岁8个月。春三月，初日仅喷嚏流涕，微有温热，望能自愈而未治。次日即高热39.7℃，肌肤灼热无汗，烦躁哭吵，便结溺黄。查血常规白细胞 $12 \times 10^9/L$，中性粒细胞0.64，淋巴细胞0.36。应用抗生素和物理降温对症处理不效，入夜体温40℃，时有抽搐惊厥，烦躁谵言，如见鬼神，面色潮红，鼻息气粗，口渴引饮，唇舌焦红，四末欠温。时已卫邪传入气分，有热极风动之势，急须泄热熄风。以紫雪丹1/2并温开水灌服，2小时后惊厥平息，续服1/2并温开水灌服，黎明体温渐降。再以生石膏30g先煎，玄参12g，银花15g，竹叶6g，煎汤服善后，再次日午后鼻衄少许，大便通，小便清，神清气爽，体温正常告愈。[罗秀娟．紫雪丹治疗急性热症验案．陕西中医，1999，20（9）：420－421]

（2）再生障碍性贫血继发感染　伍某，女，11岁。月事初潮如崩，20余日不净，倦容浮肿，面唇苍白，极度虚弱入院。查血常规见三少，网织红细胞缺如。骨髓片报告：有核细胞稀少，见大量淋巴细胞、网状细胞和浆细胞，骨髓增生欠佳，符合再生障碍性贫血诊断。经多次少量输血及激素的应用，症状有改善，家属护理也因之疏忽，给患儿洗头洗澡，不慎受凉，喷嚏鼻塞流涕，咳嗽阵发，一般感冒药无效。次日体温骤升至 39.8℃，咳嗽气急紫绀，两肺布满干湿性啰音，阴道流血如崩，瘀块甚多，四肢斑疹隐隐，口齿牙龈渗血，气息灼热，目赤唇肿，口渴但不甚饮，烦躁神昏，时说胡话，舌质红绛、苔剥而黄燥，脉促，其证甚危。在西医抗感染，护肝，护肾，镇静，激素和给氧抢救的同时，积极投入中药救治。纵观诸症，已是热陷营血，血热妄行，动风耗血，有败血之征。急以清热解毒，清营凉血散瘀血为治，取紫雪丹1并，安宫牛黄丸1只，再取生石膏100g先煎，连翘、知母、丹皮、紫草各10g，玄参、赤芍各15g，麦冬8g，浓煎取汁150ml，送鼻服饲上两药，每6小时重复1次。2天后体温下降至 37.8℃，两肺啰音渐收，5天后诸症缓解，斑疹渐淡，神识清楚，度过了感染关。[罗秀娟. 紫雪丹治疗急性热症验案. 陕西中医，1999，20（9）：420－421]

（3）大叶性肺炎　林某某，男，40岁。畏寒发热，咳嗽喘促，胸痛已5日，初诊时见患者面色苍白，口唇干燥而赤，体温 38.9℃，畏寒无汗，咳嗽痰黄黏稠，胸闷痛以右侧为甚，口苦口干，大便干结4日未解，小便短赤，口气秽浊，舌红、苔黄腻而干，脉滑数。X线胸片示右肺大叶性肺炎。血常规：WBC 20×10^9/L，中性粒细胞 0.85，淋巴细胞 0.15。血沉 50mm/h。经麻杏石甘汤合千金苇茎汤加减并配合抗生素治疗4天，上症无明显好转，第5天黄老则在上方中加入紫雪丹3g冲服，药后2小时，全身出微汗，继则泻下臭秽大便2次，畏寒发热平，咳嗽胸痛明显好转，再经上方调治5天诸症悉除，复查X线胸片及血常规等一切正常。[蔡瑞锋. 黄耀人运用紫雪丹的经验. 新中医，1993，25（10）：5－6]

2. 紫斑（过敏性紫癜）　患者女，7岁。因"两下肢皮肤红点伴关节肿痛6天、腹痛4天"于1990年1月9日入院。据临床表现、血小板检查、骨髓象检查，诊断为过敏性紫癜。诊时，见两下肢及臂部多发密集紫斑，色偏暗红，伴膝关节肿痛，舌红苔薄黄，脉细数。证为热毒炽盛、迫血溢于肌肤。治宜凉血消瘀，佐以疏经通络。方用犀角地黄汤化裁合紫雪丹。水牛角30g（先煎）、生地12g，丹皮8g，赤芍10g，紫草10g，茜草根10g，茅根12g，蝉蜕3g，僵蚕8g，川牛膝12g，秦艽8g，桑枝15g，柏叶10g。紫雪丹3g兑入。服药3剂后，紫斑减少。再以上方加红花3g，4剂后，诸症显减。再守原方5剂，未见新鲜紫斑。[陈捷. 紫雪丹儿科应用举隅. 温州医学院学报，1992，（1）：58－60]

3. 温毒痄腮（腮腺炎并发脑炎） 患者，男，6 岁半。因"发热、右耳垂下肿痛 4 天，呕吐 2 天"于 1990 年 3 月 20 日入院。诊断为"腮腺炎并发脑炎。"3 月 22 日诊时，体温 38℃，两侧腮部漫肿，压痛明显。已无呕吐，神软，咽痛，咽红赤。舌红苔浊腻，脉数。证为邪热壅盛、热扰神明，治当辛凉清热、散结消肿。方用普济消毒饮化裁合紫雪丹。牛蒡子 10g，连翘 10g，升麻 8g，柴胡 8g，陈皮 6g，薄荷 8g，僵蚕 10g，玄参 15g、黄芩 8g，大青叶 10g，桔梗 5g，蝉蜕 5g，马勃 10g，浙贝 10g，芦根 15g，兑入紫雪丹 3g。并外用青黛涂敷腮部。服上药 4 剂后，热退，神转佳。两侧腮部漫肿显减，而左颌下尚有轻肿。再以上方 3 剂而愈。[陈捷．紫雪丹儿科应用举隅．温州医学院学报，1992，(1)：58 - 60]

4. 肠梗阻 郑某某，男，10 岁。病孩便闭 3 日，伴腹胀、腹痛、呕吐频繁，吐出为粪臭样胃内容物。西医诊断为急性肠梗阻，经镇静补液胃肠减压等综合治疗 2 天，上症未减，请黄老诊治。黄老嘱用紫雪丹 3g，凉开水化服，药后 1 小时许，呕吐渐停，次晨解大便 2 次，随后诸症渐平。[蔡瑞锋．黄耀人运用紫雪丹的经验．新中医，1993，25 (10)：5 - 6]

5. 鼻咽癌 刘某某，男，46 岁，农民，患鼻咽癌已 7 年，曾行 ^{60}钴放射治疗 1 次，因感烦热，鼻咽部灼热干燥难忍而自行放弃治疗。于 1978 年 6 月 24 日来诊。就诊时鼻咽内见一菜花样肿物，色紫暗，浆液淋漓，咽部见肿物下垂至软聘，左耳流出浆液，双耳轰鸣以右耳尤甚。双目失明已 4 年，眼球固定，瞳孔两侧不等大，形体消瘦，胃纳呆，卧床不起，舌暗红、苔黄腻，脉沉弦数，遂拟升麻解毒汤加紫雪丹并结合外治法一试。处方：升麻 30g，玄参 24g，沙参、芡实各 18g，天花粉 9g，甘草 3g，紫雪丹 3g（冲）。每日 1 剂，先服 4 剂，同时取冰硼散合珍珠粉 6g，分次吹入鼻咽部。上法前后调治 3 个月，鼻腔及咽部肿块基本消失，食欲明显好转，视力恢复可见数米之远。余症明显好转，患者因经济困难，未能继续治疗。3 个月后随访，病情稳定，仅见鼻腔内流血水，余症基本消失，1 年半后追访，症如前，无加重，4 年后病死。[蔡瑞锋．黄耀人运用紫雪丹的经验．新中医，1993，25 (10)：5 - 6]

6. 精神分裂症 罗某某，女，26 岁，四川人，公社社员。1979 年 7 月 23 日入孝感地区精神病院。平素与亲夫关系融洽，7 月某日从黄陂到四川探亲，途中与一不相识男子相遇后，出现精神异常，被当地收容所遣返回家。入院时有离奇妄想，狂乱不眠，不识亲夫，痛骂父母，撕衣毁物，越墙拒食，蓬头散发。西医诊断为精神分裂症（躁狂型）。入院后用氯丙嗪治疗，每日 300mg，连用 10 余日，其狂不解，遂该投中药治疗。一诊：症如上述，并见烦渴，饮冷，舌震肢颤，大便干结，脉滑数有力，舌红绛，舌背脉络瘀紫，苔黄腻而干，治以镇肝涤痰，泻热通腑，方药：礞石滚痰丸化裁，礞石 30g，黄芩 10g，大黄 15g，瓜蒌 15g，胆南星 10g，1 日 1 剂，共服 6 剂。二诊：躁狂虽减，但思维明显障碍，面赤唇焦，舌红绛，舌背脉络瘀紫，苔黄黑而干，脉滑数，舌震肢颤更明显，细审其证属痰火未清，瘀血与痰热互结，耗伤营阴。治以凉肝熄风，清热化痰生津，方药：生地 30g，竹茹 20g，煎汤送服紫雪丹，每日 2 次，每次 2 只，连用 3 日。三诊：病势减退，舌质红绛减轻，但钟情妄想未除，生活不能自理，继用上方冲服紫雪丹，用量同前，至舌正脉平，能省自身而出院时，共用紫雪丹 84g，回家后能参加劳动，2 年来夫妻和睦。[陈禄兴. 紫雪丹治疗精神分裂症. 湖北中医杂志，1982，(2)：21－22]

7. 口疮 冯某某，女，5 岁。1985 年 1 月 25 日来诊。患病 1 周，口内疼痛难忍，饮食尤甚，曾服不少消炎药及维生素类药不效。患儿口腔两侧及舌头有多出绿豆大之溃疡，溃疡中间有白色假膜，四周红肿，伴有低热，体温 37.2℃，诊为口疮，给患者溃疡处上紫雪，10 分钟后痛止，3 天后前来告知痊愈，诸症消失。[赵凯. 运用紫雪丹一得. 中医函授通讯，1990，(3)：34]

【药理研究】

解热、镇静、抗惊厥 紫雪丹对五联疫苗引起的家兔发热有降温作用，紫雪丹有显著的镇静作用，紫雪丹能拮抗戊四氮引起的惊厥，与苯巴比妥作用相似。[许俊杰，孟庆棣. 紫雪丹的解热镇静和抗惊厥作用的实验研究. 第一军医大学学报，1985，5（3）：211－212]

【临证提要】 本方见于《太平惠民和剂局方》，能清热解毒、镇痉熄风、开窍定惊，用于热邪内陷心包，热盛动风证，症见高热烦躁，神昏谵语，痉厥，斑疹吐衄，口渴引饮，唇焦齿燥，尿赤便秘，舌红绛苔干黄，脉数有力或弦数，以及小儿热盛惊厥。紫雪丹治疗温病痉厥、神昏窍闭，可用薄荷汤或钩藤汤调下。此外，也可以与其他方剂配合使用，如治疗痰热神昏，可配伍豁痰开窍的涤痰汤；治疗乳蛾、痄腮，可与辛凉解毒的银翘散、普济消毒饮合用；治疗斑疹，可与犀角地黄汤合用；治疗发热，可合用竹叶石膏汤。

紫雪丹常用于现代疾病中之脑膜炎、流行性乙型脑炎、急性上呼吸道感染、急性肝坏死肝昏迷，以及癫痫、精神失常的治疗。紫雪丹有寒凉清热解毒，芳香宣窍升降阴阳之功效，因此，临床上不仅应用于温热之邪入心包，也可用于内伤杂病，适用于肠梗阻、喉痹、鼻咽癌、心绞痛、快速性心律不齐、偏头痛、脑血管痉挛、鼻衄等。

紫雪丹凉肝降火、熄风止痉之力较胜，清心宣窍、化痰解毒之力不及安宫牛黄丸，临证时可斟酌选用。

至宝丹

【来源】《温病条辨》卷一上焦篇。

【组成】犀角一两，镑　朱砂一两，飞　琥珀一两，研　玳瑁一两，镑　牛黄五钱　麝香五钱

【用法】以安息重汤炖化，和诸药为丸，一百丸，蜡护。

【功效】清热解毒，开窍安神。

【主治】太阴温病，误汗，神昏谵语者。

【方解与方论】本证因热闭心包所致，故用牛黄清心开窍、祛痰止惊，犀角清热凉血解毒，朱砂清热解毒安神，琥珀、玳瑁安神定惊，麝香、安息香辟秽开窍。

吴鞠通云："此方荟萃各种灵异，皆能补心体，通心用，除秽邪，解热结，共成拨乱反正之功。"

【验案精选】

高热惊厥　林某某，男，7个月。1959年4月5日以急性链球菌性脑膜炎合并支气管肺炎住院。应用西药治疗1周，病情无进步。高热持续，抽搐仍频，乃加服局方至宝丹及羚羊粉，3日后热退，当日惊止。续服中药汤剂，2周后痊愈出院。[郭镜勰.总结两年来临床应用"安宫牛黄丸"和"局方至宝丹"的经验体会.天津医药，1960，(11)：814-816]

【临证提要】至宝丹源于《太平惠民和剂局方》，具有清热解毒、开窍安神之功效，主治温热传里，谵语乱语，神志不清，循衣摸床，高热惊风，包括现代各种败血症，脑炎，中毒性痢疾，小儿肺炎，高热痉厥等。

安宫牛黄丸和局方至宝丹功效大致相似，能清热解毒、镇惊安神、芳香开窍。二药主要成分中，相同者为牛黄、犀角、朱砂、麝香。但安宫牛黄丸中有郁金、黄连、黄芩、生栀子、珍珠、明雄黄、冰片、金箔等苦寒清热药，局方至宝丹中则有安息香面、玳瑁面、琥珀面等清心安神药。因此，安宫牛黄丸苦寒清热较胜，临床有轻泻的作用，对于不宜寒凉导下的病例，可以选用局方至宝丹。吴鞠通云："大抵安宫牛黄丸最凉，紫雪次之，至宝又次之，主治略同，而各有所长，临用对证斟酌可也。"

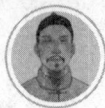

<h1 style="text-align:center">三黄二香散</h1>

【来源】《温病条辨》卷一上焦篇。

【组成】黄连一两　黄柏一两　生大黄一两　乳香五钱　没药五钱

【用法】上为极细末，初用细茶汁调敷，干则易之，继则用香油调敷。

【功效】清热解毒消肿。

【主治】温毒外肿，一切痈疮，敷水仙膏后，皮闲有小黄疮如黍米者。

【方解】本证因热毒瘀滞所致，故用大黄、黄连、黄柏清热燥湿、泻火解毒，乳香、没药消肿止痛、去腐生肌。

【验案精选】

1. 带状疱疹　徐某某，女，21 岁，学生，1979 年 7 月 21 日初诊。5 天前右腰部突然出现成批集簇水疱，渐次增多，刺痛甚剧，寤寐不安，经校医诊为带状疱疹，用抗生素无效。经人介绍来诊：右腰部（腰椎 1～2 节段处），右侧腹部及后背可见大片成簇密集水疱，皮肤灼红疼痛，不敢碰触，舌绛、苔净。脉弦细。用三黄二香散 60g 外用调敷患处，即日痛止眠安，2 天后结痂，4 天全消而愈。[殷大彰. 三黄二香散外敷带状疱疹有捷效. 新中医, 1987, 19 (2)：44]

2. 痈肿（左大腿深部脓肿）　钟某某，女，34 岁，1984 年 8 月 10 日初诊。患者于 20 天前左足背部生一小疖肿，继而小腿腓肠肌处亦见红肿，门诊予抗生素及中药治疗后红肿消退，但腘窝附近及鼠蹊部又出现包块，大约 6cm×8cm，质硬，边界清楚。经中西医治疗，未能控制发展，遂以"左大腿深部脓肿"收入外科。经肌内注射青霉素、庆大霉素治疗 10 天，疼痛加重，而至门诊延余诊治。查：左鼠蹊部深处有一约 7cm×9cm 包块，红肿焮痛，质硬，漫肿，兼见头痛，目赤，数日未解大便，舌质红少津，苔花剥，脉洪大有力。此乃火毒凝聚，热盛肉腐，灼烁津液。治以清热解毒。拟"仙方活命饮"去乳、没，加大黄煎汤内服。同时外敷三黄二香散：大黄、黄连、黄柏各 30g，乳香、没药各 15g。诸药研极细末，调醋外敷，干则易之，用绷带固定。次日，头痛目赤大减，解宿积之粪团数十枚，局部红肿焮痛明显减轻，扪之浅部有波动感。内服方加谷、麦芽各 15g，粳米一撮，以防苦寒太过，损伤脾胃。4 天后，肿疡开始破溃，有多处脓头，但流出不畅，此乃气虚难以托毒，遂于上方重加黄芪 40g，党参 30g，停用外敷药。连日复诊，痈肿日益吸收，历时 21 日痊愈。[喻洪钢. 三黄二香散外敷治疗痈肿. 四川中医, 1986, (6)：41]

3. 淋巴上皮病　刘某某，男，46 岁，工人，1990 年 4 月 6 日初诊。2 年来，耳垂下各有一硬结，日渐增大，时有疼痛，伴口舌干燥，渴不欲饮。舌体麻胀，齿龈肿痛，近几个月诸症加重，耳下肿块疼痛明显。前来就医。其形体粗壮，两腮暗红漫肿，无明显灼热，触之有硬结，左腮腺硬结 5cm × 6cm，右 3cm×4cm，压痛，大便干结，2～3 日一行，小便黄赤，舌体胖淡、苔黄厚腻，脉濡滑。4 月 10 日经北京口腔医院腮腺碘油造影诊断为"涎腺淋巴上皮病"。证属湿热蕴结，上焦毒瘀互阻。治以清解湿热，消瘀散结。选三黄二香散合平胃散加减。处方：黄连 5g，黄柏、生大黄（后下）、制没药、苍术、川厚朴、陈皮各 10g，霍香（后下）、佩兰（后下）、连翘、蒲公英各 15g，甘草、制乳香各 6g。日 1 剂，水煎服。服药 6 剂后，腮腺硬结疼痛消失，龈肿痛减。舌苔变薄，继进 9 剂，腮腺硬结变小，左侧约 3cm×4cm，右侧仅有黄豆粒大小，复进 6 剂，诸症悉除。随访 1 年未复发。[王秀珍，李正东. 淋巴上皮病治验. 新中医, 1993, (6)：17]

4. 丹毒 杜某，男性，44 岁，1997 年 8 月 11 日初诊。因右小腿皮肤灼热、红肿、疼痛，诊为丹毒，静脉滴注青霉素 4 日无效而来诊。诊见右小腿皮肤红肿，边界清楚，压之褪色。予生大黄、黄连、黄柏、乳香、没药各等份共研细末，以醋调成糊状外敷患处，每日 2 次，3 日而愈。[潘凤芝. 三黄二香散外敷治疗外科皮肤病. 中国民间疗法, 2002, 10 (7)：27-28]

5. 静脉曲张 刘某，女性，58 岁，2001 年 8 月 5 日初诊。患者右下肢静脉曲张 3 年，近 3 日来右腿疼痛加重，行走及劳动受限。诊见右侧小腿浅静脉扩张、隆起，并呈条索状红肿、压痛，触之灼热。予三黄二香散加蒲公英、银花各等份共研细末，醋调外敷，每日 2 次，4 日后肿消痛减，再用药 2 日消失。[潘凤芝. 三黄二香散外敷治疗外科皮肤病. 中国民间疗法, 2002, 10 (7)：27-28]

【临床应用】

1. 黄水疮 63 例中，经 1～2 次治疗痊愈者 40 例，3 次治愈者 14 例，4 次治愈者 9 例。三黄二香散用生大黄 30g，黄连 30g，黄柏 30g，乳香 15g，没药 15g。共研细末密封备用。治疗时先用地肤子 20g 煎水洗净患处，取三黄二香散适量，以香油调成糊状涂于疮面，每日 1 次，一般 1～2 次可愈，重者 4～5 次即愈。[赵妍敏，胡秋华. 三黄二香散合地肤子外用治疗黄水疮. 中国民间疗法, 2002, 10 (3)：32]

2. Hunt 综合征 由水痘－带状疱疹病毒感染所致，以耳部带状疱疹、耳痛、面瘫、耳鸣、听力下降、眩晕、舌前味觉丧失为特征，三黄二香散外用配合针刺治疗本病，12 天为一疗程，共 2 疗程，总有效率 93.5%。[易群，李飞跃，李赫男. 三黄二香散配合针刺治疗 Hunt 综合征 31 例. 新中医, 2009, 41 (2)：79-80]

【临证提要】 本方为外用药，苦辛芳香并用，有泻火定痛之功，治疗疮痈

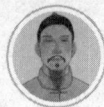

肿毒。现今本方多用于治疗种外科皮肤病，如带状疱疹、丹毒、脓疱疮、腮腺炎、丹毒、昆虫叮螫伤、冻疮、痤疮、结节性红斑、癣菌疹、花斑癣等，一般热毒重者加银花、蒲公英、冰片等，血瘀重者加桃仁、红花，湿热盛者可加苦参。本方做汤剂内服也有清热燥湿、活血止痛之功效。

新加香薷饮

【来源】《温病条辨》卷一上焦篇。

【组成】香薷二钱　银花三钱　鲜扁豆花三钱　厚朴二钱　连翘二钱

【用法】水五杯，煮取二杯，先服一杯，得汗止后服，不汗再服，服尽不汗，再作服。

【功效】化湿解暑清热。

【主治】手太阴暑温，但汗不出者。

【方解与方论】本证因感受暑温所致，故用香薷解表祛暑，银花、连翘清凉解热，厚朴、扁豆花化湿。本方中香薷、厚朴辛温，银花、连翘、扁豆花辛凉，故为"辛温复辛凉法"。

吴鞠通云："香薷辛温芳香，能由肺之经，而达其络。鲜扁豆花，凡花皆散，取其芳香而散，且保肺液，……厚朴苦温，能泻实满，……银花、连翘，取其辛凉达肺中之表，纯从外走，不必走中也。"

【验案精选】

1. 暑病

（1）暑温（上呼吸道感染）　王某某，女性，22岁。发病时间7月28日，于发病后24小时就诊，其间体温最高达40℃。就诊时体温39.8℃。症见发热恶寒，无汗，头身重痛，恶心呕吐，口干咽痛，小便短赤，大便秘结，舌质红、苔黄腻，脉滑数。咽部充血。胸透未见异常，白细胞3.5×10^9/L。西医诊断：上呼吸道感染。中医诊断：暑温感冒，辨证：暑热内郁，寒邪束表。用加味香薷饮加减袋泡剂（香薷、银花、连翘、厚朴、荆芥穗、生石膏、板蓝根等药研成细末，混合均匀，装纸袋，每袋6g）3袋，加开水450ml，浸泡20分钟后顿服。药后10分钟，患者全身出汗，药后2小时测体温降至37.5℃。除咽痛、头沉痛、身重痛外，其他症状均消失。继续服用，每日服4次，连服3天。用药1天后，咽痛、头沉痛、身重痛等症状消失。第3天复诊，诸症均消失，临床痊愈。[吴晓青.新加香薷饮加减治疗暑温证临床疗效观察.中医杂志，1997，38（6）：357]

（2）暑温夹湿（上呼吸道感染）　李某，女，37岁。发病时间为8月6

日。发热、恶寒、咽痛 10 天，伴无汗，头重如裹，四肢酸痛不适，口干而不欲饮，胸脘痞闷，大便干结，小便短少色黄，曾到西医内科就诊，经胸透、血常规检查，未发现异常，诊断为上呼吸道感染，曾先后口服克感敏、病毒灵、先锋霉素，静脉滴注病毒唑，用药后常微汗出，发热稍退，但不久体温又再度升高，期间体温曾达 40.1℃，如今来中医科就诊，时下体温 39.6℃，诸症仍在，舌尖红，苔厚黄腻，脉濡滑数。中医诊断为暑温挟湿证。治宜祛暑解表，清热利湿解毒。方用新加香薷饮加味：银花 15g，连翘 15g，香薷 6g，扁豆 15g，川厚朴 9g，黄芩 9g，淡竹叶 12g，通草 10g，薏苡仁 20g，藿香 10g，荆芥 10g，柴胡 10g，薄荷（后下）5g，生甘草 5g。服药 3 天，热退身凉，除纳呆、身倦外，余症消失。继续在原方基础上去通草、淡竹叶、荆芥加佩兰 12g，桑枝 12g，连服 4 剂，诸症悉解，临床痊愈。[余希瑛．新加香薷饮加味治疗暑温证 96 例．广西中医学院学报，2000，17（1）：127]

（3）暑湿（感冒）　陈某，男，32 岁，农民，2000 年 4 月 25 日就诊。10 天前因劳累过后洗冷水澡，夜间突然发病。前医按重感治疗周余，不见好转而来我院就诊。症见：恶寒发热，头痛身重，神疲乏力，脘腹痞满，心烦失眠，纳呆无汗，大便溏稀，小便短少，舌苔薄腻。查体：T 37.4℃，BP 105/75mmHg，两肺呼吸音清，心率 84 次/分，未闻及杂音。证属暑湿内蕴，寒邪束表，困阻中焦。治用疏表散寒、涤暑化湿法，方用新加香薷饮加味：香薷 15g，鲜扁豆 15g，银花 15g，连翘 10g，藿香 10g，白蔻仁 10g，枳壳 10g，焦山楂 15g，神曲 20g，生甘草 5g。服 3 剂后复诊，药后自觉恶寒发热、头痛心烦已除，微出汗，大便成形，但仍感四肢乏力，守原方加白术 15g，茯苓 10g，再服 3 剂，诸症悉除而愈。[袁义湖．新加香薷饮加味治暑湿病 158 例．江西中医学院学报，2000，12（3）：32]

（4）暑热兼寒　魏某某，女，34 岁，农民。1978 年 7 月 4 日就诊。自诉：2 天前外出受暑，当晚纳凉感寒，昨日高热畏冷，头痛、胸闷、烦躁不安，口渴欲饮，小便短赤，舌红苔薄黄，脉浮数。查体温 39.8℃，X 线胸透（－），血检：白细胞 5.2×10^9/L，中性粒细胞 0.54，淋巴细胞 0.46。证属感暑受寒，暑热内伏，复为寒闭所攻，治以祛暑解表，清热化湿。用新加香薷饮加味。处方：香薷 10g，厚朴 6g，鲜扁豆花 30g，银花、连翘各 15g，加生石膏 40g（先煎），服药 2 剂，身出微汗，体温降至 37.9℃，原方又服 2 剂，热退身凉，诸症悉除。[谢兆丰．新加香薷饮治疗暑病．四川中医，1994，（9）：37]

2. 咳嗽　金某某，男，22 岁，工人。1987 年 7 月 20 日初诊。5 天前外出受暑，晚间纳凉感寒，当即身热咳嗽，头痛恶寒。服止咳退热药未效，终日咳嗽频作，咽部发痒，吐痰色白，胸脘痞闷，口渴，纳呆，尿赤，大便 2 日未行。舌苔薄腻微黄，脉濡数。T38.8℃，血检：WBC 6.4×10^9/L，N 0.56，

L 0.44。X 线胸透正常。辨证乃感暑受寒，肺气失宣。拟祛暑化湿，清宣肺气。投新加香薷饮加味。处方：香薷 10g，厚朴 5g，鲜扁豆花 20g，银花 15g，桑叶 10g，杏仁 10g，川贝母 10g，炒牛蒡 10g。服药 4 剂，咳嗽显减，发热亦退。原方去厚朴，再进 3 剂，咳嗽消除。[缪钟丽.新加香薷饮治疗暑病四则.江苏中医，1995，16（3）：35]

3. 呕吐 张某某，女，49 岁，工人。1983 年 8 月 13 日初诊，患者昨晚突然胸脘满闷，呕吐 4 次，吐出食物及黄水，饮食不进，恶寒发热，心烦口渴，大便溏，小便短赤，舌苔白腻微黄，脉濡数。查体温 38.7℃，血常规：正常。此乃暑邪犯胃，湿滞中焦，浊气上逆所致。治以化浊和胃，清暑解表。投新加香薷饮加味。处方：香薷 10g，厚朴 5g，鲜扁豆花 20g，银花、连翘各 15g，加藿香、制半夏、姜竹茹各 10g，连服 2 剂呕吐已平，身热亦除，惟胸脘仍闷，按原方再进 3 剂，药尽病除。[谢兆丰.新加香薷饮治疗暑病.四川中医，1994，（9）：37]

4. 眩晕 刘某某，女，54 岁。1997 年 3 月 10 日初诊。前天在烈日下参加门球赛前训练，汗湿衫衣，傍晚时分稍感有凉意，方回家洗澡更衣，是夜即感头晕目眩如坐舟车，不能起坐。并见呕吐，腹泻，次日上午邀余出诊。症见头晕目眩，如坐舟车，不能起坐，呕吐腹泻，口苦黏腻，不欲食，舌偏红，苔淡黄而腻，脉浮濡数。投新加香薷饮加味。药用金银花 15g，连翘 10g，香薷 10g，厚朴 15g，扁豆 40g，苍术 10g，法半夏 15g，泽泻 15g。服 1 剂后，病人即能起床，自行至医院就诊。二诊：患者病诉头晕目眩明显减轻，呕吐腹泻已止，感脘满纳差，上方加莱服子 20g，再进 1 剂，煎服法如前，诸症悉除。[黄调真.新加香薷饮治疗眩晕的体会.中医函授通讯，1997，（6）：29]

【临床应用】

1. 夏季发热 组成：香薷、桔梗、厚朴、连翘、金银花、苏叶、柴胡、荆芥、防风各 15g，扁豆花 10g。随症加减：体温 >39℃者，加石膏清气退热；头身疼痛明显者，加羌活、独活舒筋止痛；咽喉肿痛明显者，加马勃、射干解毒利咽；咳嗽吐痰，胸闷明显者，加瓜蒌、杏仁宽胸理气；恶心欲呕或恶心呕吐者，加藿香、佩兰化湿和中。总有效率为 94.4%。[周红，王晓玉，蔡书宾.新加香薷饮加减治疗夏季发热 180 例.中国中医药现代远程教育，2010，17（8）：186]

2. 空调外感病 组方：香薷 10g，厚朴花 10g，扁豆花 10g，银花 10g，连翘 10g，神曲 10g，荆芥 5g。总有效率 96%。[黄宏坚.新加香薷饮加减治疗空调外感病 50 例.福建中医药，2001，32（3）：28]

3. 急性肠炎 方用：金银花 10g，连翘 10g，大青叶 10g，香薷 10g，厚朴 6g，扁豆 10g，茯苓 10g，薏苡仁 10g，竹茹 6g，荷叶 10g，佩兰 10g。60 例中治愈 51 例（85.00%），有效 9 例（15.00%）。[周志军.新加香薷饮加味治疗急

52

性肠炎60例. 中国中医急症, 2005, 14 (2): 127]

【药理研究】

抗病毒 新加香薷饮对小鼠流感病毒性肺炎有抑制作用, 减少感染小鼠死亡, 降低流感病毒血凝滴度。[冯劲立, 汪德龙, 张奉学. 新加香薷饮及其组方药物抗甲1型流感病毒作用的比较研究. 湖南中医药大学学报, 2010, 30 (1): 31-33]

【临证提要】 新加香薷饮具有祛暑解表, 清热化湿之功, 用于暑温。今人用于暑病以及夏季呕吐、咳嗽、眩晕等的治疗。表寒偏重, 香薷用量可增至10~12g, 并加苏叶、防风等, 但小儿、老人及素体虚弱者, 香薷用量宜小, 3~5g。热邪偏重, 应加大银花、连翘量15~30g, 并加柴胡、黄芩、青蒿等; 湿邪重者, 厚朴、扁豆花重用, 并加用佩兰、木瓜、法半夏、白蔻仁等。

白虎加苍术汤

【来源】《温病条辨》卷一上焦篇。

【组成】 生石膏一两研 知母五钱 生甘草三钱 白粳米一合 苍术三钱

【用法】 参白虎汤。

【功效】 清热泻火燥湿。

【主治】 手太阴暑温, 身重者。

【方解】 本证因热盛兼湿, 故用白虎汤清热泻火, 苍术燥湿。

【验案精选】

1. 小儿高热 李某某, 男, 5岁, 1990年7月31日初诊。持续发热3天, 曾到市某医院以西药治疗热不退, 入夜热骤升39.5℃, 全身肌肤灼热, 乳蛾红肿 (+++), 右侧化脓, 唇干, 舌红、苔黄腻, 脉滑数。诊为急乳蛾(急性化脓性扁桃体炎)。辨证: 肺胃热盛, 火邪上冲。治以清热解毒燥湿, 佐以疏风解表。处方: 生石膏 (先煎) 30g, 知母、马勃各10g, 青天葵、蝉蜕各8g, 板蓝根、玄参各15g, 苍术6g, 甘草3g, 2剂, 每日1剂, 嘱停用西药。8月2日复诊: 体温36.8℃, 母谓服中药1剂后, 热退至37.5℃, 夜凉安睡。尽剂, 热退纳可, 二便自调, 咽喉红肿 (+), 脓点消失。再处1剂善后。[曾沛森. 白虎加苍术汤为主治小儿高热. 新中医, 1993, (3): 38]

2. 产后发热 罗某, 女, 27岁。产后周日开始发热 (39℃~40℃), 午后为甚。血色素100g/L, 白细胞14.5×10⁹/L, 中性粒细胞0.86, 淋巴细胞0.14, 血沉32mm/h, 血培养无菌生长, 大小便正常, 胸透与心电图检查心肺无异常。经以抗生素、激素等治疗, 其发热持续不退。笔者会诊, 症见发热月余, 午后热盛, 无恶寒, 汗出热不退, 头晕而重, 胸闷纳呆, 口干少饮,恶心欲吐，少腹坠痛，恶露不净稍闻其臭，小便黄少，大便不畅，脐下压痛，未触包块，舌质淡红苔白腻而黄，脉弦而涩。素质康健，初产之后，由于多食甘肥，阻碍脾胃之运化，湿从内生，蕴而藏热，充斥三焦，宣泄郁闭，再则离经之血残留，病而为热。湿热痰三者相搏，壅塞于内，难以宣散消透，故发热不退，身重纳呆，腹部坠痛，恶露稍臭等。治宜宣泄清透，活血行瘀，方以白虎加苍术汤合生化汤化裁，石膏40g，竹叶10g，知母10g，苍术15g，连翘12g，山栀10g，薏苡仁15g，当归12g，桃仁12g，红花8g，甘草8g，2剂后体温降至37.5℃，阴道流瘀块，腹部坠痛顿消。原方去桃仁、红花、山栀，石膏改为20g，加川芎10g，又进2剂，体温正常，胸闷消失，纳谷渐增，血象、血沉正常，感染控制。[胡有仁. 白虎加苍术汤合生化汤治疗产后发热. 云南中医杂志, 1985, (3): 21–22]

3. 变应性亚败血症 缪某某，女，29岁，营业员。患者曾于1984年2月，1985年10月，先后2次恶寒、高热，伴有咽痛、周身关节疼痛、皮疹等，在南京市某医院，经各项检查除白细胞总数及中性增高、血沉加快外，其他各项实验室检查均无异常，用多种抗生素皆无效，拟诊变应性亚败血症，予地塞米松、消炎痛等治疗而愈。本次因产后起居不慎而受凉，宿恙又发，经服麦迪霉素及羚羊感冒片等无效，遂于1987年1月21日入院。刻诊：高热汗出，烦渴引饮，咽痛口苦，周身关节疼痛，小溲色黄，大便自调，舌边尖红，苔黄厚腻，脉洪滑数。检查：体温40.4℃，胸颈部可见皮疹，压之褪色，脾大1厘米。白细胞总数26×10^9/L，中性粒细胞0.86，淋巴细胞0.14，血沉76mm/h，肥达反应阳性，类风湿因子（－），抗"O"、骨髓、血培养、淋巴活检均无异常。西医诊断"变应性亚败血症"。中医属温病及热痹范畴，辨证系阳明气分热盛，兼夹太阴之湿。湿热蕴蒸，充斥表里，是以诸症迭见。故治拟清热除湿，宣痹通络。方取白虎加苍术汤加减，药用：生石膏30g，肥知母10g，生茅术8g，板蓝根、银花各15g，黄芩10g，连翘、虎杖各15g，羌活8g，薏苡仁、天花粉各10g，生甘草3g。一日2剂，每剂水煎2次，每6小时服1次。1月23日周身关节疼痛略减，白细胞数为9×10^9/L，中性粒细胞0.78，体温下降不明显（T 39℃）。仍守前方日服2剂。24日下午体温降至37.6℃，周身关节疼痛大减，苔转薄腻。再给原方日1剂，25日体温恢复正常，余症也瘥。复查白细胞总数及血沉均正常，继以原方巩固。前后住院治疗18天，痊愈出院。[韩树人，游祖生. 白虎加苍术汤为主治愈变应性亚败血症二例. 江苏中医, 1988, (5): 5–6]

【临床应用】

1. 乙型脑炎 方用：石膏30~60g，知母、苍术、粳米各6~15g，甘草2~5g。加减：胸闷呕吐藿香、佩兰、蔻仁；惊厥加钩藤、全蝎；痰多加石菖蒲；昏迷加紫雪丹、至宝丹、安宫牛黄丸等；并发呼吸衰竭合四逆加人参汤。64 例治愈 58 例。[袁明华. 白虎加苍术汤治疗乙型脑炎 64 例. 湖南中医杂志, 1993, 9 (3): 23]

2. 小儿高热 组成：生石膏 20 ~ 30g（先煎），知母 8 ~ 12g，板蓝根 10 ~ 15g，青天葵、蝉蜕、苍术各 6 ~ 10g，桑白皮 8 ~ 15g。大便干者加瓜蒌仁 10 ~ 15g，胡麻仁 15 ~ 20g。总有效率 94.2%。[杨翠玉，徐振华，韩芳. 白虎加苍术汤治疗小儿高热 70 例. 中国民间疗法, 2004, 12 (5): 58]

3. 急性期痛风性关节炎 药用：石膏 40g（先煎），知母 10g，苍术 15g，生甘草 10g，羌活 10g，独活 10g，鸭肠草 40g，赤芍 15g，防己 10g，西河柳 20g，牛膝 20g。伴全身发热、口渴、咽喉疼痛者加金银花、连翘、黄柏，伴出汗多加生地黄、当归。7 日为 1 疗程。四黄散组成大黄、栀子、黄柏、黄芩。有效率 75%。[胡建岳，章明. 白虎加苍术汤加减合用四黄散外敷治疗急性期痛风性关节炎 64 例. 浙江中医学院学报, 2000, 24 (3): 30]

【临证提要】本方源于《类证活人书》，主治湿温，多汗身重者。今用于治疗各种原因引起的高热、乙型脑炎、急性痛风性关节炎等。若咽喉痛、扁桃体红肿化脓加天葵、蝉蜕、玄参、马勃，若大便干结加瓜蒌仁、火麻仁。

生脉散

【来源】《温病条辨》卷一上焦篇。

【组成】人参三钱　麦冬二钱不去心　五味子一钱

【用法】水三杯，煎取八分二杯，分二次服，渣再煎服，脉不敛，再作服，以脉敛为度。

【功效】益气养阴。

【主治】汗多脉散大，喘喝欲脱者。

【方解与方论】本证因热伤元气、阴液亏耗所致，故用人参补肺益气生津，麦冬养阴清热，五味子固表止汗生津。方中人参甘温，麦冬甘凉，五味子味酸，合用具有清补敛阴益气，属于"酸甘化阴法"。

吴鞠通云："生脉散酸甘化阴，守阴所以留阳，阳留汗自止也。"

【验案精选】

1. 心血管系统疾病

（1）心肌梗死恢复期 男，53 岁，既往有高血压病史。2006 年 12 月某日晨起突发胸闷、胸痛伴气短乏力，约半小时后病情加剧，冷汗淋漓，血压下降，遂急往天津市中心医院救治。诊断为急性下壁心肌梗死，行溶栓术失败，欲行支架治疗，但因患者经济力量不足未能做成，住院治疗 8 天后出院。出院时心电图异常，显示Ⅱ、Ⅲ、aVF、Q 波，ST 段仍上抬 0.1～0.2mV，T 波倒置深 3～4mV，伴频发的室性心律失常。中医诊见脉沉缓，舌质紫暗。出院后除常规西药外加用中药生脉散合补阳还五汤加减治疗（西洋参 2g，黄芪 20～40g，麦冬 10g，天冬 10g，五味子 15g，川芎 6g，当归 15g，红花 15g，水蛭 10g，地龙 15g，赤芍 6～10g 等），患者病情稳定，胸闷、胸痛乏力症状很快缓解，心电图 ST 段逐渐回到等电位线，T 波由倒置转为直立，Ⅱ、aVF 导联 Q 波逐渐消失，R 波逐渐增高，只遗留Ⅲ导联一较浅的 Q 波。[李彦平，刘淑兰．生脉散合补阳还五汤治疗心肌梗死恢复期 50 例．现代中西医结合杂志，2008，17（22）：3476]

（2）胸痹（冠心病）　张某，男，52 岁。2004 年 6 月 23 日初诊。心胸隐痛，时作时休，心慌，气短，动则益甚，伴倦怠乏力，易汗出，舌质淡红，舌边有齿痕，苔薄白，脉虚结代。查体：血压 130/70 mmHg，HR75 次/分，心律不齐，各瓣膜听诊区未闻病理性杂音，双肺（-），肝脾（-），下肢不肿。心电图显示：V3-V5 ST 段下移 0.15mV，T 波倒置。中医诊断：胸痹，证属气阴两虚，心脉瘀阻。西医诊断：冠心病，心绞痛，心律失常。治以益气养阴，化瘀通络。予以加味生脉散（麦冬 10g，生地 15g，五味子 10g，太子参 20g，黄芪 15g，琥珀粉 3g 冲服，甘松 10g，丹参 30g，黄精 10g，苦参 10g，龙眼肉 30g，山茱萸 15g，生龙骨 20g，生牡蛎 20g，酸枣仁 15g，浮小麦 30g，大枣 5 枚，炙甘草 6g），4 剂后症状减轻，30 剂后症状消失，复查心电图，ST 段压低 <0.05mV 基线上，T 波转为低平或直立。[王伯东．加味生脉散治疗胸痹气阴两虚证验案举隅．杏林中医药，2010，30（3）：243]

（3）病窦综合征　病患，女，57 岁，1996 年 11 月 28 日初诊。主诉阵发性胸闷、心慌、气短 10 年，加重 2 个月。患者于 1980 年 6 月开始阵发性胸闷、心慌、气短，住北京某大医院以冠心病治疗 40 天，好转后出院。1986 年 10 月上述症状加重，再次住某医院检查：心率 39～48 次/分，心电图提示窦性停搏，确诊为病窦综合征。用阿托品、地塞米松治疗未曾获效，建议其安装起博器，患者及其家属不愿接受。10 余年来，患者经常头晕肢冷，并多次晕厥，间断中西药物治疗，效果不佳。除上述表现外，症见面色苍白，神疲，舌质淡，脉沉迟。辨证为心肾阳虚，治以益气养阴、温补心肾。处方：熟附子 8g、炙麻黄 6g、细辛 3g、红参 9g、麦冬 15g、五味子 6g、黄芪 30g、丹参 15g。每日 1 剂，水煎分 2 次服。服药 1 周后，心率达到 45 次/分钟。半月后达 57 次/分钟，症状随之缓解。7 周后，症状若失，心电图恢复正常，心率 62 次/分钟。随访 1 年，心率一直在 60 次/分钟以上，未再复发。[杨明会，窦永起．生脉散的活用．军医进修学院学报，2000，21（2）：101-103]

（4）低血压　王某，女，32岁，1999年10月12日初诊。患者头晕6月，伴心悸、心前区时有隐隐作痛，健忘失眠，食少乏力，经查血常规、心电图、X线颈椎摄片均未见异常，血压80.25/54.75mmHg。西医诊断：低血压病。西药治疗10天无效，转中医诊治。诊见：头晕沉，心悸气短，健忘失眠，体倦乏力，精神不振，舌淡红、苔白，脉沉弱。中医诊断：眩晕，证属心脾两虚型。给予生脉散合苓桂术甘汤加味治疗。处方：茯苓15g，人参、麦冬、五味子、桂枝、肉桂、白术、枳壳各10g，当归12g，甘草6g。每天1剂，水煎2次，共取汁600ml，分早晚服。至第8天，血压110/75mmHg，诸症消失。为巩固疗效，减半量继服天。随访6月无复发。[陈洪利，宋锡民. 生脉散合苓桂术甘汤治疗低血压病68例. 新中医，2005，37（2）：71-72]

（5）病毒性心肌炎　薛某，男，30岁，1994年3月21日初诊。素体健康，2周前因感冒而引起头痛、鼻塞、咽痛，服APC、螺旋霉素、速效伤风胶囊等症状缓解即停药，5天后渐出现心慌、胸闷、气短、乏力等症状。心电图检查示：窦性心律，频发室性早搏。给予青霉素、病毒唑、维生素C、极化液、利多卡因静脉滴注，口服慢心律、肌苷、三磷酸腺苷、辅酶Q_{10}胶囊等药，效果不佳，遂转来我院治疗。查：T 37℃，双肺呼吸音清晰，心界不扩大，心率96次/分，律不整，无杂音，心电图如前。SCPK200U/L，SGOT38U/L。舌质红，苔薄黄，脉细数，时有一结。西医诊断：病毒性心肌炎。中医诊断：心悸，证属气阴两虚，热毒扰心。治宜益气养阴，清热解毒。处方：太子参15g，麦冬10g，黄芪15g，五味子8g，银花20g，连翘20g，牛蒡子10g，桔梗10g，芦根10g，板蓝根20g，竹叶6g，黄芩10g，炙甘草10g，荆芥6g，薄荷4g，柏子仁10g，酸枣仁12g，丹参15g。水煎服，每日1剂。服上方7剂后，胸闷、气短症状消失，稍有心慌乏力。继用原方10剂，诸症消失，心肌酶谱、心电图恢复正常。随访至今未复发。[孙德欣. 生脉散合银翘散治疗病毒性心肌炎37例. 国医论坛，1998，13（2）：26]

（6）休克　王某，男，56岁，2001年12月14日会诊。患者有肺心病病史多年。7周前因呼吸急促、面色黧黑发绀、神志不清、汗多尿少、烦躁不安、四肢厥冷收入本院。经用西药静脉滴注，血压维持在60~80/36~40mmHg，停用西药血压又下降，如此反复发作，并陷入半昏迷状态，偶见少许咳嗽，胃纳差，口干，舌淡、苔黄干焦，脉弦细无力、尺脉尤弱。检查：患者神志不清，形体消瘦，呼吸音粗且急促，皮肤冷汗多。西医诊断：休克。中医诊断：厥脱证。急当回阳固脱，救津扶阴，方用生脉散合增液汤化裁。处方：高丽参、麦冬、五味子各12g，生地黄、龙骨、牡蛎各30g，玄参20g。1剂，水煎服。药后见舌稍有津液。第2天上方易高丽参为党参，再进1剂，患者气稍平顺，但苔干黄复现，仍守上方去党参，复用高丽参，加石斛15g，续服 1 剂。第 3 天患者神志转清，尿量稍增，血压仍未回升，当加强养血和阴之品，以促进气血运行，故上方去龙骨、牡蛎，加当归 12g，白芍 20g，又服 1 剂。第 4 天患者精神已趋好转，血压已回升，脉象已转有力，苔转灰黑，仍用上方加何首乌 15g 以滋养肝肾，连服 2 剂，症状明显好转，血压已稳定。上方易高丽参为党参，连服 2 剂后，灰黑苔已退，患者自觉轻松，但仍心悸，睡眠较差，继续服用原方 20 剂，病愈出院。[许映絮，刘福英．生脉散合增液汤治愈休克 1 例报告．新中医，2003，35（6）：31]

2. 呼吸系统疾病

（1）喘（慢性支气管炎）　蔡某，男，72 岁，农民。1987 年 4 月 1 日诊。病史：患慢性支气管炎 20 年，常年发作。今因感冒致咳嗽喘促，经中西药调治不见好转，症状加重。症见面唇青紫，呼吸困难，张口抬肩，不能平卧，咳嗽多痰，色黄稠难咯，心悸失眠，纳少，口渴，便秘，舌质紫暗，苔黄厚腻，脉见代象，虚细。证属风热袭肺，心肺气衰。拟生晒参 10g（兑服），麦冬 10g（去心），北五味子 10g，生石膏 30g，生麻黄 10g，杏仁 12g，炙甘草 6g，金荞麦 30g，鱼腥草 30g。5 剂，药后症状改善。连服 1 周，三诊病情稳定，继以补肺益气、行瘀化痰巩固疗效。[陈建军．生脉散的临床新用．安徽中医临床杂志，2001，13（3）：210]

（2）久咳　朱某，男，48 岁，2008 年 4 月 3 日来诊。感冒后咳嗽 20 余天，服抗菌消炎、止咳化痰之药（药物不详）无效。症见咳嗽、咳声重浊，喉痒，时有呛咳，痰少难咯，色白清稀，伴乏力、动则汗出，面色萎黄，手足不温。舌质淡红苔白微湿腻，脉沉细。两肺听诊呼吸音清，未闻及干、湿性啰音，血常规正常，X 线胸片提示双肺纹理粗乱。辨证为气阴不足，肺失宣降。治以养阴益肺，化痰止咳。方用止嗽散合生脉散加减。药用党参 20g，五味子 12g，麦冬 20g，紫菀 20g，荆芥 10g，桔梗 12g，白前 15g，百部 15g，炙甘草 12g，黄芪 20g。水煎服，1 日 1 剂，3 次／天，每次 150ml。服 2 剂后咳嗽症状减轻，守方连服 5 剂后症状消失。1 个月后随访未见复发，体质亦有所改善。[梁钢．止嗽散合生脉散治疗感冒后久咳 125 例．中国医药指南，2009，7（2）：111]

3. 中风（脑出血）　张某，女，56 岁，工人。因情绪激动于 2001 年 3 月突然出现左侧肢体无力，急由 120 急救中心就近送医院救治。头颅 CT 示，右侧丘脑出血，治疗半月，肌力达 3 级。CT 示：血肿基本吸收。但患者不能行走，心烦急躁，遂转入我院。症见：眩晕，左侧肢体麻木无力，心烦急躁，食少眠差，二便尚可，舌嫩红少苔、呈草莓状，脉沉细。中医诊断：中风，中经络，阴虚型。治疗给生脉散加味，枸杞子、麦冬各 15g，五味子、生麦芽、甘草、当归各 6g，怀牛膝、丹参、百合、刺蒺藜、人参各 10g，每日 1 剂，分早、晚 2 次，温服。治疗半月，眩晕、肢体麻木缓解，能自己行走，肌力Ⅳ级，出院。后继服半月，随访1年，无复发。[李惠玲.生脉散治疗阴虚型中风30例.陕西中医，2004，25（7）：605]

4. 重症肌无力　谭某，男，6岁，患重症肌无力眼肌型3年余，于1996年12月15日来诊。其母诉3年来常住院治疗，服过大量中、西药物，收效不显。诊：双上眼睑极度下垂，目睛不能转动，五心烦热，神疲乏力，纳呆寐可，大便微溏，小便色黄，舌质红，少苔，脉沉数。给予吡啶斯的明片60mg口服，3次/日，黄芪生脉二至汤加味：黄芪30g，苏条参25g，麦冬12g，五味子8g，女贞子10g，旱莲草10g，炙甘草3g，地骨皮12g，银柴胡10g，当归12g，柴胡10g，每日1剂，水煎服，共20剂。服后五心烦热大减，舌质红，苔中根薄黄，脉沉微数。予黄芪生脉二至汤加补中益气汤治疗至1997年10月10日，上睑下垂有不同程度缓解，目睛已转动，力增，纳可，寐佳，二便正常，苔中根薄黄微腻，脉滑微数。嘱停服吡啶斯的明片。仍以黄芪生脉二至汤加益气、滋阴、活血、通络类药物治疗至1998年5月2日，诸症悉除。继服该方，1998年11月底停药，观察至今未复发。[李广文.黄芪生脉散合二至丸加味诊治难治病验案4则.中国中医药信息杂志，2000，7（1）：65]

5. 干燥综合征　患者，女，52岁，教师。双眼干涩1年伴口干、无唾液。口干涩时，大量饮水。在外院检查抗ss（RO）抗体（＋），符合原发性干燥综合征诊断，以泪液及唾液人工替代法治疗，但效果不明显，改以中医治疗。就诊时，患者口干涩，进食饮水吞咽，双目干涩，伴痒无泪，舌质红，苔少，脉沉细，证属阴虚津亏，治则滋阴益气生津，拟生脉散加味治疗。处方：西洋参15g，麦冬25g，五味子12g，生地30g，石斛30g，葛根30g，玉竹20g，女贞子12g，甘草3g。水煎服，1剂/天，分2次服。10剂后，患者症状改善，续服生脉散加味中药30剂后，眼干、口涩等症状消失，停服中药改服六味地黄丸维持治疗。[肖宝兰，黄志英，杜彩兰.生脉散加味治疗原发性干燥综合征1例.广东医学，2000，21（8）：638]

6. 糖尿病　师某，女，58岁，患糖尿病1年余，于1997年10月5日来诊。诊时：症见"三多"并乏力，心悸，烘热汗出，目干痒，外阴及四爪夹缝处剧痒。查空腹血糖15.6mmol/L，餐后2小时血糖19.8mmol/L，尿糖（＋＋＋）。舌质红，少苔，脉沉细数。处方以黄芪生脉二至汤加味：黄芪30g，苏条参15g，麦冬15g，五味子10g，女贞子12g，旱莲草12g，淮山药30g，玄参15g，生地15g，土茯苓30g，地肤子15g，白鲜皮15g，20剂，患者服后，诸症均减。继服原方30剂后，诸症已微，查空腹空腹GS 6.09mmol/L，餐后2小时GS 8.44mmol/L，尿糖（＋）。予黄芪生脉二至汤合增液汤加生津、益肾类药物治疗到1998年9月20日，诸症悉除。其间每隔2月查空腹、餐后2小时血糖均正常，尿糖阴性。至今间断用上方加减与消渴丸交替服用，

病情平稳。[李广文.黄芪生脉散合二至丸加味诊治难治病验案4则.中国中医药信息杂志,2000,7(1):65]

7. 亚急性淋巴细胞性甲状腺炎 王某,女,32岁,已婚,干部,1999年5月初诊。1周前出现心慌,怕热,多汗,烦躁,双手抖动,四肢乏力,在本院查:FT_3、FT_4明显高于正常,B超提示甲状腺内血流不丰富,甲状腺内有不均匀密度,摄碘率明显低于正常,舌质红,少苔,脉细数,扪诊甲状腺不肿大,无突眼及血管杂音。诊断:亚急性淋巴细胞性甲状腺炎。因患者拒绝使用糖皮质激素,用生脉散加减:太子参15g,麦冬20g,五味子8g,黄芪20g,白花蛇舌草15g,金银花15g,玉竹15g,生龙齿20g,黑山栀10g,夏枯草15g,玄参20g,生甘草5g。水煎温服,每日1剂,嘱注意休息。连续服药5周,患者自觉症状全无,复查B超,甲状腺功能、RAI-U恢复正常。[孙斌.生脉散加减治疗亚急性淋巴细胞性甲状腺炎21例.安徽中医临床杂志,2002,14(6):460]

8. 惊恐 王某某,男,38岁,农民,初诊日期2000年4月29日。患者于1999年7月一次排便中,突然产生一种欲死感,而自己大叫,面色苍白,心慌不已。自此以后,每日均有数次发作,自觉双下肢血向头上涌,恐惧,发作时心慌、出汗,发作过后周身乏力,头晕沉,腹部不适,有欲排便感,胸痛,精神紧张,懒言,食欲不佳,夜晚不敢睡觉,睡眠时恶梦不断。经全面检查未见异常,曾服镇静药及中药,治疗近10个月无效。查:舌红,苔薄白,脉沉弦。辨证:气阴不足,心肾两亏。治以益气养阴,心肾双补。处方:党参10g,五味子10g,麦冬15g,旋覆花10g,生赭石10g,生地10g,白芍15g,当归10g,川芎10g,牛膝15g,远志10g,首乌藤30g,琥珀5g。患者服药10剂后,恐惧感及紧张感减轻,未再出现自觉双下肢血向上涌的感觉,原方加减服用40剂,诸症消失,缠绕10月余的疾病痊愈。[王慧英.关幼波用生脉散合四物汤加减治疗疑难杂症举隅.北京中医,2001,(1):3-4]

9. 盗汗 陈某某,女,62岁。初诊1998年8月16日。近半年患者夜寐盗汗,日趋严重,盗汗多发于下半夜,有时一夜之间要起床更衣2~3次,次日却头晕眼花,四肢倦怠无力,并伴四肢不温,食欲不振,常自口干,但不欲多饮,二便尚常,舌质淡,苔薄白而干,脉细弱欠力。拟诊为气阴两虚,阴阳不调所至。治宜益气养阴、兼以固涩。药用红参10g(另炖冲服),麦冬10g,五味子15g,黄芪15g,黄精10g,麻黄根10g,荞麦10g,炙甘草6g。3剂。8月19日二诊:盗汗次数明显减少,食饮改善,精神状态转佳,舌质转红,苔薄白。继前方去黄精,改人参为6g,加白术10g。共服10剂而痊愈。[许鉴魁.生脉散临证应用举隅.实用中医内科杂志,2010,30(3):243]

10. 消化系统疾病

(1)**便秘** 缪某,男,70岁,退休。1998年6月5日诊。患肺痿住院治疗半年之久，病情稳定，但大便数日不解，每用灌肠方可通。1周1次，已有2个多月，苦不堪言，服中西药也不能缓解，邀余一治。诊见身体极瘦，语声低微，精神萎靡，纳少腹胀，口渴，失眠，小便短少，舌质淡，舌苔花剥，脉虚细。证属肺脾气虚，肠燥津亏。拟生晒参6g，麦门冬30g（去心），北五味子10g，生黄芪20g，当归15g，杏仁15g，陈皮10g，5剂。服3剂，大便已通，腹胀减轻；后自行服用10剂，大便一日一解。[陈建军. 生脉散的临床新用. 安徽中医临床杂志, 2001, 13 (3)：210]

（2）泄泻　患者，男，73岁，退休干部。2002年8月5日就诊。患者曾从事过医务工作，自诉腹泻半个月，找不出患病起因，经西医输液等治疗，仍不见好转，腹泻一天数十次，量很少，怕腹泻不敢进食，神疲乏力，目眶下陷。遂投四君子汤、生脉散煎汤，冲服茶矾散（党参、白术、茯苓、甘草、麦冬、五味子、儿茶、白矾）。四贴后腹泻停止，随后去掉茶矾散，加入益肾健胃之品，巩固疗效，以防复发。[谢德顺. 四君子汤生脉散茶矾散三方合用治疗久泻的体会. 现代医药卫生, 2005, 21 (22)：3125]

11. 不孕症　陈某，28岁，2003年3月初诊。结婚3年未孕。诊见：患者体瘦，神疲乏力，气短、自汗、盗汗，口干不欲饮，纳呆，大便时干时溏，经期常延后、量少，伴腰痛易感冒，每天晨起则畏寒，继之喷嚏频频、鼻流清涕，秋冬季尤甚，舌淡嫩红、苔薄白、脉沉细。西医诊断：过敏性鼻炎，不孕症。中医诊断：鼻鼽，不孕症。证属气阴两虚，营卫失调。治以益气养阴，调和营卫。方选生脉散合桂枝汤加味。处方：党参、黄芪各30g，麦冬15g，五味子、桂枝、白芍、葶苈子、苍耳子各6g，蝉蜕、红枣、生姜、炙甘草各6g。6剂，每天1剂，水煎，分2次服。药后喷嚏减，鼻塞流涕症亦减。守方去桂枝、葶苈子、蝉蜕，加补肾调经之品于月经后服10剂。连服3月后，患者于2003年7月怀孕。[王少英. 生脉散新用. 新中医, 2005, 37 (6)：83]

12. 外科烧伤后期　患者，男，42岁，2001年9月4日因化工厂锅炉爆炸，致全身烧伤急诊入院。入院诊断：92%深Ⅱ－Ⅲ度全身火焰烧伤，并中度呼吸道烧伤。经抗休克、气管切开、呼吸机辅助呼吸及3次切痂植皮并支持、抗感染等处理后，生命体征渐平稳，体温平均37.6℃。但出现纳差、腹胀，且口唇干燥、舌苔厚黄，自汗及盗汗。用吗丁啉等药效不佳。遂用太子参15g，麦冬10g，五味子5g，水煎液经胃管注入，1剂/天。用药后第2天即肠鸣音活跃，肛门排气、排便增加，食欲增加，第5天观察舌苔明显变薄，舌质淡红，结合西医其他治疗措施，最终痊愈出院。[王志忠. 生脉散在大面积烧伤后期治疗中的应用. 现代中西医结合杂志, 2003, 12 (6)：613－614]

【临床应用】

1. 心源性休克　在抗休克治疗方案的基础上，加用生脉散（西洋参20g，吉林参10g，麦冬15g，五味子6g）。临床痊愈的24例中，服4～6剂痊愈的19例，服7剂痊愈的5例。[张智勤.生脉散抢救心源性休克38例临床分析.社区医学杂志，2006，4（9）：34-35]

2. 心衰 总有效率90%。药用：人参20g，附子6g，麦冬20g，五味子15g。若乏力、疲倦加黄芪30g。咳嗽、咳痰加玉竹15g。水肿加连茯苓10g，车前子15g，桑白皮15g。腹胀、食欲不振、恶心、呕吐加当归10g，丹参15g，赤芍15g。气喘、气短、喘息不能平卧加葶苈子20g。寐差加酸枣仁20g，远志15g。10天为1个疗程。[高巍.参附汤与生脉散并用治疗心衰50例观察.实用中医内科杂志，2006，20（2）：180-181]

临床研究表明，本方加味对高血压病和冠心病患者，有改善心肌供血，改善左心室顺应性减退的作用，药用：人参、麦冬、五味子、黄芪。[刘德喜.加味生脉散改善心肌舒张功能82例临床观察.中原医刊，2003，30（16）：35]

3. 扩张型心肌病 总有效率88%。药用：红参15～20g，麦冬20g，五味子15g，甘草20g，桂枝25g，茯苓30g，痰饮加葶苈子15～25g，瘀血加丹参20g、川芎15～25g，地龙20g。治疗5～10天。[贺兴波.加味生脉散治疗扩张型心肌病37例.黑龙江中医药，2009，（3）：14-15]

4. 病毒性心肌炎 总有效率90.9%。加味生脉散：党参20g，麦冬12g，五味子5g，生黄芪30g，生地12g，金银花20g，连翘12g，丹参12g，郁金10g，炙甘草6g。1疗程为4周。[涂秀华，童文新，姜锡峰等.加味生脉散治疗病毒性心肌炎的临床研究.中药新药与临床药理，2003，14（6）：414-416]

5. 早搏 总有效率86%。生脉散加味：太子参20g，麦冬15g，五味子9g，黄芪30g，丹参20g，柏子仁12g，炙甘草9g，苦参20g。气阴虚明显者加西洋参10g；血瘀加桃仁10g，红花8g；失眠多梦加夜交藤15g，龙齿30g；痰湿加法半夏12g，瓜蒌10g。15天为1疗程，治疗2个疗程。[杨锡芬.生脉散加味治疗早搏50例.中国中医急症，2006，15（12）：1320]

6. 病窦综合征 药用桂枝附子汤合生脉散加减：制附子10～20g，桂枝6～15g，细辛3～6g，生晒参10～20g，黄芪30～50g，仙灵脾10～15g，麦冬15～30g，五味子10～15g，丹参15～30g，30天为1疗程。疗效达85%。[张杰桂枝附子汤合生脉散加减方治疗病窦综合征临床研究医药论坛杂志2011年9月第32卷第18期172]

7. 心源性哮喘 属气阴两虚者，方用生脉散（党参10g，麦冬10g，五味子10g）为主方加味。气虚明显者，加用黄芪；阴虚较重，加用沙参、生地；伴血瘀者，加丹参、赤芍、益母草、泽兰；伴痰湿壅肺者，加桑白皮、杏仁、全瓜蒌等；重者党参改用红人参。16例中显效8例，好转共5例，无效共3例。[张建禄，李琳，张敬禄.生脉散治疗心源性哮喘16例疗效观察.中国社区医师，

2003, 18 (2): 38]

8. 肺间质纤维化 可以改善临床症状（咳嗽、胸闷气急等）、肺功能，方药组成：太子参 30g，黄芪 15g，麦冬 12g，五味子 10g，熟地 15g，丹参 30g，川芎 12g。[王玲居，来提赛买提，杨卫江. 生脉散加味治疗结缔组织病合并肺间质纤维化. 中国现代医生，2011，49 (11): 48]

9. 心神经官能症 药用：桂枝 15g，炙甘草 15g，龙骨 30g，牡蛎 30g，太子参 15g，麦冬 20g，五味子 15g。15 天为 1 疗程，治疗 4 个疗程统计结果，总有效率96.2%。[吴秀成，王静. 桂甘龙牡汤合生脉散治疗心神经官能症78例. 实用中医药杂志，2007，23 (3): 151]

10. 抑郁症 总有效率88.9%。药用：人参、郁金、白芍、素馨花、合欢花、首乌、桑寄生各 10g，麦冬 15g，五味子 6g。兼眠差者加元胡、枣仁、远志各 10g，珍珠母 15g。兼纳差者加茯苓、白术、山药各 15g。兼性欲减退者加淫羊藿、菟丝子各 15g，枸杞子 10g。4～8 周为一疗程，一般治疗 1～2 个疗程。[范小红，张玉辉. 生脉散加味治疗抑郁症45例观察. 实用中医药杂志，2005，21 (4): 199]

11. 2 型糖尿病 有效率81.67%。方剂组成：党参 15g，麦冬 15g，五味子 10g，黄芪 20g，天花粉 20g，茯苓 10g，生地黄 15g，黄连 15g，知母 15g。[唐晓晨. 加味生脉散治疗 2 型糖尿病60例. 河南中医，2007，27 (5): 52-53]

12. 2 型糖尿病合并胰岛素抵抗 生脉散可以降低空腹血糖、空腹胰岛素、胰岛素敏感指数，有效地消除胰岛素抵抗，疗效优于二甲双胍。[王景学，宋建新. 生脉散治疗胰岛素抵抗的临床观察. 光明中医，2007，22 (1): 60-61]

13. 糖尿病视网膜病变 配合激光治疗，加用知柏地黄汤加生脉散加减，药物组成：知母、黄柏各 10g，熟地 20g，山茱萸、山药各 12g，丹皮、泽泻、茯苓各 9g，人参、麦冬各 10g，五味子 6g。视网膜水肿渗出多者宜加车前子 15g，茺蔚子 10g 以利水化瘀；视网膜出血者加三七 3g，蒲黄 10g 以化瘀止血；伴纤维增殖者加生牡蛎 15g，鸡内金 10g 以软坚散结。1 个月 1 疗程，治疗 3 个疗程，每疗程间隔 1 个月，6 个月观察治疗效果。总有效率92.6%。[臧乐红，杨玉青. 知柏地黄丸与生脉散联合激光治疗糖尿病视网膜病变36例. 陕西中医，2011，32 (1): 37-38]

14. 无排卵性不孕 药用：人参 6～15g，麦冬 10～30g，五味子 3～6g。水煎服，从月经第 6 天开始，每日 1 剂，连服 6～12 剂。加减：肾阳虚加紫石英、巴戟天。肾阴虚加熟地、山药。肝郁加香附。血瘀加益母草、元胡。妊娠率26.9%，排卵率48.7%。[庞保珍，赵焕云，王三山. 生脉散治疗无排卵性不孕78例. 贵阳中医学院学报，1993，15 (1): 30-31]

15. 崩漏 服 9～12 剂即可痊愈。药用：人参 15g，麦冬、五味子各 30g，茜草炭35g，杜仲炭20g，陈皮15g，白术20g，甘草15g。[杨玉杰.生脉散加味治疗崩漏.辽宁中医杂志，2004，31（11）：961]

16. 防治恶性肿瘤患者放疗时产生的毒副作用 能有效改善放射治疗后白细胞降低、口干、咽痛、口腔炎、颈部皮肤损伤等不良反应。组方：西洋参、五味子各10g，麦门冬、天花粉各15g，赤芍30g，白花蛇舌草60g。鼻涕黄稠，口苦心烦，颈部淋巴结增大较快，舌质红、苔黄、脉弦数等瘀热毒邪之证，佐以浙贝母、瓜蒌以及清热解毒之五味消毒饮加减；若兼头重、胸闷、咳嗽、痰多、胃纳欠佳、舌质淡黯、苔白脉滑，系痰瘀互结之症，佐以化痰散结，酌情加制半夏、茯苓、白芥子、细辛等；若口干、咽痛明显，加山豆根、板蓝根；若舌、口腔黏膜溃疡，予冰硼散外用。[许志雄，罗文高.生脉散加味防治恶性肿瘤放疗毒副作用.浙江中西医结合杂志，2009，19（2）：95-96]

【药理研究】

1. 对心血管系统的作用

（1）保护心肌、抗心肌纤维化 含生脉散血清对DPPH或次黄嘌呤诱导内外源性自由基所致心肌损伤具有明显保护作用。[刘红，艾明仙，阳辉.生脉散对自由基致大鼠离体心脏损伤保护作用.中国公共卫生，2007，23（7）：847-849]生脉散提取物（SMT）对实验性病毒性心肌炎，能降低血清中LDH、AST及MDA的含量，改善心肌组织的超微结构，抑制病毒在心肌组织内的增殖。[王秋娟，雷智刚，严永清，等.生脉散提取物对实验性病毒性心肌炎的作用.中国天然药物，2004，2（5）：313-314]生脉散可以通过降低纤维化过程中的细胞因子，有效地缓解糖尿病心肌病的心肌纤维化进程，减轻糖尿病心肌病的纤维化程度。[倪青，王阶，赵安斌，等.生脉散对2型糖尿病性心肌病大鼠心肌的保护作用.中国中医基础医学杂志，2010，16（7）：572-576]

（2）血管内皮保护 生脉散能显著降低糖尿病大鼠血管并发症模型血清sVCAM1、血浆TNF含量，对2型糖尿病大血管病变有保护作用。[邓路娟，闫铭，朱建良.生脉散对2型糖尿病大血管损伤大鼠血清sVCAM-1与TNF-α的影响.河北医药，2008，30（9）：1416-1417]

（3）抗内毒素损伤 生脉散能显著降低脂多糖（LPS）诱导急性肝衰竭大鼠血清内毒素、炎症因子水平，一氧化氮（NO）、诱导型一氧化氮合酶（iNOS）水平。[殷岳会，周小舟，马文峰，等.生脉散对LPS诱导急性肝衰竭大鼠一氧化氮的影响.上海中医药杂志，2009，43（7）：61-63]

（4）抗休克 生脉散可以增强失血性休克大鼠糖皮质激素受体的功能，产生抗休克作用。[张晓波，姚海涛，赵锦程，等.生脉散对失血性休克大鼠肝脏细胞液糖皮质激素受体的调节.中国临床康复，2006，10（31）：58-59]

2. 对呼吸系统的作用

提高膈肌功能状态 生脉散注射液能提高正常家兔膈肌肌电的高、低频比值，防止兔膈肌疲劳，对电刺激致伤家兔膈肌有保护作用。以上可用于呼吸肌疲劳的治疗。[关宿东，葛敏，韩永勤，等．生脉散对家兔膈肌功能的影响．中国中西医结合杂志，1995，15（12）：732-733]

3. 对神经系统的作用

改善学习记忆 生脉散能明显改善缺血引起 VD 大鼠的学习记忆能力，其作用机制可能与降低大鼠海马组织中的 NOS 阳性细胞数和抑制神经元凋亡有关。[吴莹，温优良，杜丽．生脉散对 VD 大鼠行为学及海马组织 NOS 和神经元细胞凋亡的影响．南方医科大学学报，2010，30（6）：1327-1329，1332]

4. 对血液系统的影响

（1）**降血脂、改善血流变** 生脉散能降低实验性高脂血症大鼠血浆中 TC、TG，升高高密度脂蛋白，同时 MDA 含量减少，SOD 及 GSH-PX 活性增强，血液黏度、红细胞和血小板聚集明显降低，对高脂血症和心血管系统疾病有一定的防治作用。[廖泽云，姜锦林，刘红．生脉散对实验性高脂血症大鼠血液流变学及抗氧化作用的实验研究．辽宁中医杂志，2007，34（10）：1478-1479]

（2）**促进造血** 生脉散对环磷酰胺小鼠白细胞减少症模型，可刺激骨髓造血功能的作用，升高周血白细胞、网织红细胞、骨髓有核细胞数。[廖泽云，李玉山，刘红生，等．生脉散对小鼠免疫和造血功能影响．中国公共卫生，2007，23（9）：1102-1103]

5. 抗辐射损伤 生脉散能提高照射小鼠外周血白细胞总数，脾脏系数，提高存活时间，具有一定的辐射防护作用。[许涛，刘庆，韩涛．生脉散对辐射损伤小鼠外周血白细胞和脾脏系数的影响．山东中医药大学学报，2010，34（5）：453-454]

【临证提要】 本方有益气生津之效，用于气阴不足，汗多、口渴、咽干、喘急欲脱、短气形体倦惰，脉虚无力。

本方今用于多种心血管疾病有效，如冠心病、心律失常、心力衰竭、心肌炎，以及肺心病、心源性哮喘、休克等，其剂型通过改革已经制成生脉注射液、参麦注射液广泛用于临床，用于急性、危重病人的抢救和治疗。相比之下，传统方剂则有灵活加减的优势，如血瘀可加丹参、三七、郁金，阳虚可加附子、干姜，血虚合用四物汤、夜交藤、酸枣仁，阴虚重用麦冬加生地、黄精、北沙参，热重加苦参、黄连，心悸严重者加珍珠母、龙骨等。

本方对呼吸系统疾病如哮喘、支气管炎、肺心病、咳嗽等也有效，此外尚可用于糖尿病及其并发症的治疗。

《温病条辨》尚有加减生脉散（卷一上焦篇），为本方的衍生方。组成为：沙参三钱，麦冬三钱，五味子一钱，丹皮二钱，细生地三钱，水五杯，煮二杯，分温再服。主治太阴伏暑，舌赤，口渴，汗多。本方即生脉散加丹皮清热凉血，生地养阴生津，用于温病伏热伤阴口渴。

<h1 align="center">清络饮</h1>

【来源】《温病条辨》卷一上焦篇。

【组成】 鲜荷叶边二钱　鲜银花二钱　西瓜翠衣二钱　鲜扁豆花一钱　丝瓜皮二钱　鲜竹叶心二钱

【用法】 水二杯煎取一杯，日二服。

【功效】 清解暑热。

【主治】 手太阴暑温，发汗后暑证悉减，但头微胀，目不了了，余邪不解者暑伤肺经气分之轻证。

【方解】 本证因外感暑热，内闭肺络所致，故用银花、竹叶、荷叶、西瓜翠衣清热解暑，扁豆祛暑化湿，丝瓜皮宣透伏热。本方药多用鲜，气轻清而芳香，属于"辛凉芳香法"。

【验案精选】

暑风（支气管肺炎） 陈某某，男，1岁，1980年7月21日初诊。患儿近1月来发热，咳嗽，气促，痰少，精神萎靡，吃乳少，大便正常。在当地治疗不效，门诊以"暑温"，支气管肺炎，收入住院。检查：体温39.1℃，脉搏160次/分，呼吸4次/分，发育正常，母乳哺育，面色苍白，汗出，呼吸急促，鼻翼煽动，胸高撷肚，口唇干燥发绀，喉头有痰声，抽摘，角弓反张，舌红苔黄，指纹红紫，心率160次/分，心律尚齐，两肺可闻及明显湿性啰音。立即给抗菌药、地塞米松、碳酸氢钠和输氧等，中药予羚角钩藤汤之类，病无好转。7月22日上午会诊：发热（39℃），神昏，咳嗽，气促，鼻翼煽动，抽搐握拳，角弓反张，摇唇弄舌，角膜反射存在，瞳孔较正常人明显缩小，等圆等大，对光反射存在，心率200次/分，律齐，两肺有干湿性啰音，舌红苔黄，指纹红紫。中医认为属肝热生风，治宜平肝熄风，方用羚角钩藤汤加洋参、蜈蚣、全蝎、抗热牛黄散等。西医诊为中毒性肺炎，继用上药加鲁米那镇痉。经上述中西医处理后，病情未能控制。中午十二时又高热，神昏，呼吸急促，鼻翼煽动，抽搐加重，角弓反张，脉舌如前，病情愈剧，已入险途。请张老诊视。张老指出，此乃暑风之证。暑温温热不降，抽风当不止，先用雄黄20g研末加1～2个鸡蛋白，调敷胸腹消热解毒，透邪外出，次用鲜荷叶铺地，令其卧之以解暑退热，再服"清络饮"处方：鲜荷叶6g，扁豆花6g，鲜竹叶6g，金银花6g，丝瓜络6g，鲜西瓜翠衣20g，1剂，水煎服。西药只给氧和支持疗法，停用抗痉退热之药。经上述处理后，体温逐渐下降，抽搐等症逐渐减轻。7月23日：发热T 38.2℃，神志清楚，呼吸平稳，眼球灵活，弄舌频频，抽搐小发作，间隔时间明显延长，舌红苔黄少津，指纹红紫。张老认为，此乃暑热伤津，停止给氧，仍守上方，日1剂，夜1剂，西药给支持疗法。7月24日，患儿抽搐未作，弄舌已止，能入睡，偶有低热，烦躁，精神尚好，呼吸平稳。至此，病已转入坦途，改用王氏清暑益气汤善后：朝白参6g，知母6g，生甘草3g，竹叶10g，麦冬6g，石斛10g，荷叶6g，西瓜翠衣20g。[邱德泽．张寿民老中医用清络饮治小儿暑风的经验．江西中医药，1982 (4)：32－33]

【临证提要】本方轻清凉润，具有清泄暑热的作用，能清肺络中无形之热。吴鞠通云："余邪，不可用重剂"。盖重剂遏制邪气，此时宜遵循轻可去实的原则，用清络饮透发暑热。

现用清络饮化裁治疗乙脑后遗症余邪留络型，表现为低热、神蒙或虚烦，药用鲜芦根、白扁豆花、丝瓜络、西瓜翠衣、青蒿、石菖蒲、郁金、六一散以化湿通络，清热生津。[张秀辉，熊翠凤，孔庆芳．中医治疗小儿瘫痪证概况．四川中医，1993，(4)：13－15]

《温病条辨》中本方衍生方包括：

（1）清络饮加甘桔甜杏仁麦冬汤　即于清络饮内加甘草一钱、桔梗二钱、甜杏仁二钱、麦冬三钱。主治手太阴暑温，但咳无痰，咳声清高。方中加甘草、桔梗开提肺气，杏仁止咳，麦冬滋阴制火。

（2）清络饮加杏仁薏仁滑石汤　即于清络饮内加杏仁二钱、滑石末三钱、薏仁三钱。暑温寒热，舌白不渴，吐血者。本证属暑湿，故于方中加杏仁、薏仁、滑石宣化湿热。吴鞠通云："此证纯清则碍虚，纯补则碍邪，故以清络饮清血络中之热，而不犯手。"

清营汤

【来源】《温病条辨》卷一上焦篇。又名清荣汤。

【组成】犀角三钱　生地五钱　玄参三钱　竹叶心一钱　麦冬三钱　丹砂二钱　黄连二钱五分　银花三钱　连翘二钱，连心用

【用法】水八杯，煮取三杯，日三服。

【功效】清营凉血。

【主治】暑入手厥阴，夜寐不安，时有谵语，目常开不闭，或喜闭不开，烦渴，舌赤，脉虚。

【方解】本证因热传营分，耗伤营阴所致，故用犀角（水牛角代）清解

営分之热毒，生地、麦冬、玄参凉血滋阴降火，银花、连翘、竹叶清热解毒、轻清透泄，黄连清心解毒，丹参清热凉血。本方以咸寒之犀角，甘寒之生地、麦冬、玄参，苦寒之黄连为主组成，故为"咸寒苦甘法"。

【验案精选】

1. 发热

（1）肝脓疡病后高热不退　魏某，女，12岁。1980年9月因患肝脓疡经某医院治疗月余，肝区疼痛消失，临床检验指标全部正常，惟持续高热（39℃~40℃）不退，经多方治疗无效来诊。患者病后余热未清，邪热客留营血，耗伤营阴，阴液已伤，无力自复，故高热不退。遂投清营汤：犀角1g（冲服），黄连、连翘、紫草各10g，生地黄、丹参、金银花、黄芩各15g，玄参、麦冬、鲜竹叶心、丹皮各20g，生石膏30g，知母12g。2剂后热退身凉。
[魏茂国. 清营汤辨治病后发热验案举隅. 湖北中医杂志, 2003, 25 (5): 41]

（2）急性早幼粒细胞白血病并败血症高热　女，14岁，因"高热、咽痛、咳嗽、鼻衄、齿衄20余天"以急性早幼粒细胞白血病入院。患者入院前曾行抗白血病化疗（治疗过程不详），入院后20余天始高热（41.7℃），呈弛张热型，症见：发热，头痛，齿衄，烦热，口渴，夜寐不安。体温41.7℃，心率120次/分，呼吸24次/分，血压135/75mmHg。患者神志清，精神萎靡，营养发育可，口腔黏膜出血，双下肢散见出血点，余身体皮肤黏膜未见黄染及出血点，各处浅淋巴结未触及肿大、压痛。心律齐，各瓣膜听诊区未闻及病理性杂音。双肺呼吸音粗，未闻及干湿啰音及哮鸣音。腹软，无压痛及反跳痛，肝剑突下3cm，质韧，有触痛，脾未及。肛周红肿，有少许分泌物，灼热疼痛，局部出血。其他（-）。舌质红绛，舌苔黄，脉弦滑数。实验室检查：血红蛋白75g/L，白细胞7.4×10^9/L，幼稚细胞占78%；血小板10×10^9/L。骨髓像：增生明显活跃；粒系异常增生，原始粒+早幼粒占78%，胞体大小不等，胞体、胞浆呈空泡状变性；红系、巨核系受抑制；全片见巨核细胞1个。血培养：大肠杆菌生长。中医诊断：冬温（热毒炽盛）；虚劳（气血两虚）。西医诊断：急性早幼粒细胞白血病；败血症。中医治疗以凉血散瘀、滋阴清热解毒为治则。方选清营汤加减：水牛角粉30g，党参18g，生地黄24g，黄芪30g，玄参12g，竹叶心9g，麦冬15g，丹参12g，黄连6g，金银花30g，当归12g，水煎服，日1剂。先后配用氨苄青霉素6g，红霉素240万单位静脉滴注，日1次。用药7天后，体温开始下降，24天后，体温完全恢复正常，血培养细菌转阴。[唐旭东. 唐由君运用清营汤治疗急性白血病高热经验. 山东中医杂志, 2003, 22 (9): 559-560]

（3）手足口病　郑某，男，1岁6个月，因"发热、皮疹2天"来诊。患儿于2009年11月15日开始发热，手部皮疹，在外院门诊静脉滴注利巴韦林抗病毒、炎琥宁等治疗2日，于2009年11月17日求诊，症状见：发热，手部、口腔疱疹，纳差，进食哭闹，大便硬，舌红绛苔黄脉数，查体：体温38.5℃，精神稍差，舌面及上腭见多个疱疹点，双肺呼吸音清，心音强，手部见多个疱疹，疱疹周围有炎性红晕。辨证为气分热盛，营阴受伤，气营同病，治法以清热解毒，凉营养阴，即予清营汤加减方，药用：水牛角20g，生地15g，银花8g，连翘8g，玄参8g，丹参5g，麦冬10g，竹叶5g，黄连5g，大青叶10g，石膏15g，青蒿10g，神曲10g，火麻仁6g，甘草3。汤剂水煎100ml，分2次服，每日1剂。服药1剂后患儿发热减轻，大便变软，无新出皮疹，体温37.8℃；服药2剂后，发热消退，皮疹色泽变淡，部分结痂；服5剂后手部、口腔疱疹消退，无发热，进食正常，大小便正常，治愈。[蔡志强.清营汤加减治疗手足口病50例.医学信息，2011，（5）：2202-2203]

（4）皮肤黏膜淋巴结综合征　患儿时某，男，3岁。1986年1月29日入院。患儿6天前开始发热，3天后躯干、面部相继出现皮疹，伴有左颈部淋巴结肿大疼痛及恶心，腹泻。曾在外院用水青治疗无效。收治我科后，诊断为皮肤黏膜淋巴结综合征，诊见患儿发热汗出，心烦躁扰，面部大片状鲜红色皮疹，周身出现针尖样红色皮疹，唇红干裂，舌质红绛无苔，脉象细数。查体：颈部、腹股沟淋巴结肿大，球结膜及咽部明显充血，扁桃腺肿大Ⅱ°。心肺正常，腹平软，肝肋下及边。白细胞14×10^9/L，中性粒细胞0.80，血红蛋白132g/L，血小板39×10^9/L，血沉48mm/h，谷丙转氨酶243U，类风湿因子及抗核抗体均阴性，血清补体正常，蛋白电泳 $\alpha_2$20%，乳酸脱氢酶610U，心电图正常。证属气营两燔，拟清营汤合白虎汤加减进治。处方：水牛角15g，生地10g，丹皮10g，玄参10g，连翘15g，竹叶6g，银花10g，麦冬6g，生石膏20g，知母20g，芦根10g，紫草20g，服药5剂后开始退热，7剂后热退净，全身皮疹消失，舌质由绛转红，手足指趾开始脱皮。上方去银花、生石膏、芦根、紫草加沙参10g，五味子10g，红花10g，川芎10g，继续调治，4周后诸症皆消，精神食欲转佳，各项化验检查均恢复正常，经观察无并发症出现，于86年3月21日出院。1986年5月随访，亦未见并发症。[唐莉珍，景斌荣，葛安霞等.清营汤加减治疗皮肤黏膜淋巴结综合征5例.北京中医药杂志，1987，（2）：24-25]

2. 血证

（1）吐血（食管出血待查）　张某，男，12岁，2007年12月开始，常上午吐鲜血，持续3个月余，治疗后好转（具体药物不详）。现又复发，每日上午吐鲜血3~5ml，持续1周，曾用羚羊角粉治疗，效果不显。现口吐鲜血，吐血前无恶心及咽喉刺痒，血中无胃内容物，夜间身热，口干，情绪烦躁，舌黯红绛，少苔，脉弦细。查胃镜及喉镜未见出血点，粪潜血阴性。西医诊断为食管出血待查。患者平素情绪急躁，情绪压抑。中医诊断：血证，营分证。辨证：热伤营阴，营热伤络。予清营汤加减。处方：生地黄、玄参、麦门冬、黄连、连翘、金银花、竹茹、知母、百合、制何首乌、石斛各10g，赤芍药8g，牡丹皮8g，白茅根15g，藕节炭10g，仙鹤草12g，侧柏炭、棕榈炭、白及、阿胶、鸡内金各10g，生石膏20g，桂枝3g，桑椹10g。日1剂，水煎取汁300ml，分早晚2次服。服药3剂，此间吐鲜血1次，精神好转，夜间身热减轻。原方加大止血药的剂量，改为藕节炭12g，侧柏炭12g，棕榈炭12g，白及12g，加炒栀子8g。服3剂，吐血已止，精神好转，偶觉夜间全身烘热。在第2方基础上加大滋阴药的剂量，改麦门冬12g，百合12g，知母12g，石斛12g，去竹茹，加竹叶10g，银柴胡8g，地骨皮8g。又服7剂，此间未吐血，无夜间身热，舌色转淡红，虑已无大碍，即停药。随访6个月未复发。
[童向斌，种永慧. 清营汤妙用1则. 河北中医，2009，31（10）：1507]

（2）眼底出血　申某，男，55岁，1999年6月21日就诊。自诉收麦时突然视物不清，烦躁易怒。血压170/100mmHg，诊时患者面红耳赤，舌红苔黄，脉弦数。视力：左眼0.5，右眼0.3，眼底视网膜有片状鲜红色出血，用基本方（生地黄15g，淡竹叶12g，黄连3g，连翘12g，金银花12g，丹参15g，泽兰15g，地龙15g，茯苓20g）加柴胡6g，龙胆草6g，6剂后症状大减，视力左眼0.8，右眼0.6。连诊3次，进药18剂，痊愈。[刘宏. 清营汤治疗眼底出血56例. 河南中医，2002，22（5）：32]

（3）血尿（重度系膜增殖性肾小球肾炎）　患者，男，28岁。1998年4月11日入院。患者1994年查体发现有蛋白尿、血尿。1998年2月在省立医院经肾活检诊为：重度系膜增殖性肾小球肾炎。给予扁桃体摘除，服用保肾康、洛汀新等药物，尿蛋白（＋～＋＋），镜下血尿始终未消。此次因发热3天入院，症见高热不退，微恶风寒、咽部干涩疼痛、咳嗽胸痛、吐黏痰，夜间心烦难眠，大便干结，尿少色红，舌红绛边有齿印，苔中部灰黑，脉细数。证属卫气营同病，治予清营泄热解表，方用清营汤加减。处方：金银花45g，连翘30g，生地15g，玄参15g，丹参12g，麦冬15g，生石膏45g，知母15g，荆芥10g，竹叶10g，蝉蜕10g，生大黄10g，芦根40g，桔梗10g，僵蚕10g，羚羊角粉1g，每日1剂。配合静脉滴注青霉素，对症处理。1剂热减，2剂热退，前方出入共服7剂后，患者舌淡红边有齿印，脉细略数。因患者平素易"感冒畏风"，中药调为清泄营热，佐以散瘀，兼固护肌表，处方：生地15g，丹参15g，玄参10g，麦冬10g，连翘30g，茜草15g，荆芥10g，川芎10g，水蛭6g，生黄芪15g，苍术10g，防风10g，上方出入，共住院治疗24天，尿沉渣镜检无异常，蛋白阴性。出院后易改为丸剂巩固治疗，随访至今，镜下未见异常。[屠庆祝. 清营汤加减治疗肾小球性血尿23例. 现代中西医结合杂志，2000，9

(19)：1895 - 1896]

3. 慢性咽炎　患某，女，45 岁。2006 年 10 月 10 日初诊。慢性咽炎病史 2 年。平素咽痒、咽干、咳嗽、无痰，以夜间加重，影响睡眠。曾在多家医院就诊，诊断为慢性咽炎。服用金嗓子喉宝、西瓜霜含片、甘草片、蛇胆川贝液、克咳敏等疗效不显。诊见：咽痒、干咳嗽，呈阵发性，夜间咳甚，严重影响睡眠，乃至彻夜难眠，心情焦虑急躁，曾产生自杀念头。纳食可，二便调。舌绛红，苔少，脉细数。查体：咽壁淡红，扁桃体Ⅰ度肿大，胸部 CT 及心电图检查均无异常，诊断为喉痹。证属营热阴伤，心神被扰。治宜清营热，养营阴，安心神。方用清营汤加减，处方：生地、酸枣仁各 15g，玄参 20g，竹叶、丹参、沙参各 10g，朱砂、黄连、金银花、连翘、甘草 6g。每天 1 剂，水煎服。并嘱忌食辛辣炙煿。服药 5 剂后，咳嗽明显好转，睡眠较前改善，能安静入睡 4～5 小时。心情较前舒畅，未曾再产生轻生念头。上药继续服用 7 剂，咳嗽、失眠消失，惟时感咽干、咽痒，给予金银花、玄参、麦冬泡水代茶饮，半年后诸症消失。[王光明. 清营汤加减治疗慢性咽炎 30 例. 新中医，2008，40（3）：76]

4. 心力衰竭　杨某，男性，57 岁，于 2005 年 1 月就诊。诉其反复气短乏力，胸闷憋气，心悸怔忡，口干舌燥 2 年加剧 3 天，伴心烦失眠，盗汗，便秘，舌红少苔，脉沉细数。既往有高血压病史 7～8 年，2 型糖尿病史 4 年，近 3 天来出现心烦，情绪激动，盗汗，大便秘结，已经服用地高辛等药物治疗，症状未见明显好转。辨证属热盛阴虚型。治疗当以清营解毒，活血护阴。处方：麦冬 15g，玄参 15g，生地 10g，连翘 10g，竹叶 10g，丹参 20g，甘草 8g，当归 10g，丹皮 15g，桃仁 15g。进 5 剂后，气短乏力基本消退，胸闷憋气、心悸怔忡好转，舌质变淡，口不干渴，脉象趋缓，大便通畅，小便较黄。守前方 3 剂后痊愈。[荣仔萍. 清营汤治疗热盛阴虚型心力衰竭. 内蒙古中医药，2008，9（4）：68]

5. 皮肤病

（1）顽固性湿疹　姜某某，男，75 岁，2001 年 5 月 28 日一诊，症见：四肢、踝部及足背红斑、丘疹、抓痕、血痂等，以右踝部及足部为重，伴有渗出、黄色结痂，剧烈瘙痒，反复发作 2 年多，曾先后就诊于各大西医院等未获明显疗效，就诊前也曾就诊于中医院，亦收效不显，患者面部红赤，易手足心热，舌质红绛，有裂纹，舌苔薄黄，浮腻、剥落相间，脉弦数。诊断为：湿疹。药用玄参 25g，麦冬 20g，生地 20g，白芍 40g，川牛膝 15g，茜草 20g，紫草 20g，丹皮 15g，黄柏 15g，竹叶 10g，砂仁 10g，生扁豆 15g，生甘草 10g，钩藤 40g，珍珠母 40g，炒泽泻 15g，白芷 10g，生姜 7.5g。10 付，250ml 水煎日 2 次温服。二诊：药后面红手足心热均减，四肢症状明显消退，

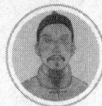

右踝部及足背渗出亦明显减轻，瘙痒显著缓解，舌裂纹变浅。效不更方，原方 10 付。三诊：四肢皮疹已完全消退，右踝部及足部已无渗出，结痂基本消退，现仅偶有瘙痒，舌质变淡、裂纹基本消失，苔薄。继续服用 2 个月，疗效稳定，皮疹完全消退，对运动、饮酒和局部刺激耐受增强。[肖倩倩，张晓光. 温病经方清营汤辨证论治疑难杂病四则. 中医药通报，2011，10（2）：41 - 43]

（2）药物性皮炎　患者，女，57 岁，因关节痛在某诊所注射"青霉素"，3 天后双下肢出现红色斑丘疹以及风团，并迅速扩展至上半身及头面部，灼热瘙痒，伴头晕，轻度畏寒等。在当地医院诊断为"过敏性皮炎"，予以氢化可的松静脉滴注，效果不佳。患者又先后在另外两个诊所就诊，先后静脉滴注地塞米松及泼尼松口服，如此辗转求医共治疗 22 天，病情反而加重，波及巩膜、黏膜，全身皮肤发热刺痒难受，夜不能寐。遂到本院就诊。入院时查体：T 37.2℃，R 20 次/分，P88 次/分，BP136/86 mmHg，神清，巩膜皮肤无黄染，浅表淋巴结不肿大。眼结合膜及口腔黏膜呈血红色，头面部显著红肿，全身皮肤密集分布红色及暗红色斑丘疹。心肺听诊无异常。血常规检查：白细胞 11.8×10^9/L，中性粒细胞 0.88，红细胞及血红蛋白、血小板正常；尿常规：尿蛋白阴性，镜检白细胞（＋＋＋）。舌红绛，苔黄腻，脉弦滑。清热解毒养阴。苦参氯化钠注射液 200ml 滴注，1 次/日，双黄连注射液 20ml 加入生理盐水中点滴，同时予以中药清营汤加减：水牛角 30g，生地 15g，玄参 15g，金银花 15g，连翘 15g，黄连 10g，栀子 10g，生石膏 15g，生甘草 10g，每剂煎 3 次，每一、二次煎汤内服，第 3 次多加水煎汤洗澡。次日就诊，则见全身红肿已大部分消褪，病人诉病后二十多天昨晚第 1 次安睡。照上方连用 3 天，临床痊愈。[李志明. 中药清营汤加减治愈药物性皮炎 1 例体会. 基层医学论坛，2006，10（11）：1022]

（3）银屑病　张某某，男，56 岁，有银屑病史，近 1 周内病情突发日趋严重，4 天后全身皮肤出现潮红色，大片脱屑，体温达 39℃，谵语，昏睡，下肢浮肿，全身出现感染状态，舌质红绛，苔黄糙，脉洪数。根据该患病情较重，纯属红皮症型，由热毒炽盛所引起，即服清营汤加味（生地黄 30g，黄连、金银花、连翘各 20g，大黄 5g，竹叶、丹参、玄参、木通、水牛角粉冲服、生甘草各 15g），3 剂药服下后病情立刻缓解，体温降致 38℃，意识清楚，皮色渐淡，舌质红，苔黄，脉弦数。继服前方 3 剂病情基本趋于稳定，体温恢复正常，浮肿消退。皮色淡红，舌质微黄，脉弦细，前方去黄连、水牛角粉，加党参 20g，当归 15g，麦冬 15g，连服 3 剂，外涂油质软膏配合治疗以巩固疗效。[王荣强，谢树润，姚连生. 清营汤加减治疗红皮症型银屑病 5 例. 中医药学报，1996：42]

（4）面部激素依赖性皮炎　陈某某，女性，40 岁，2010 年 4 月 9 日初诊。因面部皮疹反复 3 年余，加剧 2 月就诊。患者 3 年多来面部皮疹逐渐增多，初起无明显诱因面部出现皮疹，稍痒，遇热尤甚，曾予一般抗过敏治疗无效，后外用皮质类固醇激素制剂，皮疹消退，但数日后皮疹又起，使用化妆品及阳光照射后皮疹加重。患者间断使用皮质类固醇激素制剂至今。自觉局部灼热痒痛加重。平素大便秘结，2 ~ 3 日一行。检查：前额、面颊、鼻旁红斑、丘疹、少量脱屑，面颊、鼻部毛细血管扩张明显。舌边尖红，苔薄，脉细。诊断：面部激素依赖性皮炎（肺热阴虚证）。处方：生地黄 30g，赤芍 9g，牡丹皮 9g，玄参 12g，麦冬 12g，淡竹叶 12g，金银花 9g，连翘 9g，黄连 6g，桑白皮 12g，地骨皮 12g，凌霄花 6g，丹参 30g，白花蛇舌草 30g，龙葵 30g，全瓜蒌 12g，焦六曲 15g，生甘草 3g。嘱患者停用皮质类固醇激素制剂，忌食酒类及辛辣助火之品，局部减少刺激。服药 28 剂，患者自觉面部灼热症状减轻，面部红斑、丘疹部分消退，仍有毛细血管扩张，上方加桑叶、白菊花各 9g 疏风清热，加平地木 30g、苏木 9g 活血祛瘀。服药 28 剂，患者红斑、丘疹大部消退，毛细血管扩张亦有所好转，上方加生槐花 12g 凉血止血，改善毛细血管脆性。服药 28 剂，皮疹基本消退，无明显灼热痒痛感，症情痊愈。[傅佩骏. 清营汤加减治疗面部激素依赖性皮炎 46 例. 四川中医, 2011, 29 (10): 99 - 100]

6. 关节痛（肢体损伤早期关节痛） 徐某，女，14 岁。1996 年 8 月 12 日初诊。主因骑自行车不慎跌仆致右肘关节肿痛 2 小时，右肘不能屈伸，动则痛甚，遂来我院就诊。经 X 线摄片示：右肱骨髁上骨折，当时予手法复位后 X 线复查骨折端对位对线良好，予石膏固定。2 天后再诊见右肘部肿胀较甚，皮红而热，伴发热、烦躁，右肘胀痛以夜间为甚，并出现张力性水疱，小便黄，舌红、苔薄黄，右手指血运尚好。此为血瘀脉外，热滞营血。治拟清营凉血，活血化瘀。方选清营汤与和营止痛汤化裁。处方：生地、金银花、连翘各 15g，玄参、丹参、淡竹叶、麦冬、丹皮各 10g，乳香、没药各 6g，黄连、水牛角各 5g，䗪虫 8g。服用 3 剂后肿胀、疼痛、发热症状明显缓解，水疱亦见吸收，继服 4 剂诸症悉去。[田玉宝. 清营汤在伤科中的应用. 陕西中医, 2000, 21 (6): 279 - 280]

7. 神经官能症 余某，女，48 岁，1993 年 6 月初诊。头晕寐差反复发作 3 年。曾服谷维素、安定治疗，尚能缓解。但易反复并逐日加重。现症：头晕头痛，心烦急燥，多梦少寐，时时梦语，甚则梦游，胸胁胀满，口干不欲饮，大便干结 3 天未行，心悸，潮热汗出，舌红苔少，脉细数。证属肝肾阴虚，气郁日久，郁热内迫入营。宜清营透热，理气开郁。效仿清营汤之意：桑叶、菊花、玄参、麦冬、川楝、白芍各 12g，生地 18g，竹叶、郁金各 10g，瓜蒌壳仁各 15g，川芎、香附各 9g。连续用药 7 剂后，叙少许头晕头痛，大便已

行，余症均减轻，继服 7 剂后，症状消失而停药。[林柳如．清营汤治疗内科杂症．陕西中医，1995，16（4）：179]

8. 病毒性脑炎 贾某，女性，50 岁，农民。患者自 1999 年 7 月 20 日起病，始则高热，头痛，体温高达 40℃，步态不稳，夜间出现精神萎靡，反应迟钝，逐渐进入昏迷，大小便失禁，烦躁，面颊潮红。在本地卫生室肌内注射安痛定 2ml，并口服大青叶片（剂量不详）无效，于 21 日急来我院。测 T39.8℃，P112 次/分，R22 次/分，Bp110/80mmHg。发育良好，营养欠佳，抬入病房，平卧体位。检查不合作，神志不清，面颊潮红，颈项强直，牙关紧闭，压眶反应迟钝，两肺呼吸音稍粗，未闻及明显病理性杂音，肝脾未扪及，腹平软，未扪及包块，腹壁反射消失，脊柱无畸形，四肢活动受限，两上肢呈屈曲拘挛，两下肢强硬，双膝反射亢进，克氏征（－），双下肢痛觉存在。眼底检查：视神经乳头水肿。实验室检查：血 WBC 5.9×10^9/L，N 0.73，L 0.27；脑脊液：细胞数 26 个/μl，糖 2.9mmol/L。根据上述病史及有关检查，诊为病毒性脑炎。经西医采用地塞米松、甘露醇、安痛定、能量合剂、维生素、抗生素药物治疗 5 天，病情无明显好转，而采用中药汤剂治疗。

7 月 26 日一诊：起病近 1 周，身热犹壮，颈项强直，神志不清，烦躁不安，面颊潮红，上下肢强直拘挛，二便失禁，胡言乱语，舌暗红而干，苔黄厚，脉滑数。病系暑温重证，乃热毒炽盛、劫灼阴津、波及厥阴而致。故采用清营汤加减，以涤暑凉血、平肝熄风和络。处方：金银花 30g，连翘 20g，蚤休 30g，羚羊粉 2g（分 2 次冲服），生地黄 15g，丹皮 10g，麦冬 30g，石斛 10g，菊花 10g，竹叶 10g，石膏 30g，丝瓜络 20g，玄参 15g。3 剂，水煎分 2 次口服。2 月 1 日二诊：身热递减，体温在 37.5℃～37.8℃之间，神志清，能作短语，二便能约束，胃开思食，惟颈略强，舌红，苔少，脉滑数。暑邪渐解，阴分难复，风阳未靖，络脉失和。拟方清泄余邪，育阴潜镇。处方：金银花 30g，连翘 20g，蚤休 30g，石决明 30g，僵蚕 15g，郁金 20g，生龙骨 30g，生牡蛎 30g，龟板 15g，鳖甲 15g，地龙 15g，紫草 15g，菊花 10g，羚羊粉 2g（分 2 次冲服）。5 剂，水煎服。8 月 3 日三诊：神志清，项强改善，二便亦调，能下床活动，口干，思饮水，午后体温略升（37.2℃～37.4℃），上肢略屈曲拘挛，舌质红苔少，脉数。乃阴伤瘀阻，络痹不开。方拟养阴平肝，活血通络。处方：生地黄 15g，石斛 15g，丹皮 10g，柴胡 15g，紫草 15g，郁金 20g，红花 10g，当归 10g，地龙 15g，知母 10g，木瓜 10g，丝瓜络 20g。上方服用 6 剂，诸症渐消，乃出院调理。[石志才，唐虹丽．清营汤加减治疗暑温重证 1 例．中国中医急症，2001，（3）：159]

9. 淋巴肉瘤 王某，男，47 岁，1984 年 2 月 8 日初诊。问诊：恶寒高热，自汗盗汗，双下肢紫斑密布，颈项及腋窝淋巴肿结蜂起 3 月余。患者从 3

个月前，反复发热，憎寒高热，大汗出，两踝内外密集红斑点，背部疖疮丛生，此起彼伏。近10天来寒热交作频繁增剧，体温高达39.5℃左右，口干渴不欲饮，纳差食少，小溲灼热，大便5日未行，下肢密集斑点成片，延至臀部，其色鲜暗相兼，压不褪色。颈项腋窝、腹股沟淋巴肿结垒集日渐增大。经某院切片送上海华山医院活检，报告结果为"淋巴肉芽肿瘤"。因拒绝化疗，寻中医诊治。患者素有饮酒史，嗜酒无度。望诊：颈部淋巴肿结，垒垒相联质硬，双下肢斑点成片紫暗密布。化验报告从略。舌质紫暗、边赤，苔薄黄欠润。切诊：两关弦紧有力、两尺洪大重按不绝。辨证：毒热与血相互搏结，蕴久聚于血脉，迫血外溢，内结成块。立法：解毒清热，散瘀活血，护阴养液。方药：清营汤加味，广角粉4g（分2次冲服），连翘30g，黄连16g，丹皮20g，赤芍30g，丹参40g，桃仁15g，金银花60g，玄参30g，生地30g，甘草10g，大黄10g。复诊：上方服尽第3剂，腹部阵发绞痛，泄下胶黏稀便，便后肛门灼烫感。昼夜泄下3次，最后一次为稀水样黑色大便。次日晨起，通身汗出如洗，然觉全身轻松，身热退至36.8℃，并有饥饿之感。上方去大黄，续服3剂。三诊：上方服至6剂，身热退至36.5℃，双下肢斑点渐退，仅现色素沉着斑，淋巴结大者变软，小者散失，于上方加黄芪30g、全蝎15g益气散结。四诊：上方又进5剂，美其饮食，体力渐复，斑点退尽未现新生，肿结消散殆尽。毒将尽，热已除，停服中药。处以广角粉50g，每次2g冲服，待药尽，诸证无恙，正常工作至今。[孙玉甫. 清营汤新用. 山东中医杂志, 1988, 7（5）: 19-20]

【临床应用】

1. 手足口病 有效率96%，药用：水牛角，生地，银花，连翘，玄参，丹参，麦冬，竹叶，黄连、大青叶等为基本方，5日为一疗程。[蔡志强. 清营汤加减治疗手足口病50例. 医学信息, 2011,（5）: 2202-2203]

2. 肺炎 总有效率98.4%。麻杏甘石汤合清营汤加减：麻黄4g，杏仁10g，生甘草6g，生石膏30g，鲜生地黄15g，连翘10g，金银花15g，黄芩12g。体温39.5℃以上者加水牛角、制大黄；痰白、量多呈泡沫样者加半夏、橘红；痰黄、质黏稠不易咯出者加鱼腥草、瓜蒌、冬瓜仁；咽痒、喘甚者加射干、地龙；头痛加白芷、川芎。3天为1疗程。[顾伟民. 麻杏甘石汤合清营汤加减治疗急性肺炎88例. 中国中医急症, 2008, 17（10）: 1452]

3. 皮肤黏膜淋巴结综合征（川崎病） 总有效率91.7%。基本方组成：广角犀粉（或水牛角粉）1.5g，生地、玄参、甘草各4.5g，丹皮8g，银花、连翘、生石膏各10g，赤芍、知母、黄芩各6g。乳蛾肿痛加板蓝根、蒲公英；口渴唇燥加石斛、天花粉；关节肿痛加忍冬藤、牛膝；高热不退可配用紫雪散。[曹国敏. 加味清营汤治疗小儿皮肤黏膜淋巴结综合征36例. 陕西中医, 2008, 29

(11)：1483 - 1484]

4. 过敏性紫癜 治愈率为 89.71%，总有效率为 100%。基本方药：黄芩 12g，犀角（水牛角 9g 代替）2g，生地黄 12g，芍药 12g，丹皮 10g，黄连 9g，银花 15g，连翘 15g，玄参 15g，竹叶 10g，麦冬 10g，柴胡 9g，太子参 12g。皮肤型原方治疗；关节型合用石膏知母桂枝汤，亦可加入忍冬藤、青风藤、威灵仙、黄柏、桑枝、防己等药；腹型合用泻心汤、赤小豆当归散、地榆散治疗，加入大黄、栀子、地榆等药；肾型者合五苓散、五皮饮，加入车前草、益母草、白茅根、生藕节等药。皮肤型治疗效果最好，关节型次之，腹型和肾型治疗较难。服药至 3 个疗程，效果最好。[秦天富，秦丽玲. 黄芩清营汤加减治疗过敏性紫癜 68 例临床观察. 中医药导报，2006, 12 (10)：45 - 46]

5. 活动期强直性脊柱炎 总有效率 92%。清营汤合四妙散：金银花、黄连各 30g，生地、丹参 18g，水牛角、连翘、玄参、麦冬、黄芪、白术各 15g，竹叶、苍术、黄柏各 12g。3 个月 1 疗程。[王瑞科，刘伟. 清营汤合四妙散加味治疗活动期强直性脊柱炎的临床研究. 中外妇儿健康，2011, 19 (5)：223 - 224]

6. 银屑病 治疗组有效率 78.6%。药物组成：羚羊角粉 0.6g（分冲），生地黄 15g，牡丹皮 12g，赤芍 10g，金银花 20g，连翘 15g，白茅根 15g，板蓝根 15g，蒲公英 10g，鸡血藤 10g，车前子 15g。[周琳，尚会敏. 清营汤治疗热毒炽盛型寻常型银屑病 56 例. 光明中医，2011, 26 (11)：2226 - 2227]

7. 产后精神障碍躁狂状态 清营汤配合西药控制躁狂症状效果更明显，降低西药的不良反应。药用：水牛角 10g，生地 20g，玄参 10g，竹叶心 10g，麦冬 10g，丹参 10g，黄连 6g，金银花 10g，连翘 10g，甘草 6g。气虚者加党参 20g；血虚者加当归 10g，白芍 10g；气滞者加柴胡 10g，香附 10g；血瘀者加桃仁 10g，红花 10g；骨蒸潮热者加地骨皮 15g。[牛占忠，张喜平，王芳玲. 清营汤配合西药对产后精神障碍躁狂状态的疗效观察. 辽宁中医杂志，2010, 37 (6)：1081 - 1082]

8. 视网膜静脉阻塞 治愈占 80%，显效占 15%，好转占 5%。早期基本方：生地 15g，淡竹叶 12g，黄连 3g，连翘 12g，银花 12g，丹参 15g，泽兰 15g，地龙 15g，玄参 15g，茯苓 20g。中期基本方去生地加三七 15g，红花 15g，黄芪 20g，川芎 15g。后期基本方去黄连、生地，加麦冬 15g，沙参 15g，牡蛎 20g，海藻 30g，昆布 30g，炙甘草 10g。[刘莉. 清营汤化裁治疗视网膜静脉阻塞. 中西医结合眼科杂志，1997, 15 (4)：206 - 207]

9. 放射性直肠炎 总有效率 95%，方药：水牛角 30g，赤石脂 20g，苦参、金银花、连翘、生地各 15g，玄参、赤芍、丹参各 12g，黄连、大黄、生甘草各 6g。症状较重者加黄芩、虎杖各 12g，便血较多者加槐花、地榆各 10g，晨醒突然出一身汗者加山慈菇、青蒿各 12g，头晕及面色不华者加黄芪

20g，当归10g，失眠或多梦者加茯苓20g，食少纳呆者加砂仁、鸡内金各10g，夜间手足心发热者加鳖甲15g，胡黄连12g。1个月为1疗程，一般用2~3个疗程。[宋小存. 清营汤加减治疗放射性直肠炎38例，陕西中医，2011，32 (8)：1013-1014]

10. 放射治疗鼻咽癌 能促进颈部淋巴转移灶消退，提高放疗按时完成率，减轻口腔黏膜反应，提高保护免疫功能及骨髓功能。加味清营汤：水牛角30~60g，生地黄、玄参各15~30g，淡竹叶6~9g，麦冬15~30g，黄连3~6g，金银花15~30g，连翘9~12g，丹参15~30g，丹皮9g，赤芍9~15g，蒲公英、芦根各15~30g。[袁国荣，卢丽琴，钦志泉，等. 加味清营汤对鼻咽癌放疗增效减毒的临床研究. 中医药学刊，2006，24 (4)：670-671]

【药理研究】

1. 解热 清营汤对实验性家兔营分证动物模型有解热作用。[戴春福，翁晓红. 清营汤降低家兔营分证体温的实验观察. 成都中医学院学报，1993，16 (4)：38-39]

2. 抗凝、抗血栓 清营汤对营热阴伤证模型家兔增加血小板数量，抑制血小板聚集，延长凝血酶原时间，增加纤维蛋白原的含量，增加纤溶酶原激活物，降低纤溶酶原激活抑制物，抑制血栓形成。[翟玉祥，慧敏，杨进等. 清营汤及其拆方对营热阴伤证动物模型的作用. 中药药理与临床，2003，19 (6)：3-6]

3. 改善血流变 清营汤明显降低糖尿病大鼠全血黏度、血小板聚集率的作用。[付丽媛，翟玉祥，王灿辉，等. 清营汤对实验性糖尿病大鼠血液流变的影响. 中医研究，2007，20 (5)：16-17] 对内毒素法制作热毒血瘀证大鼠模型，清营汤能降低血清游离钙浓度、红细胞压积、红细胞聚集指数、红细胞刚性指数以及血沉，升高红细胞变形指数。[陆一竹，王学岭，蔡琦玲，等. 清营汤对热毒血淤证大鼠细胞流变学及血清游离钙的影响. 时珍国医国药，2011，22 (6)：1405-1406]

4. 心肌保护 清营汤对热盛阴虚证心力衰竭大鼠，能改善心肌组织病理变化，以及降低大鼠心肌组织中 TNF-αmRNA、IL-1mRNA 含量，表明清营汤通过抑制 TNF-α、IL-1，对损伤的心肌细胞有保护和修复作用，从而对心力衰竭过程中心肌重构过程发生影响。[宋欣伟，常中飞，荣仔萍，等. 清营汤对热盛阴虚证心力衰竭大鼠心肌微结构心肌细胞因子影响的实验研究. 中华中医药学刊，2007，25 (9)：1838-1840]

5. 血管内皮保护 加减清营汤含药血清能明显提高 H_2O_2 损伤的人脐静脉血管内皮细胞株 (ECV_{304}) 细胞活力，并通过促进 NO 和 t-PA 分泌，调节血管的收缩和舒张功能，并且抑制血栓形成，对血管内皮细胞损伤具有保护和修复作用。[吴海涛，王敏，江励华，等. 加减清营汤对损伤的血管内皮细胞保护作用研究. 中华中医药学刊，2008，26 (12)：2671-2672]

6. 神经保护 清营汤能有效提高糖尿病神经病变模型大鼠神经传导速度，

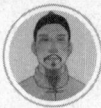

改善其组织病理学表现，提高其血清及组织 IGF-1 的含量，具有营养神经、促进神经修复的功能。[徐小萍，杨进．清营汤对糖尿病周围神经病变大鼠神经修复作用的实验研究．中国中医基础医学杂志，2009，15（11）：836]

7. 肾保护 清营汤能降低糖尿病大鼠肾重/体重比值、肾组织与血中的 MDA，抑制基底膜的增厚与系膜的增生。肾保护机制与抑制大鼠体内脂质过氧化有关。[付丽媛，翟玉祥，杨进，等．清营汤对实验性糖尿病大鼠肾脏早期病变的影响．中药药理与临床，2007，23（2）：2-4]

【临证提要】 清营汤有清营凉血滋阴之功效，用于热入心营夜寐不安，谵语。清营汤证之舌象多表现为舌质红绛、或暗红。本方的使用范围有三：营热发热斑疹，动血出血，扰神神志异常。现代，清营汤不仅是治疗手足口病、肺炎、病毒性脑炎发展到营分证阶段的主方，该方加减可以用于治疗多种临床疑难杂病，如皮肤病、血液系统疾病、川崎病、活动期强直性脊柱炎、精神障碍躁狂状态、视网膜静脉阻塞、肿瘤放疗后不良反应等。

使用时需要注意的是，本方组方甘凉柔润，若湿热并重者禁用，吴鞠通云："舌白滑者，不可予也。"

三仁汤

【来源】《温病条辨》卷一上焦篇。

【组成】 杏仁五钱　飞滑石六钱　白通草二钱　白蔻仁二钱　竹叶二钱　厚朴二钱　生薏苡仁六钱　半夏五钱

【用法】 甘澜水八碗，煮取三碗，每服一碗，日三服。

【功效】 分消湿热。

【主治】 头痛恶寒，身重疼痛，面色淡黄，胸闷不饥，午后身热，舌白不渴，脉弦细而濡。

【方解】 本证因湿热内阻所致，故用杏仁开肺气化湿，白蔻仁芳香化湿，薏苡仁淡渗利湿，三焦同治，具有宣上、畅中、渗下之功，使气行湿化。厚朴、半夏行气化湿，滑石、通草、竹叶清利湿热。

【验案精选】

1. 发热（病毒性感冒） 陈某，女，36 岁，工人，已婚，2003 年 7 月 12 日初诊，发热 18 天，早轻晚重，18 天前发热恶寒，头身疼痛，脘闷恶心，自服藿香正气水及门诊输液治疗 3 天，病情不减，晚上 T38.5℃～39℃，伴脘腹胀痛，头重头晕，不思饮食，精神倦怠，嗜卧懒言，口干不欲饮水，大便不爽，小便黄赤，舌质红，苔黄腻，脉濡数。查 T39℃（午后），P101 次/分，

R25 次/分，BP110/80mmHg，心肺未闻及病理性杂音，化验检查：血沉8mm/h，白细胞计数 5×10^9/L，中性粒细胞0.75，淋巴细胞0.25，西医诊断为病毒性感冒，中医辨证为湿热型外感发热，治以宣通气机，芳化湿浊，利湿清热，基本方（生薏苡仁、滑石粉各20g，杏仁、厚朴、白通草、竹叶、制半夏各10g，白蔻仁6g）加藿香10g，佩兰10g，水煎服，服用6剂后，热退身凉，湿走热自减，诸症悉除而告愈。再3剂以善其后，随访未再复发。[王亚.三仁汤治疗湿热型外感发热100例.中国实用医药，2010，5（3）：176]

2. 神经系统疾病

（1）不寐（失眠） 女，49岁，2007年4月22日初诊。近3年来入睡困难，且睡后易醒，多梦，头晕，症状日趋加重，每晚须服安定方能入睡，睡眠时间3小时左右，伴心烦不安，大便不畅。舌淡，苔黄腻，脉弦细滑。辨证属湿热内蕴，痰浊阻窍。处以三仁汤加减，药用：苦杏仁10g，白豆蔻10g，薏苡仁30g，飞滑石30g，白通草6g，淡竹叶10g，厚朴6g，半夏15g，酸枣仁30g，元胡30g，合欢皮15g，夜交藤30g。5剂，水煎服。药后睡眠好转，每晚能睡约4小时。继以上方加青龙齿30g，又服15剂，患者停用安定已能每晚睡6小时。[孟彪.赵和平临床应用三仁汤经验.山东中医杂志，2011，30（5）：347]

（2）血管性痴呆 陈某，男，70岁。1993年以来神识糊涂，少言寡语，不识家人，外出不识家门，夜间不眠，性情暴躁，或恶语骂人，时有二便失控。曾患腔隙性脑梗死1年余。查体：神情淡漠，反应迟钝，舌暗红，舌苔黄腻，脉弦滑。长谷川痴呆量表测定为9分。治以三仁汤加减。处方：生薏苡仁30g，杏仁10g，砂仁6g，淡竹叶10g，厚朴10g，半夏10g，滑石10g，木通10g，莲子心6g，合欢皮10g，炒酸枣仁10g，石菖蒲10g，珍珠粉0.9g（冲），琥珀面1.5g（冲）。7剂后复诊，睡眠好，情绪平稳，无恶语骂人，二便失控缓解。原方再服28剂，长谷川痴呆量表测定为22分，舌苔薄黄，原方3倍量改丸剂继服巩固疗效。[隆呈祥.三仁汤治疗神经系统疾病体会.中国中医药信息杂志，2001，8（2）：75]

（3）老年期抑郁症 沈某，女。家属代诉：患者5年前退休后闲散在家，闷闷不乐，寡言少语，思维迟钝，渐渐情绪不稳，坐立不安，烦躁焦虑，悲观流泪，时而整夜不眠，对周围事物不感兴趣，常有自杀念头。伴饮食不香，口中无味，便秘，体重减轻。查体：舌体胖，质暗淡，苔黄腻，脉弦滑。治以三仁汤加减。处方：柴胡10g，郁金10g，香附10g，厚朴10g，半夏10g，生薏苡仁30g，杏仁6g，砂仁6g，淡竹叶10g，飞滑石10g，木通10g，石菖蒲10g，炙远志6g，胆南星10g，生大黄10g（后下）。患者服7剂后，睡眠好转，情绪平稳，大便已通，饮食好转，继以上方加黄连3g、莲子心6g，连服2月余而痊愈。[隆呈祥.三仁汤治疗神经系统疾病体会.中国中医药信息杂志，2001，

8（2）：75]

（4）精神分裂症 患者，女，34岁，农民。1990年4月20日初诊，其家人代诉：患者1年前因丈夫死于意外（车祸），暴受惊恐，又复遇家事不遂，长期忧虑而发病。症发时哭笑无常，多言多语，夜不能寐，时有离家出走。经县医院诊断为精神分裂症，先后住院2次，当时均痊愈出院。近2个月来又因与邻居发生纠纷旧病复发，曾经本乡医生治疗（药物不详）。症见：面容呆痴，行动迟缓，独居一隅，羞于见人，喃喃自语，两手互握，问话不答，舌淡红，苔白滑，脉濡。此乃湿遏气机，清窍被蒙，治宜宣畅气机，化湿开窍。故方选三仁汤加味。处方：杏仁12g，白蔻仁12g，薏苡仁15g，竹叶10g，滑石15g（后下），通草10g，半夏10g，厚朴6g，菖蒲10g。每日1剂，水煎服，3剂后诸症好转，6剂症状消失，患者如常人一样，……为防以后复发，三仁汤变丸合人参归脾丸，每日3次，每次各9g。连服1个月。随访1年未见复发。[曹爱竹．三仁汤治愈精神分裂症1例．中国社区医师，2003，19（8）：39]

（5）偏头痛 杨某，女，35岁。主诉：阵发性头痛10年余，以全头痛，头重如裹，每逢气候变化而加重，每周发作1~2次，每次持续12~24小时，伴恶心、头晕、便溏，舌淡红，舌苔黄腻，脉弦滑。经头颅CT、脑电图检查未见异常，TCD检查：双侧大脑中动脉轻度高流速，既往慢性胃炎病史。西医诊断为血管神经性头痛，中医诊断为头风病。治以三仁汤加减。处方：柴胡10g，郁金10g，川芎30g，生薏苡仁30g，杏仁10g，砂仁6g，半夏10g，淡竹叶10g，木通10g，滑石10g，厚朴10g，全蝎10g，蜈蚣2条，僵蚕10g，穿山甲6g。7剂后复诊，患者舌苔黄腻已除，头痛本周未犯。继原方再服4周，头痛已愈，随访2年未复发。[隆呈祥．三仁汤治疗神经系统疾病体会．中国中医药信息杂志，2001，8（2）：75]

3. 心血管疾病

（1）心肌梗死 王某，女，62岁。患者因反复胸闷痛19天，加重13天为主诉由急诊科收住入院。症见：胸闷、胸痛持续不减，神疲乏力，痰黄质稠，饮食呆滞，大便秘结。查其面色少华，语音低微，口气臭秽，舌质暗淡苔中根部黄腻，脉细迟。心电图提示：急性下壁、正后壁心肌梗死。中医初辨为气阴两虚，痰热内蕴。方投生脉散与温胆小陷胸汤化裁交替口服，西药对症治疗，连进9剂后，胸痛、咯痰略减，然胸闷、纳呆、口气臭秽、神疲、大便艰难诸症仍存。复细参脉证，改投三仁汤化裁。处方：生薏苡仁30g，白蔻仁10g，厚朴10g，通草10g，滑石10g，半夏10g，竹茹10g，枳壳10g，当归20g，上方服用4剂后，患者即觉精神转佳，饮食增进，胸闷、神疲、痰黄质稠等症大减，前方加减继进9剂后，诸症俱除，面色转华，黄腻苔退尽，迟脉转平，能够简单料理日常生活，复查心电图已转为慢性稳定性心肌梗死。复以归脾汤 3 剂，调理气血，病瘥出院。[廖晓岚.三仁汤内科应用举隅.云南中医学院学报，1992，15（1）：12-13]

（2）高血压　患者，男，40 岁，2010 年 3 月 31 日初诊。患高血压 10 年，血糖高 6 年，血脂正常，现血压 165/110mmHg，左侧头痛，左上肢麻木，左下肢麻木及足跟痛，食欲不振，眠可，不渴，有汗，大便 1～3 日一行，不畅，小便色黄、量多，体较胖，胸闷，咯白痰，苔白黄厚腻，脉弦滑数。辨证：肝阳上亢，脾虚湿阻。治法：清肝潜阳，健脾渗湿。方药：白蔻 10g，生薏苡仁 15g，杏仁 10g，法半夏 15g，川厚朴 10g，滑石 20g，竹叶 6g，通草 6g，草决明 30g，胆草 6g，陈皮 10g，生山楂 20g，丹参 15g。连服 2 周后血压降至 140/90mmHg。[李红，邓力军.王文友应用三仁汤治验举隅.北京中医药，2011，30（4）：272-273]

4. 呼吸系统疾病

（1）咳嗽（急性支气管炎）　陈某，女，38 岁，2000 年 5 月 13 日初诊。反复咳嗽 1 周，痰多、色黄白相兼、质黏稠、不易咯出，喉中痰鸣，纳呆，口干苦，大便不爽，小便偏黄，倦怠乏力，舌红苔黄腻，脉濡数。查咽部充血，咽后壁淋巴滤泡增生，双扁桃体未见肿大，双肺呼吸音粗，未闻及干湿啰音。胸透示双肺纹理增粗，余未见异常。查血常规白细胞 11.2×10^9/L，中性粒细胞 0.78。诊断为急性支气管炎，辨证属湿热型咳嗽，予三仁汤加减：杏仁 12g，薏苡仁 30g，白蔻仁 6g（后下），法半夏 10g，厚朴 10g，木通 6g，竹叶 6g，滑石 30g，甘草 6g，桑白皮 30g，鱼腥草 30g，重楼 15g，黄芩 10g。每日 1 剂。5 月 19 日复诊，咳嗽、喉中痰鸣已止，纳食增加，二便通畅，舌尖红苔白，脉濡，查咽部未见充血，双扁桃体不大，双肺呼吸音清晰，未闻及干湿啰音，复查血常规正常。[刘月婵，廖文华.三仁汤加减治疗咳嗽 50 例.实用中医药杂志，2007，23（1）：20]

（2）喘息性支气管炎急性发作　文某，女，62 岁。患者素有咳喘宿疾 8 年，近 10 日复发加重，而见疲乏无力，口苦咽干，渴不思饮，动则喘甚，咳嗽痰多白稠夹有血丝，大便先干后溏日约 2 行。舌红苔白腻，脉象弦滑。入院一、二诊以定喘、温胆汤化裁与静脉点滴白霉素同用，疗效不显，患者要求停用西药纯服中药治疗。三诊辨为湿阻中焦，成痰为饮，郁久化热，上壅于肺之咳喘证而更前方，拟三仁汤化裁。处方：生薏苡仁 30g，广陈皮 12g，苦杏仁 12g，白蔻仁 10g，川厚朴 10g，白通草 6g，飞滑石 10g，清半夏 10g，淡竹叶 6g，浙贝母 10g，炒黄芩 10g，桑白皮 12g，服上方 4 剂后，咳喘稀疏，痰量减少，咳血消失，大便仍溏，原方去桑皮、炒黄芩，加茯苓、苍术、黄连先后加减出入共进 10 剂有余，喘平咳减，大便成形，口苦咽干等症悉除。

继予六君汤 2 剂带药出院，以善其后。[廖晓岚. 三仁汤内科应用举隅. 云南中医学院学报，1992，15 (1)：12 - 13]

5. 消化系统疾病

（1）糜烂性胃炎　女，40 岁，2005 年 9 月 18 日初诊。主诉胃脘部胀闷，隐隐作痛，伴有灼热感，不欲食，大便溏而不爽，日行二三次，口中黏腻不欲饮，经胃镜检查示糜烂性胃炎。舌微红苔黄白厚腻，脉沉滑。治拟清热利湿，和胃化浊。处以三仁汤加味：苦杏仁 10g，白豆蔻 10g，薏苡仁 30g，飞滑石 30g，白通草 6g，淡竹叶 10g，厚朴 6g，半夏 15g，蒲公英 30g，白花蛇舌草 30g。5 剂，水煎服，日 1 剂。药后诸症减轻，饮食增进，大便通畅，舌苔变薄。上方又服 5 剂，病愈。[孟彪. 赵和平临床应用三仁汤经验. 山东中医杂志，2011，30 (5)：347]

（2）慢性胃炎　男，45 岁。2009 年 12 月 05 日初诊。胃脘痛 2 年，加重 1 周。刻诊：胃脘胀满疼痛、嗳气、晨起干呕、大便溏，舌质淡、苔白滑，脉滑。胃镜检查诊为：浅表性胃炎。中医诊断：胃痛。治以辛香芳化，开郁和中。药用三仁汤加减：杏仁 10g，白豆蔻 15g，藿香 10g，佩兰 10g，薏苡仁 30g，半夏 10g，厚朴 10g，滑石 20g，砂仁 10g，元胡 10g，焦三仙各 10g，香附 15g，日 1 剂，水煎分 2 次服，5 剂后胃痛明显减轻，继服 10 剂后诸症消失。[赵军山，张春素. 三仁汤在胃肠病中的应用. 中国误诊学杂志，2011，11 (31)：7688]

（3）慢性肠炎　男，52 岁。2010 年 02 月 13 日初诊。腹泻 2 年，时轻时重，加重 5 天。刻诊：腹泻日 4～5 次，伴少腹隐痛，腹胀，肠鸣，便带黏液，恶心，纳差，面黄体瘦。舌红、苔滑腻，脉滑。中医诊断：休息痢。药用三仁汤加减：薏苡仁 30g，草豆蔻 10g，滑石 20g，半夏 10g，厚朴 12g，苍术 15g，炒白术 15g，葛根 20g，木香 15g，藿香 10g，炒麦芽 10g，炒神曲 10g。日 1 剂，水煎分 2 次服。7 剂后诸症减轻，25 剂后体质恢复基本正常，至今未复发。[赵军山，张春素. 三仁汤在胃肠病中的应用. 中国误诊学杂志，2011，11 (31)：7688]

（4）便秘　李某，女性，22 岁，主诉：排便困难 2 年，加重伴腹痛腹胀 5 天。每周一次自主排便，述平时常自行服用果导片及三黄片，最近 1 个月无明显诱因加重，自服果导片后无用，大便 5 天未解，并伴有下腹胀痛，精神可，食欲欠佳，脉滑数，苔腻微黄。于 2005 年 11 月 24 日，来我院就诊。经纤维结肠镜未发现异常征象，诊断为湿热蕴脾型便秘。由药食失当，损伤脾胃，湿邪停滞，郁而化热，气机升降失调，大肠传导失施所致。方用薏苡仁、肉苁蓉、石决明、焦山楂各 30g，菖蒲、滑石、茯苓、槟榔各 15g，通草、法半夏各 12g，杏仁、蔻仁、苦参、陈皮各 10g，甘草 6g。每日 1 剂，水煎 3 次，取汁混合，分 3 次服用。并嘱其忌食生冷辛辣。服药后大便得解，但腹胀仍时有发生，再以原方加莱菔子 30g 连服 2 周，症状消失，舌脉正常而愈。[段琪，蒋安，李志鹏，等.加减三仁汤治疗湿热蕴脾型便秘 35 例.结直肠肛门外科，2007，13（4）：245]

（5）急性黄疸型肝炎　李某，男，36 岁。因乏力，纳差，尿黄 10 天主诉，于 1994 年 3 月 6 日初诊。诊断：急黄肝乙型。现症：身目俱黄其色鲜明，身困重，身热不扬，纳差，恶心，恶油腻，胸腹胀闷，小便黄如浓茶色，口淡不渴，舌苔白厚腻，脉濡缓。中医辨证黄疸，湿热型，湿重于热。治宜化湿解毒清热退黄。方用三仁汤去竹叶，加茵陈、茯苓、泽泻等。服药 1 周后，诸症减轻，能进食，小便色转淡，继服上方 10 天后，症状消失，目微黄，上方去茵陈、杏仁，加白术继服用半月后，肝功正常。继用中药治疗约 3 月后，其乙肝病毒指标仅抗 – HBe，抗 – HBc 阳性，临床治愈。[马羽萍.三仁汤在肝病中应用.陕西中医，1997，18（12）：561]

6. 泌尿系统疾病

（1）慢性尿路感染　患者，女，42 岁，2009 年 6 月 7 日就诊，尿频、尿急、尿痛反复 1 个月，发热加重 3 天。患者 5 月初因出差乘车憋尿后出现尿频、急、痛，腰痛乏力，自行配服"左氧氟沙星"，3 天后症情缓解。后每因劳累自觉腰酸，排尿欠爽。1 周前月经结束后出现尿频、急、痛，未予重视，3 天劳累后伴发热、腰痛乏力。外院查尿常规：白细胞（ + +），红细胞（ + ），予"头孢曲松钠"静脉注射 3 天后尿频、急、痛有缓解，但身困乏力，午后低热。故来就诊。刻下：尿频、急、不爽，口中黏腻，上腹部痞满，身困乏力，午后低热，腰酸不适，胃纳差，大便解而不爽，舌淡红，苔黄腻，脉濡。证属湿热郁滞，气机不畅；治拟清热利湿，调畅气机。临床应用三仁汤治疗如下：杏仁 10g，白蔻仁（后下）6g，炒薏苡仁 30g，制半夏 10g，制厚朴 10g，淡竹叶 10g，通草 6g，六一散（包）15g，炒车前子 30g，土茯苓 30g，凤尾草 30g，佩兰 10g，虎杖 30g，炒楂曲各 10g，生地 10g，炒枳壳 10g。7 剂，水煎服，2 次/天。服用上方后患者尿频急不爽、发热止，上腹部痞满减轻，但觉排尿乏力，腰酸不耐久站，胃纳一般，舌红，苔白腻。原方去通草、六一散、炒车前子、凤尾草。加生黄芪 20g，杜仲 10g，怀牛膝 15g，鹿衔草 15g。共 7 剂，药后诸症均消。[赵敏，张福产，陈岱.三仁汤在治疗尿路感染中的应用.中国医药科学.2011，1（19）：110 – 111]

（2）肾盂肾炎　女，35 岁，已婚，于 1995 年 10 月 23 日就诊。患者近 3 年来常有腰痛、乏力、小便混浊，曾以月经不调、带下病治疗，仍反复发作。近日因受凉发冷发热、周身痛，伴腰痛、小便不利、尿黄赤灼热、带下黄白清稀。查：T38.5℃，下肢轻度水肿，肾区叩击痛，尿检蛋白（ + ）、红细胞

（＋＋）、白细胞（＋）、管型（－）。症见头晕、气短、腰痛、乏力、神疲纳呆、尿浊、下肢水肿，病史 3 年，今复感外邪，发热恶寒、口渴、小腹胀急、排尿淋漓不净，脉沉滑数，舌淡苔白久润。此系脾肾两虚，湿邪内蕴，复感外邪，湿热入里，蕴结下焦，膀胱气化不行，本虚而标实，拟三仁汤合八正散以启上闸、开支河、导湿热从小便而出。方药：杏仁 12g，薏苡仁 12g，蔻仁 12g，滑石 12g，萹蓄 10g，瞿麦 10g，白茅根 30g，炒蒲黄 10g，车前子 10g，竹叶 6g，木通 6g，水煎服，2 剂／天，连服 2 天。二诊时，发热身痛减，小便通利，尿色转清，惟腰困、乏力，口淡纳差，脉沉细，舌淡苔微白。尿检蛋白（＋），其他（－）。膀胱湿热已减，拟益脾胃、畅三焦、蠲湿邪治其本，三仁汤合真武汤化裁。方药：茯苓 15g，白术 10g，附子 10g（先煎），白芍 12g，薏苡仁 10g，蔻仁 10g，猪苓 10g，泽泻 10g，肉桂 6g，生姜 10g，隔日煎服 1 剂，连服 2 周，诸症均减，嘱服肾气丸以善其后，追访 6 个月未见复发。［冯素莲，孙飞，孙枚．三仁汤治疗肾盂肾炎的体会．现代中西医结合杂志，2003，12（8）：837 - 838］

（3）慢性肾炎　姜某某，男，47 岁，2009 年 4 月 13 日初诊。眼睑、双下肢间断水肿 7 年，伴头晕、身软乏力、汗出 2 月余。曾辗转于多家医院治疗，先后查血压 120～140/70～90mmHg，肾功能正常，尿常规：尿蛋白（＋＋）、尿潜血（＋＋）、血钾、钠、氯正常，B 超检查肾脏正常，诊断为"慢性肾炎"，一直服用黄葵胶囊、潘生丁片等药，疗效不著。刻诊见：眼睑、双下肢水肿，头闷，乏力，腰膝酸软，纳呆食少，脘痞腹胀，小便黄赤，大便不畅，舌质红、苔黄厚腻，脉濡数。证属湿热壅滞。遂投予三仁汤加味。药用：杏仁、厚朴、半夏、竹叶各 10g，白蔻仁、通草各 6g，薏苡仁、泽兰叶、赤小豆、黑茅根各 30g，滑石粉、丹参、郁金各 15g。每日 1 剂，水煎服。服药 3 剂，眼睑浮肿消失，双下肢水肿减轻；守方继进 5 剂，双下肢浮肿消失，出汗明显减少，遂减去黑茅根。继服 3 剂，临床症状消失，连续 6 天，复查尿常规均正常。半年来复查各项实验室指标正常，临床痊愈。［刘美凤．三仁汤临床治验举隅．山西中医，2010，26（5）：35］

（4）慢性肾功能衰竭　简某某，男，65 岁，2009 年 5 月 9 日初诊。患者颜面、眼睑及下肢浮肿已 3 个月，检查发现肾功能异常。原有高血压病史 7～8 年。刻下：面目、下肢浮肿明显，前些天曾有呕吐，大便每日 2 次，初硬后软，并见形寒怕冷，夜尿多。舌淡红、苔黄腻中有裂，脉弦滑。检查：尿蛋白（＋）、潜血（＋），血肌酐 464.15mol/L，尿素氮 13.40mmol/L，尿酸 431.9mol/L。证属脾肾阳虚，湿热浊毒内蓄，治以温阳泄浊、和营化湿。方用三仁汤化裁：杏仁 10g，豆蔻 10g（后下），薏苡仁 30g，半夏 10g，通草 6g，竹叶 10g，乌贼骨 24g，茜草 6g，当归 20g，川芎 20g，肉苁蓉 15g，巴戟天 15g，加自制肾衰泄浊汤 150ml，每日 1 次，以及复方丹参滴丸 10 粒，每日 3 次，三七粉 1.5g（冲服），每日 2 次。6 月 3 日二诊：面目不肿，下肢浮肿见减，乏力、心慌，纳寐可，怕冷，夜尿三四次，舌淡红略暗，苔薄黄根厚有裂，脉弦滑。检查：血肌酐 376.4mol/L、尿素氮 11.35mmol/L、尿酸 402.21mol/L。证情好转，守原治疗方案，仅肉苁蓉改为 30g，继服。6 月 30 日三诊：面目、下肢均不肿，胃纳稍差，睡眠可，手脚发软、有时颤抖，夜尿三四次，大便成形、日两行，心中有时悸动。舌淡红略暗、苔薄黄，脉缓滑。检查：尿蛋白（±）、潜血（＋），血肌酐 315.42mol/L、尿素氮 10.76mmol/L、尿酸 416.07mol/L。证情继续好转，仍守原方案加何首乌 30g，继续治疗。[傅春梅，张光荣，徐友妹．皮持衡运用三仁汤为主辨治慢性肾病经验．中医杂志，2010，51（11）：973－975]

7. 糖尿病　患者，女，66 岁，2007 年 7 月 10 日就诊。有 2 型糖尿病史 8 年，平素服用二甲双胍、格列吡嗪、瑞格列奈，血糖一般在 8.6mmol/L 左右。近日因感冒致周身酸重，舌苦口涩，四肢困重，饮食不香，晨测毛细血管血糖 13.6mmol/L，自觉发热。刻诊：面色晦暗，默忧不言，周身酸重，胸闷不肌，不思饮食，四肢倦怠，口干口苦，小便尚调，舌淡苔厚腻，脉濡稍弦。取加味三仁汤（杏仁 10g，薏苡仁 30g，白蔻仁 6g（后下），半夏 10g，厚朴 10g，通草 6g，滑石 15g，竹叶 10g，荔枝核 15g，僵蚕 10g，八仙草 15g，茵陈 30g）10 剂服用，药后血糖 9.7mmol/L，再服 10 剂后血糖 7.2mmol/L，后改服消渴丸。血糖一直稳定在 7.2mmol/L 左右。嘱予情志调畅、散步、合理饮食。[封宽德．加味三仁汤治疗肝郁型 2 型糖尿病体会．中国社区医师，2009，25（3）：36]

8. 汗证

（1）上半身出汗　吴某某，男，56 岁，2006 年 10 月 15 日初诊。患糖尿病 15 年。1 月前因高热、咳嗽收住院，诊断为急性肺炎，经治疗肺炎痊愈出院。近 10 天来出现上半身出汗，午后及夜间为重，经服用谷维素等药，效果不显。诊见：面色润泽，精神倦怠，口干不渴，舌质红、苔黏腻，脉滑。辨证属湿热为患。拟三仁汤加味。药用：杏仁、厚朴、半夏、滑石、竹叶各 10g，白蔻仁、通草各 6g，薏苡仁 30g。每日 1 剂，水煎服。服药 3 剂，症状消失。[刘美凤．三仁汤临床治验举隅．山西中医，2010，26（5）：35]

（2）手足心出汗证　于某，男，28 岁，2006 年 4 月 29 日就诊。手足心汗出不止，遇热加重，伴面部痤疮，胸闷，尿黄，阴囊潮湿发痒，苔黄厚腻，脉濡滑。以三仁汤加味。处方：生薏苡仁 30g，白蔻仁、杏仁、竹叶、厚朴、木通、黄连、黄柏、栀子、石菖蒲各 10g，滑石 50g，车前子、丝瓜络各 15g。每日 1 付，6 剂完病大减，继服 6 剂病愈。[邹世光，刘志群，张勇．三仁汤治疗顽固性汗证举隅．湖北中医杂志，2008，30（5）：49]

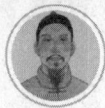

（九）妇科疾病

1. 卵巢囊肿 葛某某，女，41岁，护士。自诉发现卵巢囊肿2个月。2个月前体检B超检查示：子宫左侧可见一大小约3.1cm×2.4cm的液性暗区，边界清，有包膜。诊断：左侧卵巢囊肿。当时正值月经后第5天。平素月经量、色、质及时间均正常，无腹痛、腰痛等症状。自觉胃纳欠佳、倦怠懒言、大便溏薄。查见：舌体胖大，舌苔白腻，脉象沉濡。中医辨证痰湿壅滞、冲任不畅。治拟健脾化湿、软坚散结，选三仁汤加减：苦杏仁12g、白豆蔻10g、薏苡仁30g、厚朴10g、法半夏15g、滑石30g、淡竹叶3g、通草6g、茯苓30g、桂枝15g、莪术30g、干姜6g。7剂后胃纳渐佳，精神转佳，大便成形。原方增加茯苓用量至60g，余药不变，迭进14剂，诸症均缓解。B超复查未见异常。[黄垚，何迎春. 何迎春应用三仁汤治疗妇科杂病临床举例. 浙江中西医结合杂志，2011，21（8）：567]

2. 闭经 张某某，女，32岁，教师。主诉月经延期30天，伴见倦怠乏力、体型渐丰、嗜睡健忘，查见体型丰满、面部油光，舌体胖大、舌苔白腻，脉象濡涩。中医辨证痰湿壅滞、络脉不通。治拟健脾化湿、活血化瘀，选三仁汤加减：苦杏仁12g、白豆蔻10g、薏苡仁30g、厚朴10g、法半夏15g滑石30g、淡竹叶3g、通草6g、桃仁、红花各10g、莪术30g、干姜6g。3剂后月经来潮，血量中等，色泽正常。继服7剂后，倦怠乏力、嗜睡纳呆等诸症均缓解。随访半年月经均按期而至。[黄垚，何迎春. 何迎春应用三仁汤治疗妇科杂病临床举例. 浙江中西医结合杂志，2011，21（8）：567]

3. 先兆流产 洪某，女，岁，工人，1993年11月22日初诊。自诉停经45天，阴道下血1天，量少，色红，伴纳差恶泛，腰酸，头晕乏力，胸闷口干。现带下量多，色淡黄，舌质红，苔黄厚腻，脉濡。1991年2月及1992年11月先后自然流产2次。曾去浙江省妇产科医院做有关不孕方面的检查，均未发现异常。现尿妊娠试验阳性。辨证为湿热蕴结，肾气不固，予清利湿热、益肾固胎之剂治疗。处方：光杏仁10g、滑石粉6g、白蔻仁3g、生米仁15g、竹叶6g、川厚朴6g、姜半夏10g、桑寄生15g、白扁豆9g、苎麻根12g、炒杜仲12g。服药3剂，阴道下血止，续服5剂，余症尽除，原方加减服用2月以固疗效。于1994年7月1日顺利分娩一女婴，体重3000g。[徐妙燕，赵向阳. 三仁汤在妇产科中的应用. 浙江中医学院学报，1995，19（1）：26]

（十）男科疾病

1. 不射精症 孙某，男，26岁，2002年3月3日初诊。结婚1年，同房时不能射精，每次同房力尽而终，偶有遗精。曾服用龟龄集、参茸卫生丸等药无效。平时嗜好饮酒。诊见：阴茎易勃起，阴囊潮湿明显，严重时需垫卫生纸才感舒适，尿道灼热，小便黄，舌淡红，苔黄腻，脉滑。诊断为不射精症，证属下焦湿热，湿阻精道，精关不利。治以清热利湿，通关开窍。方用三仁汤加味。处方：薏苡仁、滑石各 20g，白豆蔻 15g，杏仁、半夏、通草、厚朴、苍术、黄柏、路路通、王不留行、菖蒲各 10g，竹叶、麻黄各 6g。7剂，每天 1 剂，水煎 2 次分服。3 月 10 日二诊，阴囊潮湿、尿道灼热减轻，守初诊方继服 7 剂。3 月 17 日三诊，诸症减轻，同房时有欲射精感，上方改麻黄 10g，7 剂。3 月 24 日四诊，同房时已能射精，继服上方 7 剂巩固。[江立军，宋易华. 三仁汤男科应用举隅. 中国民间疗法，2006，14（3）：34]

2. 睾丸鞘膜积液 肖某，男，51 岁，2002 年 12 月 5 日初诊。阴囊肿大 1个月。2 月前与人发生矛盾，心情郁闷，1 月前发现阴囊逐渐增大。诊见：阴囊外形明显增大，阴囊表面光滑发亮，阴囊潮湿，少腹坠胀，腹股沟不适，舌淡红，苔白腻，脉沉弦。检查：阴囊内有囊性肿物，肿物表面光滑，有弹性感，无明显压痛，双侧睾丸不能触及，透光试验阳性。诊断为睾丸鞘膜积液，证属肝气郁滞，水湿停滞。治以疏肝理气，化湿行水。方用三仁汤加味。处方：薏苡仁、滑石各 30g，杏仁、白豆蔻、半夏、通草、厚朴、竹叶、柴胡、枳壳、川楝子各 10g，竹叶 5g。7 剂，每天 1 剂，水煎 2 次分服。12 月 12日二诊，阴囊内肿物缩小，阴囊潮湿、少腹坠胀减轻。上方随证加减，继服13 剂，诸症消失。[江立军，宋易华. 三仁汤男科应用举隅. 中国民间疗法，2006，14（3）：34]

3. 阳痿 牛某，男，39 岁，已婚，干部，1997 年 8 月 27 日初诊。患"阳痿"半年，经治无效来诊。自述半年来性欲低下，阴器举而不坚，近 2 月房事全无。阴囊潮湿浸衣，健忘，咽干，大便稍干，排出不爽，舌略红苔微黄厚腻，脉缓弱，西医诊为"性神经衰弱"。证属湿热郁滞，随经注于宗筋，筋纵不聚，阳事难举。治以淡渗湿热，宣气起阳。方用三仁汤加减：薏苡仁30g，白蔻仁、炒杏仁、川厚朴、清半夏各 10g，滑石（包煎）20g，木瓜10g，猪苓 15g。水煎，分 2 次温服。嘱其节制性欲，以养其精。7 剂后阳事渐兴，性欲渐增，但恐失败，未敢合房，囊湿亦减，苔薄白微腻，脉缓少力。上方加淫羊藿、鹿角霜各 10g，续服 7 剂，病情大见好转，精神亦佳，记忆力增强，因感药效颇佳，自购原方 7 剂，房室欣悦。嘱其节制房事，察见其苔薄白，脉缓有神，继以六味地黄丸调治，以善其后。[方朝义，王占波. 杨牧祥教授运用三仁汤的经验. 河北中医药学报，1999，14（1）：32]

（十一）眼科疾病

1. 急性视神经视乳头炎 李某，男，33 岁。于 2006 年 6 月 13 日初诊。患者于 3 天前左眼觉视物模糊，并很快加重。伴脘满纳差，身重胸闷，查视

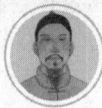

力左眼 0.04，右眼 1.0，检眼镜查：左眼视乳头充血，边界模糊，少许放射状出血，舌质红、苔薄黄腻，脉濡。诊断：急性视神经视乳头炎。此为外感湿热，上泛于目，肝气被郁，疏泄失常，壅闭空窍，致目系受损，视力骤降而发病。治以清利湿热，疏肝导滞，三仁汤合丹栀逍遥散出入：杏仁、白蔻仁、石菖蒲、丹皮、竹叶、焦栀子各 10g，薏苡仁、滑石（包煎）各 18g，半夏、厚朴、柴胡、当归、白术、白芍各 12g，通草 6g。7 剂。二诊：全身明显减轻，左眼视力 0.2，视乳头充血、水肿减轻，原方再进 5 剂。三诊：左眼视力达 0.6，减杏仁、滑石，加茯苓、炙甘草和胃助运，继服 7 剂而愈。[徐盈，程志娟，汪月红．三仁汤治疗眼病举隅．浙江中医杂志，2007，42（11）：666－667]

2. 急性虹膜炎　强某，女，20 岁，1998 年 10 月 6 日初诊，右眼疼痛视物不清 20 天，眼红畏光，头痛，纳呆，口苦，舌边尖红苔白腻，脉弦。视力：OD0.1，OS1.0，右眼睫状充血（＋＋），角膜后 KP（＋＋）、羊脂状，AR（＋＋），瞳孔小、有色素沉着，眼底窥不进，左眼（－）。诊为急性虹膜炎，中医证属瞳神紧小症，湿热内蕴，肝火上冲，治以清热除湿，清肝明目，方选三仁汤加减：杏仁、白蔻、龙胆草、红花、甘草各 10g，石决明、薏苡仁、夏枯草、菊花、黄芪各 15g，蒲公英、麦芽各 30g，黄连 6g。水煎服，1 剂/d，1% 阿托品眼液点眼 2 次/天，泼尼松 30mg 顿服。3 天后症状减轻，视力：OD 0.5，睫状充血（＋），KP（＋），AR（＋），1 周后症状消失，睫状充血（±），KP（±），AR（＋），前方配合菟丝子、茺蔚子、枸杞子、楮实子、丹参、何首乌等加减变化，续服 20 余剂而愈。[麻宏军，冯仓怀．三仁汤在眼科临床应用浅探．陕西中医学院学报，2007，30（1）：32－33]

3. 中心性浆液性视网膜病变　程某，男，45 岁。于 2005 年 7 月 15 日初诊。患者视物模糊，前方位有黑影、视物变形 20 多天，伴头重纳少，大便稀薄，小溲不利，舌质红、苔薄白腻，脉细濡。视力右眼 0.5，左眼 0.3，检眼镜查：双眼黄斑部水肿，黯红，有灰白色渗出，中心光反射消失。诊断：双眼中心性浆液性视网膜病变。辨证为湿热之邪弥漫三焦，上困于目。治以宣通三焦，清热利湿。方选三仁汤，药用：杏仁、半夏、菖蒲、苍术各 10g，薏苡仁、滑石（包煎）各 20g，白蔻仁、厚朴、赤芍各 12g，通草、竹叶各 6g。15 剂。二诊：双眼视力各提高两行，食欲有增，双眼黄斑水肿减退。守前方继服 7 剂。三诊：双眼视力各为 1.0，全身症状已愈，黄斑区水肿消退，惟有少许渗出。改服逍遥丸 2 个月，随访 1 年未再发。[徐盈，程志娟，汪月红．三仁汤治疗眼病举隅．浙江中医杂志，2007，42（11）：666－667]

（十二）耳鼻喉疾病

1. 鼻窦炎　张某，女，40 岁，1996 年 4 月 30 日初诊。患者鼻塞流涕一年余，曾在多家医院诊为"慢性鼻窦炎"，并行穿刺治疗，效果不佳。现患者头痛鼻塞，脓涕较多且有血丝，前额部不适，舌淡红，苔薄黄，脉弦细。前鼻镜检查：双侧鼻甲肿大色红，鼻腔内可见脓性分泌物。X 线摄片示：额窦窦腔模糊，密度增高。诊断为慢性鼻窦炎。给予加味三仁汤：杏仁 12g，白蔻仁 10g，薏苡仁 20g，厚朴 10g，半夏 10g，通草 6g，滑石 10g，淡竹叶 6g，苍耳子 10g，辛夷 10g，藿香 10g，白芷 10g，当归 10g，黄芩 10g，每日 1 剂，水煎，分 2 次服。3 剂后症状减轻，继进 6 剂，症状体征均消失，复查 X 线摄片已无异常而愈。[唐汉文. 加味三仁汤治疗鼻窦炎 34 例. 中国民间疗法, 1998, (6)：37]

2. 慢性扁桃体炎　惠某某，男，48 岁，干部，1983 年 6 月初诊。间断性扁桃体化脓 8 年，每年发作数次，需注射抗生素数日才能痊愈。近 40 天来，咽痛持续不愈，一直在石市某西医医院治疗。肢体困重，胸闷不饥，恶心欲吐，食后脘痞，舌苔薄腻微黄，脉滑略弦。扁桃体及颚弓充血，扁桃体表面有瘢痕，凹凸不平，挤压时腺窝口有分泌物排出，下颌角淋巴结肿大，有压痛。予三仁汤加味：杏仁 12g，薏苡仁 18g，白蔻仁 10g，厚朴 10g，通草 8g，半夏 10g，滑石 30g，竹叶 6g，藿香 15g，佩兰 15g，陈皮 10g。10 剂后，除食后脘胀，舌苔微腻外，余症完全消失，扁桃体已无充血，挤压时无分泌物排出。继续服藿香正气丸及参苓白术散近 1 月调理善后。3 年病无复发。[贾春芒. 三仁汤在耳鼻喉科的应用. 1987, (8)：45]

3. 渗出性中耳炎　徐某某，男，49 岁，工人，1985 年 1 月 30 日初诊。双耳堵闷，听力下降，3 个月，耳内"呼呼"作响，手指按压耳门后暂时症减，过后如故。曾在河北医学院某附院行鼓膜穿刺抽液 4 次，并口服泼尼松、扑尔敏等药物未愈。鼓膜内陷，活动不良，可见弧形液面，音叉检查呈传音性聋。处理：鼓膜穿刺抽液后口服中药：杏仁 12g，白蔻仁 10g，薏苡仁 30g，厚朴 10g，通草 8g，半夏 10g，滑石 30g，竹叶 6g，石菖蒲 12g，路路通 12g，藿香 10g。5 剂后鼓膜大致正常，活动尚好，液面未复现，上方去滑石、加茯苓、白术各 10g，又进 5 剂，听力恢复正常，诸症悉除，至今未犯。[贾春芒. 三仁汤在耳鼻喉科的应用. 1987, (8)：45]

（十三）皮肤病

1. 进行性色素性紫癜性苔藓样皮炎　张某，男，60 岁，1999 年 1 月 20 日初诊。双下肢瘀点、瘀斑、脱屑 3 月。3 月前，双小腿下段伸侧出现小片状瘀点、瘀斑，未予治疗。渐增多至双大腿，伴少许脱屑，微痒。查双下肢大腿外侧，双小腿伸侧见小点片状瘀点、瘀斑，色暗红，中央密集色淡，边缘散在如辣椒粉状，有少许糠秕状皮屑，对称分布，舌红、苔白腻，脉滑。诊断：进行性色素性紫癜性苔藓样皮炎。证属脾虚湿热，血溢脉外。治宜健脾除湿，活血祛瘀，方用三仁汤加减。处方：苦杏仁、白豆蔻、厚朴、法半夏、仙鹤草、丝瓜络各15g，薏苡仁、紫草、茜草、雷公藤、鸡血藤、丹参各30g，木通12g，滑石（布包）18g，淡竹叶10g。3剂，2天1剂，水煎服。二诊：双大腿皮疹已消，双小腿皮色变淡，舌淡、苔白，脉濡。守方加桃仁15g，红花10g，续服1周，诸症消失。[黄虹.三仁汤治疗皮肤病举隅.新中医，2000，32（12）：44]

2. 湿疹 王某，男，65岁，1999年6月14日初诊。四肢红斑，丘疹，渗液伴瘙痒3天。3天前，饮食不节，四肢皮肤相继出现红斑、丘疹，瘙痒剧烈，搔抓后糜烂渗液，伴腹胀，乏力。查四肢伸侧泛发红斑、丘疹，色淡红，见抓痕、糜烂、渗液，对称分布，舌微红、苔白腻，脉滑数。诊断急性湿疹。证属脾虚湿盛，治宜健脾除湿，祛风止痒，方用三仁汤加减。处方：苦杏仁、白蔻仁、厚朴、法半夏各15g，薏苡仁、白鲜皮、地肤子、雷公藤、土茯苓、乌梢蛇各30g，木通12g，滑石布包18g，淡竹叶10g。3剂，2天1剂，水煎服。二诊四肢皮疹减少，无糜烂、渗液，瘙痒减，腹胀明显减轻，舌淡、苔白，脉滑。守方加丹参30g，续服1周。三诊四肢皮疹大部分消退，疹色沉着，睡眠差，守方去土茯苓，加酸枣仁、柏子仁各10g，续服1周，诸症消失。[黄虹.三仁汤治疗皮肤病举隅.新中医，2000，32（12）：44]

3. 脂溢性脱发 李某，男，37岁，工人。患脂溢性脱发3个月余，口服养血生发胶囊无效。自诉头发脱落明显，头屑过多，头皮瘙痒，伴头晕困重，口苦口黏，纳食可，大便黏腻不爽，舌红，苔略黄，脉濡。辨证：湿热上犯，熏蒸头面，治宜清热利湿。处方：杏仁10g，白蔻仁20g，薏苡仁30g，厚朴12g，滑石20g（包、先煎），通草10g，竹叶10g，半夏15g，石菖蒲15g，郁金15g，土茯苓15g，生甘草10g。服用2个疗程后，患者头发脱落明显减少，头皮瘙痒减轻。继续服药2个疗程，诸症消失，痊愈。[张慧，牛阳.三仁汤治疗脂溢性脱发20例临床观察.吉林中医药，2011，31（7）：642-643]

（十四）类风湿关节炎

郭某某，女，45岁，1982年8月24日初诊。患者周身关节疼痛10余年，每遇长夏之时疼痛加重。近1月来，患者自觉四肢关节疼痛，肿胀，发热，手指关节畸形，活动受限，并伴有肢体倦怠，胸闷不饥，食纳呆滞，恶心不吐，舌淡苔白腻，脉缓。实验室检查：血沉40mm/h，类风湿因子强阳性。辨病：类风湿关节炎。辨证：湿热痹。治法：清利湿热，通经活络。处方：三仁汤（杏仁12g，滑石15g，通草5g，白蔻仁6g，竹叶10g，厚朴6g，生薏苡仁15g，法半夏10g）加秦艽10g，木瓜15g，桑枝15g。服药6剂后，患者胸闷、恶心、纳呆好转，关节肿痛有所减轻，活动仍受限，前方去厚朴、滑石，加苍术 10g、当归 15g、川芎 10，继服 6 剂，结果恶心胸闷已愈，饮食增加，关节肿痛及活动受限明显好转。实验室检查：血沉 20mm/h，类风湿因子阳性。前方加忍冬藤 30g，继续治疗。[吕启珍. 吴观之运用三仁汤的经验. 北京中医，1995（4）：6]

【临床应用】

1. 社区获得性肺炎 有效率 91.7%。处方组成：薏苡仁 18g，桑白皮、连翘、瓜蒌各 15g，苦杏仁、滑石各 12g，清半夏、贝母各 10g，白蔻仁、通草、竹叶、厚朴、甘草各 6g。疗程 10d。[冯崇正. 化痰三仁汤治疗肺炎 36 例. 陕西中医，2011，32（9）：1158－1159]

2. 手足口病 湿热交阻型，方选三仁汤加减，药物：生薏苡仁、金银花各 10g，白蔻仁 3g，法半夏、陈皮各 8g，黄连 4g，杏仁、泽泻、藿香（后下）各 6g。[杨淑霞，解静. 升降散三仁汤配合西药治疗小儿手足口病 48 例. 陕西中医，2011，32（3）：285－286]

3. 传染性单核细胞增多症 三仁汤治疗在症状和体征（体温、咽峡炎、淋巴结）消退或减轻时间等方面比更昔洛韦更显著。[秦克力，佟颖，肖飞等. 三仁汤治疗传染性单核细胞增多症 61 例. 山东中医杂志，2011，30（3）：160－161]

4. 胆汁返流性胃炎 34 例，总有效率 79.41%。药用：薏苡仁 40g，白蔻 10g，车前仁 10g，黄连 10g，厚朴 10g，川木通 10g，半夏 10g，茯苓 12g，藿香 10g，淡竹叶 10g，鸡内金 20g，莱菔子 20g。2 周为一疗程。[潘鸿. 加减三仁汤治疗胆汁返流性胃炎 34 例. 实用中医药杂志，2006，22（9）：542]

5. 功能性消化不良 总有效率 96.7%。基本方药：生薏苡仁 30g，半夏 9g，白蔻仁 9g，杏仁 9g，通草 3g，滑石 15g，川厚朴 9g，陈皮 12g，竹叶 4g，甘草 3g。加减：嘈杂后酸者加黄连 6g，吴萸 1g；嗳气甚者加莱菔子 9g，广木香 9g；心烦易怒者加豆豉 9g；便溏者去杏仁，加米党参 15g；舌淡、苔白腻者去竹叶，加茯苓 15g，藿梗 12g；纳差者加谷芽、麦芽各 15g；胃痛甚者加元胡 15g，川楝子 12g。2 周 1 疗程。[张运希，苏东平. 三仁汤治疗功能性消化不良 60 例临床观察. 中国社区医师，2011，26（13）：173]

6. 慢性浅表性胃炎 总有效率 90%。予三仁汤加味：杏仁 10g，薏苡仁 30g，豆蔻 6g，厚朴 15g，法半夏 15g，通草 6g，竹叶 10g，滑石 20g，佛手 10g，紫苏梗 10g，谷芽 15g。并随证加减：肝郁气滞痛连及两胁，嗳气明显加青皮 15g，元胡 15g；寒象明显，加砂仁 10g，陈皮 15g；热象明显见口苦、苔黄，加蒲公英 30g，黄连 6g；恶心呕吐者，加生姜 10g，陈皮 15g；湿重明显见胸闷，苔腻，肢困重，加佩兰 15g，苍术 10g；脾虚见纳差腹胀，大便稀、乏力，加党参 15g，或太子参 30g，山药 15g；瘀血见舌暗者，加三棱 15g，甘松 10g。4 周为 1 个疗程。[史增信. 三仁汤治疗慢性浅表性胃炎 80 例. 中国中医药，

2011, 9 (4): 33]

7. 胃食管反流病 脾虚湿热型, 33 例全部有效。方药组成: 生薏苡仁 30g, 白蔻仁 10g, 杏仁 10g, 车前草 15g, 厚朴 9g, 半夏 12g, 黄连 9g, 吴茱萸 3g, 白及 15g。随症加减: 胃脘痛甚加元胡 15g; 恶心加竹茹 12g; 吐酸加瓦楞子 15g; 打嗝加苏子 15g, 旋覆花 12g; 肢体困倦、头沉重加佩兰 15g; 腹胀加大腹皮 12g; 小便黄赤加竹叶 12g; 大便滞而不爽加木香 6g、秦皮 9g。1 个月为 1 个疗程, 治疗 3 个疗程后复查胃镜。[闫尚峰, 陈璐. 三仁汤合左金丸治疗脾虚湿热型胃食管反流病 33 例. 甘肃中医, 2010, 23 (9): 9-10]

8. 糖尿病胃轻瘫 总有效率 96.6%。基本方: 杏仁、淡竹叶、厚朴各 15g, 白蔻仁 10~15g, 生薏苡仁 30g, 滑石 20~30g, 通草、半夏各 10g。随证加藿香、佩兰、黄连、冬瓜仁、黄芩、苍术等。1 周为 1 疗程, 连续用药 2~3 个疗程。[樊力. 三仁汤治疗糖尿病胃轻瘫 30 例. 四川中医, 2002, 20 (11): 47]

9. 慢性乙型病毒性肝炎 有效率 91.7%。方用: 杏仁、法半夏、青皮、茵陈、赤芍各 10g, 白蔻仁 5g, 薏苡仁、泽泻、六一散、郁金各 20g, 白花蛇舌草、土茯苓、水红花子、半枝莲各 15g, 大黄 6g。脾虚较甚者加黄芪 30g、山药 10g; 肝肾阴虚者加何首乌 15g, 山茱萸 10g; 阴血亏损者加生地、酸枣仁、白芍各 10g, 丹参 20g。疗程为 3 个月。[王先锋. 三仁汤治疗慢性乙型病毒性肝炎的临床观察. 湖北中医杂志, 2005, 27 (12): 28]

10. 2 型糖尿病 显效 69.2%, 总有效率 100%。组成: 杏仁 10g, 薏苡仁 30g, 白蔻仁 6g (后下), 半夏 10g, 厚朴 10g, 通草 6g, 滑石 15g, 竹叶 10g, 荔枝核 15g, 僵蚕 10g, 八仙草 15g, 茵陈 30g。10 天 1 疗程。[封宽德. 加味三仁汤治疗肝郁型 2 型糖尿病体会. 中国社区医师, 2009, 25 (3): 36]

11. 干燥综合征 总有效率为 95%。药用: 杏仁 10g, 滑石 30g, 白通草、白豆蔻、竹叶各 6g, 厚朴 12g, 生薏苡仁 45g, 半夏 9g。14 天为 1 个疗程。休息 3 天后再行第 2、3 个疗程, 3 个疗程后观察结果。[吕文增. 三仁汤治疗原发性干燥综合征 80 例. 辽宁中医杂志, 2004, 31 (10): 862]

12. 精液不液化症 总有效率 96.44%。基础方药: 赛葵 30g, 水蛭 10g, 薏苡仁 20g, 杏仁 15g, 蔻仁 10g, 半夏 15g, 厚朴 10g, 通草 9g, 竹叶 9g, 滑石 18g, 菟丝子 15g, 玄参 15g, 黄芪 30g, 怀牛膝 15g, 萆薢 20g。临症随症加减: 肾阳虚加仙灵脾、紫河车; 肾阴虚加枸杞、龟板; 气血两虚加红参、当归; 生殖道感染加冬葵、马齿苋、土茯苓。[邓平荟. 赛葵水蛭三仁汤治疗精液不液化症 56 例观察. 中国性科学, 2007, 16 (11): 27, 29]

13. 脂溢性皮炎 4 周为 1 个疗程, 总有效率 87.50%。药物组成: 杏仁 10g, 白蔻仁 8g, 薏苡仁 20g, 法半夏 10g, 厚朴 6g, 滑石 20g, 扁豆花 15g, 竹叶 10g, 佩兰 10g, 蒲公英 10g, 黄芩 10g, 生地 10g, 甘草 5g。取上药药渣加苦参20g，百部20g，野菊花15g，煎取500ml，外洗患处。[潘慧宜，蒋淑明，廖传德．加味三仁汤治疗脂溢性皮炎80例临床观察．江苏中医药，2008，40（10）：66]

14. 鼻窦炎 总有效率94%。加味三仁汤组成：杏仁10g，薏苡仁20g，白蔻仁10g，厚朴10g，半夏10g，通草6g，滑石10g，淡竹叶6g，苍耳子10g，辛夷10g，藿香10g。脓涕多者加黄芩10g，金银花20g；喷嚏甚者加桂枝10g，防风10g；头痛甚者加白芷10g；鼻涕带血丝者加当归10g，白芍10g；气短乏力者加党参10g。[唐汉文．加味三仁汤治疗鼻窦炎34例．中国民间疗法，1998，（6）：37]

15. 原田病 治愈44例，好转2例，缩短泼尼松平均用药时间。方药组成：杏仁、滑石、通草、白蔻仁、竹叶、厚朴、薏苡仁、半夏等。眼底水肿、视网膜脱离较重者加泽泻、车前子、茯苓、猪苓等，前节炎症较著者加苦参、黄柏、黄连等，头痛、耳鸣较重者加黄芪、菊花、柴胡等。[李林军．三仁汤治疗原田氏病的临床观察．河北北方学院学报，2011，27（3）：101-102]

【药理研究】

1. 降血脂 三仁汤能降低TC、LDL-C。[刘卫红，张琪，张蕾，等．三仁汤对大鼠高脂血症模型血脂及代谢产物谱的影响．中国中西医结合杂志，2011，31（1）：52-57]

2. 调节胃肠运动 三仁汤能降低脾胃湿热大鼠模型血浆中胃动素、增高胃泌素，从而抑制胃肠运动，提高胃酸分泌，促进消化功能。[文小敏，廖荣鑫，彭胜权，等．三仁汤对脾胃湿热证、湿偏重证大鼠胃动素、胃泌素作用的实验研究．新中医，2005，37（9）：94-95]此外，三仁汤对能通过增加胃窦部P物质含量，促进胃运动，通过提高生长抑素的含量，产生保护黏膜的作用。[陈佩婵，文小敏，谭永振等．三仁汤对脾胃湿热证、湿偏重证大鼠胃窦P物质、生长抑素的影响．湖南中医药大学学报，2008，28（2）：22-24]

3. 抗毒素 三仁汤对湿热证大鼠模型血浆内毒素有廓清作用。[常淑枫，萧照岑，陈爽白．三仁汤对温病湿热证大鼠血浆内毒素廓清作用机制研究．四川中医，2003，21（11）：21-23]

4. 抗炎、增强免疫 三仁汤能降低血清中IL-1、降钙素基因相关肽，增加$CD4^+$、$CD4^+/CD8^+$比值，提高T淋巴细胞免疫功能。[张自立，黄琴．三仁汤对大肠湿热证模型大鼠血中IL-1、血液流变学影响的研究．贵阳中医学院学报，2009，31（2）：86-88．黄琴，程昌培，吴红，等．三仁汤对大肠湿热证模型大鼠血中VitE、CGRP的调节作用．贵阳中医学院学报，2010，32（1）：15-16．文小敏，廖荣鑫，谭永振．三仁汤对脾胃湿热证大鼠模型外周血T淋巴细胞亚群的影响．南方医科大学学报，2008，28（7）：1201-1202]

【临证提要】三仁汤能宣畅气机，清利湿热，可使三焦湿热分解，用于湿温病。今人拓展其临床应用，凡湿热内郁诸症均可灵活运用，故广泛用于内外诸科疾病的治疗。使用本方的要点：一是舌苔，湿邪滞阻多见苔腻；二是便感，湿邪内阻常见大便不爽。

银翘马勃散

【来源】《温病条辨》卷一上焦篇。

【组成】连翘一两　牛蒡子六钱　银花五钱　射干三钱　马勃二钱

【用法】上杵为散，服如银翘散法。

【功效】解毒利咽。

【主治】湿温喉阻、咽痛。

【方解】本证因湿温郁肺、上阻咽喉所致，故用金银花、连翘清热解毒、开泄肺气，牛蒡子疏散风热、利咽散结，射干解毒利咽，马勃解毒消肿利咽。全方轻清宣开、少佐苦寒解毒利咽，故属于"辛凉微苦法。"

【验案精选】

1. 小儿手足口病　章某，女，3岁。2009年4月20日初诊。因手、足、口腔散在疱疹伴发热1天就诊。就诊时，患儿精神烦躁，大小便正常。查体：T38.8℃，口腔及咽部散在大小不一疱疹，周围有红晕，手掌、足底散在疱疹，双肺呼吸音粗，未闻及干湿性啰音，心律齐，心音有力，腹软，肝脾未触及，神经系统检查生理反射存在，病理反射未引出。舌质红，苔薄黄腻，脉浮数。诊断手足口病。处方：金银花5g，连翘5g，马勃5g，射干5g，桔梗3g，芦根12g，蝉蜕5g，僵蚕4g，滑石10g，神曲5g。嘱患儿在家隔离治疗，令患儿勤洗手，适度消毒，吃熟食，忌食牛肉、鱼虾及生冷饮食。2剂后热退，口腔疼痛明减轻，流涎减少，去滑石，加贯众5g，再服2剂后疱疹结痂，部分消退，口腔不痛，不流涎，饮食如常，大小便正常，再服3剂，症状消失，在家观察10天未见复发。[张磊. 银翘马勃散加减治疗小儿手足口病150例. 光明中医，2011，26（5）：955]

2. 流行性腮腺炎　患儿，江某，女，5岁半。1999年2月28日初诊。症见左腮部肿痛2天，发热，鼻塞，流清涕，纳差，大便偏干，小便微黄，舌边尖红，苔薄黄，脉浮数。查体：T 38.5℃，左腮部漫肿，表皮不红，扪之微热，触痛明显，张口疼痛加剧，腮腺导管口红肿，无脓性分泌物。中医诊断：痄腮，证属温毒在表。治以疏风清热、解毒消肿。方药：银花、连翘、夏枯草、青蒿各15g，马勃、牛蒡子、射干、薄荷各10g，板蓝根、浙贝母、僵蚕、黄芩各12g。并嘱用金黄散适量蜜水调敷左腮肿痛处，1日1次。服药2剂，患儿体温降至正常，腮部肿痛减轻，遂去青蒿、黄芩，继服4剂，诸症痊愈。[敖素华，韦衮政. 胡天成教授运用银翘马勃散经验撷萃. 四川中医，2002，20（1）：4]

3. 急性咽炎、急性扁桃体炎 患儿董某，女，4岁8个月。2000年6月2日初诊。症见咽喉疼痛，无发热恶寒，大便干结如羊粪，小便黄，舌红，苔黄，脉浮数。查体：咽充血，扁桃体Ⅰ度肿大，无脓性分泌物。中医诊断：急乳蛾，证属外感风热。治以疏风清热、解毒利咽。药用：银花、连翘、槟榔各15g，马勃、牛蒡子、薄荷、射干、丹皮、栀子各10g，板蓝根、炒枳实各12g。服药4剂，患儿咽喉疼痛明显缓解，大便变软易解，上方去炒枳实、槟榔，继服3剂痊愈。[敖素华，韦衮政．胡天成教授运用银翘马勃散经验撷萃．四川中医，2002，20（1）：4]

4. 急性化脓性中耳炎 王某，男，1岁6个月。2003－04－06初诊。发热2日，伴烦躁哭闹不安，纳差，小便短赤，大便2日未行。查体：体温38℃，神清，精神差，咽部充血，双侧扁桃体Ⅱ度肿大，舌质红，苔薄黄，右侧外耳道可见脓性分泌物。双肺呼吸音粗，未闻及干湿性啰音，心腹未见异常。西医诊断为急性化脓性中耳炎。辨证为热毒内蕴，外感风热。治宜清热疏风解毒。予银翘马勃散加味。药物组成：金银花5g，连翘6g，黄芩5g，桔梗4g，射干5g，马勃4g，牛蒡子5g，蒲公英6g，苍耳子6g，焦栀子3g，黄芩4g，生甘草3g。3剂。水煎服，日1剂。外用双氧水清洗外耳道。红霉素0.25g加氢化可的松25mg滴耳。2003－04－09二诊：发热已退，大便通畅，烦躁哭闹明显减轻，食纳仍差，咽部及扁桃体充血明显减轻，两侧扁桃体Ⅱ度肿大。左侧外耳道见少许脓性结痂。药物组成：金银花5g，连翘6g，黄芩6g，桔梗4g，射干5g，马勃4g，牛蒡子5g，蒲公英6g，苍耳子6g，焦栀子3g，焦三仙各6g，生甘草3g。服5剂而愈。[王平．银翘马勃散加味在小儿热证中的应用．河北中医，2008，30（7）：727－728]

5. 急性溃疡性口腔炎 李某，女，3岁。2003年6月10日初诊。发热、口痛1日，伴流涎，不食，小便短赤，大便3日未行。查体：体温39.2℃，神清，精神差，面赤，口腔黏膜及咽部充血，有多处糜烂面，有的有灰白色假膜，舌尖红赤，舌面有溃疡面，心肺腹未见异常。血常规：白细胞计数3.9×10^9/L，中性粒细胞0.76，淋巴细胞0.21。西医诊断为急性溃疡性口腔炎。辨证为脾胃蕴热，风热外袭。治宜泻火解毒利咽。予银翘马勃散加味。药物组成：金银花10g，连翘12g，黄芩9g，桔梗6g，玄参5g，射干8g，马勃（包煎）6g，牛蒡子10g，蒲公英12g，生大黄6g，生石膏20g，竹叶6g。3剂。水煎服，日1剂。同时用0.9%氯化钠注射液漱口。2003年6月13日二诊：热退，口腔及咽部疼痛减轻，食纳好转，大便通畅，口腔溃疡面减少，黏膜仍有充血，继前方去生大黄，5剂而痊愈。[王平．银翘马勃散加味在小儿热证中的应用．河北中医，2008，30（7）：727－728]

6. 咳嗽 李某，女，35岁，教师。3周前因感冒而出现恶寒发热、鼻塞流涕、头痛微咳等症。自服感冒药后，诸症渐愈，唯咳嗽加剧，咽喉干痒疼痛，痒则咳嗽，昼夜不休，干咳少痰，口鼻干燥。查体见咽部充血明显。舌质红苔薄黄，脉浮稍数。予银翘马勃散合桑杏汤加减：银花 12g，连翘 12g，马勃 10g，牛蒡子 6g，射干 10g，杏仁 10g，桑叶 10g，浙贝 10g，北沙参 15g，栀子 6g，钩藤 10g，薄荷 5g，嘱煎药时再自加梨皮半个。前后服药 7 剂而获痊愈。[夏鑫华. 伍炳彩运用银翘马勃散经验. 江西中医药，2003，34（10）：5-6]

7. 胸闷 刘某，女，47 岁。近 2 个月来时觉胸闷不舒，胸中似有物堵塞，气短乏力，心烦不寐。自觉咽喉有痰，梗阻不适（素有慢性咽喉炎）。胸透及心电图检查未见异常。舌质偏红苔淡黄根厚，脉弦滑。予银翘马勃散合茯苓杏仁甘草汤加减：银花 10g，连翘 10g，马勃 10g，牛蒡子 6g，射干 10g，茯苓 10g，杏仁 10g，甘草 6g，郁金 10g，枇杷叶 10g。服药 5 剂，胸闷减轻，胸中堵塞感消除，咽喉痰阻感较前减轻，惟稍觉胸痛、疲乏。守方加丹参 10g，太子参 15g，继服 7 剂而愈。近期随访无复发。[夏鑫华. 伍炳彩运用银翘马勃散经验. 江西中医药，2003，34（10）：5-6]

8. 精神分裂症 病员，34 岁，会计。原有精神分裂症病史，缘于小孩走失，旧疾复发，其母带来诊治。诊见：语言不休，烦躁不安，答非所问，目睛呆滞，无故嬉笑，或喃喃自语找小孩去。舌质红，舌苔黄腻而干，脉滑数寸旺，观其面色红润，咽部充血明显，诊为痰热扰心。根据伍师经验，患者有咽红、寸脉旺之证，亦可用银翘马勃散加味。处方：银花 15g，连翘 15g，马勃 10g，射干 10g，牛蒡子 10g，枳实 6g，竹茹 10g，法半夏 10g，陈皮 10g，茯苓 10g，甘草 5g，5 剂。复诊：其母述药后神识渐清，躁动得减，但鼻流浊涕，前额头痛，兼夹阳明风热，改以银翘马勃散合葛根芩连汤。银花 15g，连翘 15g，马勃 10g，射干 10g，牛蒡子 10g，葛根 10g，黄芩 10g，黄连 6g，甘草 5g，辛夷 10g，5 剂。再诊：其母欣告，症除七八，见其神情近常，举止不乱，谈吐有序，惟时有嬉笑，欲动少静，小便黄，大便正常，舌质偏红，苔黄腻尽退，脉滑数寸旺。知药已中病，继用清热化痰，清心开窍法。银花 15g，连翘 15g，马勃 10g，射干 10g，牛蒡子 10g，枳实 6g，竹茹 10g，法半夏 10g，陈皮 10g，茯苓 10g，甘草 5g，黄连 6g，石菖蒲 6g，郁金 10g。药过一旬，已上班工作。2 月后，与其母相遇，问及病情，答曰如常人。[廖世忠，陆社桂，张刚. 银翘马勃散加味治疗急症一得. 中国中医急症，2000，9（5）：236-237]

【临床应用】

1. 小儿手足口病 有效率为 93%。组方如下：金银花 5g，连翘 5g，马勃 5g，射干 5g，芦根 10g，桔梗 3g，甘草 3g，蝉蜕 5g，牛蒡子 5g，僵蚕 4g（3 岁量）。大便溏则去牛蒡子，加神曲；四肢冷加姜黄。治疗 10 天。[张磊. 银翘马勃散加减治疗小儿手足口病 150 例. 光明中医，2011，26（5）：955-956]

2. 小儿化脓性扁桃体炎　处方：金银花、连翘、射干、马勃、牛蒡子、蒲公英、鱼腥草、桔梗。体温高时加生石膏，大便干燥时加川大黄。连服 5 天。总有效率 99%。[刘继萍，汪莉莉，王彦平. 加味银翘马勃散治疗小儿急性化脓性扁桃体炎. 现代中西医结合杂志，2007，16（8）：1070－1071]

3. 喉源性咳嗽　总有效率 92%。方用：银花、连翘各 15g，马勃、牛蒡子、射干、瓜蒌皮、前胡、桔梗各 12g，杏仁 10g。随症加减：咽喉充血明显，加板蓝根、蒲公英各 15g；痰黏难咯，加海浮石 30g，胆南星 10g；声嘶加僵蚕、蝉蜕各 12g；口干喜饮，加天花粉、麦冬各 12g；大便干结，加槟榔、枳实各 12g。7 天为 1 疗程。[敖素华，彭素岚，王俊峰. 银翘马勃散加味治疗喉源性咳嗽 50 例. 陕西中医，2005，26（12）：1273－1274]

【临证提要】银翘马勃散有疏风清热、解毒散结、轻清开宣的功效，为治咽喉疾病之良方，主治咽阻、喉痹。头为诸阳之会，风热邪毒常郁结头面部而为患，若郁于咽喉，可见咽喉疼痛、吞咽不利；郁于颈部，则可见结核肿痛；郁结于腮部，则可见以耳垂为中心的漫肿疼痛；郁闭肺气，则见咳嗽。以上病证，分别属于西医学之急性咽炎、扁桃体炎、腮腺炎、颌下淋巴结炎、喉源性咳嗽等，均可采用银翘马勃散治疗。腮腺炎加板蓝根、夏枯草、浙贝母、玄参、僵蚕；喉源性咳嗽加黄芩、杏仁、桔梗、瓜壳、前胡、炙枇杷叶等；急性咽炎、急性扁桃体炎加薄荷、蚤休、板蓝根、桔梗，化脓者加蒲公英、野菊花，或合黄连解毒汤。淋巴结肿大者，加夏枯草、浙贝母、生牡蛎；唇舌红者，加丹皮、栀子；口干喜饮者，加天花粉、玄参、麦冬；大便干结难解，加炒枳实、槟榔、大黄；舌苔白，兼湿，可加滑石清热利湿；发热者，加青蒿、黄芩。

吴鞠通加减法："不痛但阻，甚者加滑石六钱，桔梗五钱，苇根五钱。"

宣痹汤

【来源】《温病条辨》卷一上焦篇。

【组成】枇杷叶二钱　郁金一钱五分　射干一钱　白通草一钱　香豆豉一钱五分

【用法】水五杯，煮取二杯，分二次服。

【功效】解郁开痹。

【主治】太阴湿温，气分痹郁而哕。

【方解】本证因湿热痹阻肺气，上焦气机升降失调所致，故用枇杷叶清肺化痰降气，郁金开郁行气，射干清热降气消痰，通草宣通脉络，香豉能升能散，有宣通上焦之功。全方有辛开、苦降、宣通的特点，故属于"苦辛通法"。

【验案精选】

1. 胸痹 徐某，男，22 岁，住深桥公社西坑大队。患者于半年前因用力过度后，发生经常咳嗽，胸背疼痛，呼吸不舒，时而太息。经县医院 X 光胸部透视，无明显病变。现症胸前闷痛，牵引背部及左臂，并有短气，入夜尤甚。脉象寸部沉涩，尺部缓。舌苔薄白。诊为胸中清阳不宣，阴浊凝结所致。夜属阴，阴浊盘踞胸中，故入夜则痛甚。治当轻辛宣阳，除痰降浊，取宣痹汤加味。处方：郁金、香豉、通草、桔梗、沉香、桂枝各 6g，枇杷叶 12g，白芥子 4.5g，饭后服。二诊药后胸痛减轻，呼吸稍畅，咯痰较易。以前方再服 2 剂，胸痛完全消失，其他症状亦痊愈。[沈兆科. 加味宣痹汤治疗胸痹病例介绍. 福建中医药，1965，(5)：34]

2. 胸闷咳嗽（支气管炎） 陈某，女，46 岁，干部。因感胸部闷塞半年余，伴咽阻咳嗽半月来诊。患者素有慢性咽炎及支气管炎史。半年前，因受凉感冒后引发胸闷，重时胸闷如窒，并间作咳嗽，多次就诊，均诊为上感、支气管炎。曾服用多种消炎药、止咳药及三拗、桑菊类方无效。半月来胸闷渐甚，伴咽哽、咳嗽，经做心电图、胸部 X 光片等检查，未有异常发现。刻诊：胸闷如窒，咽部似有物作梗，稍咳，痰少白黏，纳呆恶心，头晕身重，心烦不渴，二便尚调。舌质暗红、苔粘腻淡黄，脉濡。责之湿痰内结，肺痹失展。遂拟吴氏宣痹汤加味，以期祛化湿痰、调气开结，而复肺之宣降。处方：射干 10g，郁金 10g，枇杷叶 10g（包），淡豆豉 6g，石菖蒲 4g，茯苓 10g，杏仁 10g，甘草 3g，通草 3g。药服 3 剂，胸渐松适，咽阻亦轻，舌苔较前薄净。5 剂尽服，诸症几除，胃口亦开，咳嗽已除。后以沙参六君加紫菀、冬花辈善后。[吴难，史锁芳. 吴氏宣痹汤治疗肺痹机制探讨. 江苏中医，1997，18 (8)：32]

3. 呃逆 杨某某，男，31 岁，2 个月前出行冒雨，衣服湿透，数日后头痛恶风，身体重痛。服解表药得汗，头痛恶风已罢，而身体重痛未除，医以为虚，投补中益气汤，次日高热口渴，复认为阳明证，先后用过白虎汤、承气汤，热亦不退，反增呃逆，更医见脉结代，用炙甘草汤而呃逆愈剧，乃邀林老诊治。切其脉濡促，舌淡红苔薄白燥，面色暗垢，身热无汗，胸闷心烦不寐，小便短少，大便不通，纳少口燥，时时呃逆，牵动全身，振动床架，此乃湿温误治，肺气为湿热之邪痹郁，清阳不展使然，遂用上焦宣痹汤宣其痹郁而透化湿热。枇杷叶、射干各 15g，枳壳、郁金、香豉各 10g，通草 8g，3 剂。3 日后复诊：症无变化，知病日久，病结尤深，非 1、2 剂能够通达，步上方再进 3 剂，汗出，吐宿食痰涎数口，呃逆减少，大便 1 次，脉静身凉，

精神清爽，知饥索食，调理月余而安。[阮诗玮．林上卿应用上焦宣痹汤的经验．福建中医药，1992，23（4）：5－6]

4. 腹痛 蔡某某，女，45 岁。1981 年 8 月间住本院外科。症见右上腹部阵发性剧痛，并向腰背部反射，发作时辗转不安，不能平卧，腹胀，伴恶心呕吐，大便不通，小便短赤，舌质淡红，苔黄浊，脉细滑数。检查：体温 37.5℃，心肺正常，右上腹明显压痛，腹软，肝脾未触及，肠鸣音亢进。白细胞 12.3×10^9/L。中性粒细胞 0.85，淋巴细胞 0.13，嗜酸性粒细胞 0.02，血淀粉酶：250 单位。X 线透视：见胃及结肠充气，回盲部中段见一约 6cm 液平面。经西医给予消炎、止痛，但酸痛未见明显缓解，腹胀加剧。曾用疏肝理气法治疗，也未见效，延至第四天，改用加味宣痹汤（鲜枇杷叶、射干各9g，郁金、枳实、豆豉、川厚朴各 6g，大黄 12g，通草 3g）加大腹皮、莱菔子。药后矢气频作，大便连通 2 次，疼痛缓解，腹胀消除，继用和胃理气化湿法以善后。[陈小钦．加味宣痹汤临床应用一得．福建中医药，1982，（6）：58]

5. 癃闭 赵某某，男，58 岁，反复咳嗽气喘 3 年，诊为慢支肺气肿，此次发作 3 个月余，西医予抗菌、止嗽定喘处理有所缓解，后又出现小便不利，水肿，用强心利尿剂，只能显效一时。近日来咳嗽加剧，小便不通，延治于林老。症见咳嗽痰喘，胸闷，呃逆不已，小便不利，小腹胀迫，声如瓮中出，口干不饮，欲大便而不后重，舌淡红，苔白厚欠润，脉濡。证属肺气痹塞，水道不通。治宜开肺宣痹，通调水道。宣痹汤加葶苈子主之。枇杷叶 30g，射干、郁金、香豉、通草、葶苈子各 10g，1 剂后小便 3 次，1000ml 左右，大便1 次量多，痰喘略减。继原方再进 2 剂，咳嗽，水肿减退，二便通利，但语音不彰，舌淡苔薄，脉和缓，守上方加人参 10g，调治旬余而安。[阮诗玮．林上卿应用上焦宣痹汤的经验．福建中医药，1992，23（4）：5－6]

6. 梅核气 赵某某，女，40 岁。丧女悲哀，忧思郁悒，肺气失于宣肃，胸膈憋闷，咽喉梗噎，状如梅核。就医服半夏厚朴汤多剂，病情不减，反增心烦、口苦、咽干之症。余诊其脉细滑，寸口滑大，苔薄黄，拟宣肺解郁，清气化痰。乃为肺气膹郁，气郁化火，灼津炼痰所致，予宣痹汤加减：鲜枇杷叶 30g，广郁金、炙射干各 12g，黄芩 9g，通草、枳壳、桔梗各 5g，3 剂而愈。[李兰舫．宣痹汤临床应用两则．中医杂志，1987，（8）：18]

【临床应用】

1. 咽源性咳嗽 总有效率 80%。药用：射干 6g，郁金 10g，淡豆豉（牛蒡子或防风）10g，炙麻黄 6g，杏仁 6～10g，京半夏 10g，黄芩 6～10g，车前子 10g，桔梗 6g，甘草 3g。痰多加莱菔子、葶苈子各 3～6g；流涕、喷嚏、咽痛，加连翘 10～15g，玄参 10g；纳少，加生麦芽、生谷芽各 6g。[卫利，蒋样林，苏树蓉．新制上焦宣痹汤治疗小儿咽源性咳嗽 200 例．辽宁中医杂志，2005，32

(9)：923]

2. 慢性阻塞性肺病急性期 总有效率达90%，而且能明显改善患者咳嗽、咯痰、喘息症状，其疗效明显优于单纯西医治疗。方用宣痹汤合用苇茎汤：苇茎30g，射干12g，枇杷叶15g，桃仁12g，郁金15g，冬瓜仁30g，薏苡仁30g，杏仁12g，滑石15g，黄芩15g，瓜蒌15g，前胡15g，葶苈子15g。14天为1疗程。[石岫岩，吴力群，徐正莉.苇茎宣痹汤治疗慢性阻塞性肺病急性期40例.山东中医杂志，2007，26（2）：99－101]

3. 慢性肥厚型咽炎 25例，痊愈20例，显效4例，无效5例。基本方：郁金、射干、枇杷叶、通草。加减：热偏重可加银花、连翘、马勃、橄榄、山豆根等。痰偏重加浙贝、橘皮、茯苓、半夏、桔梗、甘草等。湿邪郁闭为主加藿香梗、蔻仁、厚朴、茯苓、滑石等。气郁为主加合欢皮、代代花、厚朴、瓜蒌壳、橘核、陈皮等。阴津受伤加芦根、知母、天花粉、天冬、麦冬、玄参等。[姚梅龄.用宣痹汤治疗慢性肥厚型咽炎的体会.江西中医药，1980，（1）：37－38]

4. 中风后呃逆 有效率为84.5%。处方：代赭石30g，旋覆花9g，枇杷叶15g，香豆豉6g，党参6g，生姜9g，半夏9g，大枣9g，炙甘草6g，郁金9g，射干6g，白通草3g。7天为1个疗程。[聂文彬.旋复代赭汤合宣痹汤治疗中风后呃逆58例.中国医药导报，2009，6（7）：92－93]

5. 胸胁内伤 临床观察178例，全部治愈，用药3~6剂。方药组成：枇杷叶6~10g，郁金10g，射干6~10g，通草2~4g。瘀血加元胡、制乳没、泽兰、丹参、枳壳；气滞加柴胡、青陈皮、香附、厚朴、佛手；苔黄偏热，加浙贝母、桑白皮；苔白偏寒加苏子、白蔻仁；咳血加白茅根、仙鹤草。[宋治平.上焦宣痹汤治疗胸胁内伤178例疗效观察.工企医刊，1998，11（4）：68－69]

【临证提要】本方有调气宣壅展痹之功，用于肺痹、呃逆的治疗。今认为肺痹是包括喘咳气逆、胸痞烦闷、胸胁胀闷等为主的一类临床综合征，故宣痹汤临床应用颇为广泛，包括呃逆、胸痛、喉痹、喘嗽等症，西医学之慢性咽炎、扁桃体炎、喘息性支气管炎、肺炎、食管炎、胸膜炎后遗症、肋间神经痛等病。本方治疗呃逆可加旋覆花、柿蒂等；治疗痰阻喉痹者可加厚朴、法半夏；胸痛加路路通、降香、橘络、丝瓜络；咳喘合苇茎汤、杏仁、滑石。偏于气郁上逆者加沉香、枳壳、旋覆花；挟寒痰者加桂枝、白芥子、石菖蒲；挟热痰者加瓜蒌、黄芩、黄连、半夏；血郁者加丹参、赤芍、乳香、没药。

宣痹汤也可用于肠梗阻、肠粘连、肠痉挛、癃闭等下焦疾病，见腹痛、腹胀满如鼓者，此因肺主一身之气，开肺痹则下焦气滞得通，气机自和。

桂枝姜附汤

【来源】《温病条辨》卷一上焦篇。

【组成】桂枝六钱　干姜三钱　白术三钱，生　熟附子三钱

【用法】水五杯，煮取二杯，渣再煮一杯服。

【功效】通阳散寒。

【主治】形寒，经络拘束，不渴，脉缓，舌淡或白滑。

【方解】本证因寒湿阻滞、阳气痹阻所致，故用桂枝通阳解表，干姜、附子温中，白术燥湿。全方以辛热之品温养阳气，佐以苦温燥湿，故为"苦辛热法"。

【验案精选】

脱疽　屠某某，男，23岁，农民，1984年2月16日就诊。患者于严冬涉水，近月余右足三、四、五趾肤色始现暗红，有痛痒感，继则皮肤紫绀，日渐加深，痛势日增，得温则痛稍减，跛行，肢末不温，体疲畏寒，舌淡而暗晦，脉象沉涩。诊断为脱疽（寒凝血瘀型）。治以温经祛寒燥湿，活血化瘀止痛，方选桂枝姜附汤合当归养血丸加味：桂枝10g，干姜5g，熟附子10g，白术12g，当归12g，丹皮12g，炒元胡15g，丹参20g，金银花6g，牛膝12g，7剂。服药后，皮肤紫暗瘀块缩小，疼痛锐减，肢末转温，体疲畏寒消失，舌现淡红，脉沉缓。上方略作增减，续服10剂后，瘀块结痂脱落，疼痛消失而恢复健康。[陈树庄.脱疽验案二则.湖北中医杂志，1986，(2)：41]

【临床应用】

脱疽　桂枝姜附汤和当归养血丸加味治疗13例，痊愈12例，基本治愈1例，基本方为：桂枝、干姜、熟附子、炒白术、当归、赤芍、丹皮、元胡等。[陈树庄.脱疽13例治验.吉林中医药，1986，(3)：21]

【临证提要】本方温阳散寒祛湿，用于寒湿痹证。今人用本方合用养血活血法治疗寒凝血瘀型脱疽有效。

白虎加桂枝汤

【来源】《温病条辨》卷一上焦篇。

【组成】知母六钱　生石膏一两六钱　粳米一合　桂枝木三钱　炙甘草二钱

【用法】水八碗，煮取三碗，先服一碗，得汗为度，不知再服，知后仍服

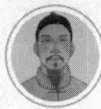

一剂，中病即已。

【功效】清热解表。

【主治】温疟，骨节疼烦，时呕，但热不寒，其脉如平。

【方解】本证因风寒外束，阳明气分邪热炽盛所致，故用白虎汤清泄里热，加桂枝解表寒。

【验案精选】

1. 热痹（风湿性关节炎） 张某某，女，50岁，农民。左膝关节肿痛5个月余，曾到当地卫生院诊治（具体用药不详）未见明显好转而来本院就诊。症见：左膝关节肿胀灼热，疼痛难忍，得冷则舒，手不可近，步履艰难，口干不欲饮，舌质稍红、苔黄腻，脉滑数。抗"O"700单位，血沉60mm/h，类风湿因子阴性，X线片无骨质改变。诊断为风湿性关节炎。证属热痹，治以清热通络，疏风胜湿。用白虎加桂枝汤合二妙散加减：生石膏（先煎）60g，知母15g，桂枝、黄柏、苍术、川牛膝、木瓜、粳米、乳香、没药各10g，甘草5g。服药半个月后疼痛大减，肿胀消退明显。继服半个月，临床症状消失，1个月后复查抗"O"<500单位，血沉12mm/h。现已半年余未见复发。[杨冬梅，赖登红. 白虎加桂枝汤合二妙散治疗热痹42例. 江西中医药，2009，40(11)：44-45]

2. 慢性鼻窦炎 王某，女，52岁。1999年3月11日初诊。主诉：近10年来，反复鼻塞流浊涕，伴嗅觉减退，头晕，头胀痛，诊断为慢性鼻窦炎，经多方治疗，症状可暂时缓解但不能根治，每遇受凉感冒或疲劳后加重。半月前因受凉致旧病再发，在五官科治疗未见好转而来诊。症见鼻塞不通，吐出黏稠的黄色浊涕，前额胀痛，睁眼或弯腰时加重，午后尤甚。伴头晕耳鸣，畏寒乏力，纳呆，二便如常，不闻香臭，舌苔黄稍腻，脉细滑无力。诊为鼻渊，予白虎加桂枝汤加减，药用：生石膏50g，桂枝5g，薏苡仁、怀山药各15g，黄芩10g，麻黄3g，鱼腥草20g，杏仁、菊花各10g，辛夷花6g，金银花、茯苓各15g，半夏、藿香各10g。每日1剂，水煎分2次内服，连服5剂，头痛、鼻塞明显减轻，浊涕明显减少，仍有乏力，纳差，上方去黄芩加黄芪15g，白术、陈皮各10g，再服5剂，诸症基本消失，精神好转。半年后随访患者没有再发作。[黄东平. 白虎加桂枝汤治疗慢性鼻窦炎16例临床分析. 辽宁中医学院学报，2005，7(5)：473]

3. 发热 钱某，男，29岁，干部。患者1994年2月底出差，不慎外感、发热、咳嗽痰多。数日后返昆，症状加重，体温39.2℃，经胸片，肥达反应等理化检查无异常发现，以"发热待诊"，收住某医院观察治疗20余日，症状未见好转。3月26日患者来诊，面色苍白，形体偏瘦，体倦乏力，全身骨节疼烦，但热不寒，体温从下午2时发热明显，晚上9时升至39.2℃，夜热早凉，口干思饮，时有汗出，舌质淡红，苔薄黄腻，脉浮滑微弦。辨证：温疟。治则：清凉透邪，方药：白虎加桂枝汤。处方：生石膏50g，知母10g，粳米20g，桂枝15g，苇根15g，法半夏15g，桔梗10g，连翘10g，淡竹叶10g，白豆蔻10g，甘草3g，3剂。4月2日复诊，热退，体温已恢复正常，口苦，微咳，时有烦躁，大便稀塘，每日2～3次，头晕乏力，舌质淡红，苔薄白腻，脉弦。此乃温病后期，肝脾失调，方用柴平汤加黄连10g，荷顶3个，淡竹叶10g，波落10g，2剂而愈。1年后随访，经治疗后未再出现过高热。[房援朝，陆蓉芳. 白虎加桂枝汤治疗长期高热二例. 云南中医中药杂志，1995, 16（6）：62-63]

【临床应用】

1. 痛风性关节炎　白虎加桂枝汤加减：知母10g，生石膏30g，怀山药20g，甘草6g，桂枝10g。热甚加忍冬藤15g，连翘10g，黄柏10g；关节肿痛甚加海桐皮10g，姜黄10g，威灵仙10g，防己10g，桑枝15g。有效率91.30%。[罗树梅. 白虎加桂枝汤治疗痛风性关节炎急性发作临床观察. 光明中医，2010, 25（7）：1173]

2. 类风湿关节炎　总有效率96.7%。组成：生石膏30g，知母10g，甘草6g，桂枝10g，黄柏10g，连翘15g，威灵仙30g，桑枝10g，苍术10g，赤芍15g，川牛膝30g，全虫10g。治疗15天。[牛雪彩. 白虎加桂枝汤合用胸腺肽治疗类风湿性关节炎30例. 中国中医药信息杂志，19996（9）：43-44]

3. 慢性鼻窦炎　总有效率93.75%。白虎加桂枝汤加减：生石膏30～100g，桂枝3～6g，知母10g，鱼腥草15～30g，怀山药12g，黄芩10～15g，薏苡仁15g，麻黄3g，菊花10g，辛夷花6g，金银花15g，甘草6g。风寒表证重加荆芥、防风各6g；脾虚痰甚者加半夏10g，茯苓15g，陈皮6g；痰火内甚者加胆星6g，竹茹10g；头痛明显加白芷6g；体倦乏力，汗出易于感冒者加黄芪18g，白术12g，防风10g。10天为1个疗程。[黄东平. 白虎加桂枝汤治疗慢性鼻窦炎16例临床分析. 辽宁中医学院学报，2005, 7（5）：473]

【药理研究】

1. 抗过敏　白虎加桂枝汤对大鼠被动皮肤过敏反应有抑制作用，能抑制Ⅰ型变态反应。[张慧敏，AM Bhutto，前田启介，等. 白虎加桂枝汤对大鼠被动皮肤过敏反应抑制效果的观察. 中华中医药学会皮肤科分会第五次学术年会，2009]

2. 抗炎、抗风湿　复方白虎加桂枝汤对大鼠急性痛风模型，能使踝关节肿胀明显消退，关节及其周围组织的K^+浓度明显降低，关节炎症的病理改变明显改善。[金红兰，郭瑞新. 复方白虎加桂枝汤防治大鼠痛风模型的实验观察. 深圳中西医结合杂志，2005, 15（8）：199-201]

【临证提要】白虎加桂枝汤源于《金匮要略》，具有清热泻火解表的功效，用于骨节疼烦、发热。今用于风湿病（如类风湿关节炎、痛风性关节炎、

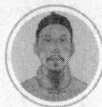

系统性红斑狼疮）和鼻窦炎（鼻渊）的治疗。鼻旁乃阳明胃经分布之区，若风热壅阻胃经，熏蒸于鼻窍所致的鼻渊，可投以白虎加桂枝汤，用白虎汤清肺胃之热，桂枝既能外散风邪、解肌通络，又能与石膏配伍，使全方形成辛凉之性。另外，需要注意的是，本方治疗热痹生石膏常需重用至 30g 以上，最大可以达到 60g 或 120g。

杏仁汤

【来源】《温病条辨》卷一上焦篇。

【组成】杏仁三钱　黄芩一钱五分　连翘一钱五分　滑石三钱　桑叶一钱五分　茯苓块三钱　白蔻皮八分　梨皮二钱

【用法】水三杯煮取二杯，日再服。

【功效】宣肺止咳，清热利湿。

【主治】肺疟，咳嗽频仍，寒从背起，渴饮，舌白。

【方解】本证因上焦湿热所致，故用桑叶、杏仁、白蔻宣降太阴、透解湿热；黄芩苦降清热，滑石、茯苓甘凉淡渗，清利湿热；梨皮护肺津，防湿热耗津。本方以苦辛寒凉之品清利湿热，故属于"苦辛寒法"。

【验案精选】

1. 发热

（1）支气管炎性发热　侯某，男，21 岁。就诊时间 2006 年 5 月 14 日。4天前无明显诱因自觉胸骨右侧疼痛，继则发热达 38℃，于门诊静脉输液（抗生素药名不详）2 天，热不见退，昨起两颞侧头痛，发热至 39.3℃，身作冷伴寒战，有轻度咳嗽，但咳则胸骨右侧疼痛更甚，咯痰少，无胸闷气短，无呼吸困难，今晨腋温 39.7℃，身仍作冷，头颞痛如前，且昏沉而闷，纳差恶心，口干不欲饮，夜寐不安，大便尚可，小便色黄。舌质红，苔淡黄厚。体征：形体结实，精神困顿，面带赤色，脉细偏缓。血压 130/80mmHg，外周血中性粒细胞 7.2×10^9/L；胸片显示：两肺纹理粗乱，考虑为支气管炎性病变。中医辨证：上焦寒风郁热，热与湿合，病位为少阳兼太阴。处方以柴胡杏仁汤加减：柴胡 15g，黄芩 15g，天花粉 15g，杏仁 15g，白蔻仁（后下）8g，桑叶 10g，连翘 15g，滑石（包）15g，茯苓 15g，大腹皮 10g，桔梗 10g。6 剂，嘱患者昼夜共服 2 剂。3 天后复诊：服上药 1 剂后，即身汗出热退，身体轻度怕冷，次日头痛、咳嗽也大减而不显，纳可，精神转佳。尽剂后，除微有口干，喜凉饮而不多，余症均除。舌微红，苔中后略厚，脉缓滑。此为寒风已解，湿热退而未尽，处以少量除湿清热之品善后。[曹彩云，占玮．寒温合方退高热—刘英锋教授运用柴胡杏仁汤的经验．上海中医药杂志，2007，41（3）：25－26]

（2）**脾脏切除术后发热** 陈某某，男，33岁，住市某院外二科，1982年2月5日会诊。患者因肝硬化合并食道静脉破裂出血而于1987年1月7日住市立某医院，当晚行脾切除术及胃底静脉结扎术，术后每日上午10时左右，先觉背部怕冷，约过20~30分钟即发热，体温逐渐上升至39℃多，至晚汗出热退。西医认为感染，先用抗生素治疗，每3日更换一种抗生素，至2月5日病情毫无缓解，其中并合并西医支持疗法，如输液输血、输入白蛋白等，并用中药滋阴清热之剂，体温始终不见下降，乃于二月五日请余会诊。诊时除上述症状外，并有咳嗽痰不易出，色白量少，喉干胸闷，口渴欲冷饮但量不多，食后稍胀，体温下降时虽有汗出，但汗出至胸，不能下达至脚，口黏，小便黄，苔白稍厚，舌红，脉弦数，两寸俱浮。诊断为肺疟，投以杏仁汤加味：杏仁10g，黄芩10g，连翘10g，白蔻仁6g，滑石15g，冬桑叶10g，射干10g，郁金10g，白通草3g，鲜梨1枝（连皮切），3剂，每日1剂。2月8日二诊：药后怕冷除，体温下降至37.8℃，咳嗽减轻，胸闷除，唇仍干燥，口渴稍减，口稍黏，苔白稍厚，脉弦稍数，寸稍旺，仍用上方去射干、郁金、枇杷叶，3剂，每日1剂。以后连诊几次，均同上方不变，至2月17日，体温降至37.4℃，口黏除，唇齿干燥亦消失，小便转为淡黄，乃转用青蒿鳖甲汤，热全退清。[伍炳彩．杏仁汤临床应用举隅．江西中医药，1987（6）：26－29]

2. 慢性结肠炎 章某某，男，54岁，1987年3月5日初诊。患者有慢性结肠炎史10余年，屡治不效，大便每日2~3次，多则4~5次，软而不成形，有时带黏液，便前无明显肠鸣腹痛等症，伴唇喉干燥，口黏口渴，苔白厚而干，舌红脉浮，拟诊为湿热伤津化燥，投以杏仁汤原方，原只想先缓解湿热伤津之燥象，又清湿热，不意服药之后不但干燥诸症好转，大便次数亦减，遂用原方连服20余剂，唇喉干燥大减，口黏亦减，大便转为每日1次。追访至今，大便均正常。[伍炳彩．杏仁汤临床应用举隅．江西中医药，1987（6）：26－29]

3. 肾结石 余某某，女，62岁，1986年11月21日初诊。患者因左侧腰腹疼痛而就诊于省某附属医院，拍片诊断为左肾结石，因合并糖尿病、高血压而就治于中医。就诊时除左腰腹胀痛外，伴小便短黄，有时浑浊，唇口干燥，欲温饮量不多，食纳一般，苔白稍厚，舌红，脉两尺沉，两寸俱浮，投以杏仁汤原方，患者因服药舒适，而就诊又苦于路远，于是连服20剂，觉腰腹疼痛明显减轻，小便浑消失，唇口干燥缓解，因再去拍片检查，诉结石未见。[伍炳彩．杏仁汤临床应用举隅．江西中医药，1987（6）：26－29]

【临证提要】 本方清宣肺气，清利湿热，用于上焦湿热咳嗽、寒热。现常用于各种发热的治疗，以及结肠炎、肾结石等的治疗。临床运用时，要抓住湿热和病位（上焦、肺），凡与此有关者，皆可使用杏仁汤治疗。吴鞠通以肺去少阳尚远，故不主张用小柴胡汤，而以杏仁汤治疗，但临床所见，又有湿热蕴伏于手太阴肺，而复感于少阳者，为太阴、少阳兼病，可用小柴胡汤、杏仁汤合方治疗，取小柴胡汤以清解少阳，杏仁汤以清透上焦湿热。

桑杏汤

【来源】《温病条辨》卷一上焦篇。

【组成】桑叶一钱　杏仁一钱五分　沙参二钱　象贝一钱　香豉一钱　栀皮一钱　梨皮一钱

【用法】水二杯，煮取一杯，顿服之，重者再作服。

【功效】清宣肺热，止咳化痰。

【主治】秋感燥气，伤手太阴气分，右脉数大。

【方解】本证因燥热伤肺所致，故用桑叶清宣肺热，杏仁宣肺止咳，香豉解表透热，象贝母清化痰热、润燥止咳，栀子皮清热解毒，沙参养阴清肺，梨皮清热润肺。

注：桑杏汤与桑菊饮组成有别。两方均用桑叶、杏仁清宣止咳。桑杏汤中用栀子、浙贝母、沙参、梨皮以清热润燥化痰。桑菊饮中则用菊花、连翘、芦根、薄荷以疏散风热。

【验案精选】

1. 顽痰久咳　患者，女，45岁，干部，于1985年5月10日初诊。因受冷发病，症见：头痛、发热，全身不适，继而咳嗽痰多，呈白色浓痰。经当地诊治头痛发热减轻，但咳嗽不减，尤以早晚为甚，虽经辗转月余，历经数医之手但前症未减，症见咳嗽痰多色黄且黏稠难咯，胸部憋闷、口渴、便黄、舌红、苔黄厚腻、脉弦滑，属痰热蕴肺，肺失宣降，治宜清泻肺热，化痰止咳，投桑杏汤加减。处方：桑白皮、杏仁、败酱草各15g，桔梗、紫菀各12g，黄芩、半夏、葶苈子、陈皮各10g，生石膏30g，甘草9g，服3剂。进上方后患者自觉咳嗽明显减轻，胸痛缓解，咯痰减少，随以前方去石膏，加贝母、远志各9g，继服5剂而诸症俱愈。[李爱朵. 桑杏汤治疗顽痰久咳. 现代中西医结合杂志, 1999, 8 (8): 1298－1299]

2. 上气道咳嗽综合征　张某，女，35岁，2008年5月10日初诊。3年来反复咳嗽，此次已发1个月，既往有慢性鼻窦炎史。经用感冒药、抗过敏药及各种抗生素后，仍咳嗽不已。咳嗽，咳痰白黏量少，黏附咽喉感，咯吐不爽，频作清嗓、鼻塞，时有黄稠鼻涕，咽干痛作痒，口干欲饮，舌质红苔薄黄，脉浮数。查鼻窦部有压痛，咽部黏膜轻度充血，可见淋巴滤泡增生，两肺呼吸音清晰，未闻及干湿啰音，血常规及 X 胸片无明显异常。乃风燥阻肺，肺气失宣。治宜疏风清肺，润燥止咳。方拟桑杏汤加减。桑叶10g，杏仁10g，南沙参15g，浙贝母10g，淡豆豉10g，栀子10g，牛蒡子10g，苍耳子10g，桔梗12g，前胡12g，蝉蜕10g，生甘草6g。7剂，每日1剂，水煎，分早晚2次温服。服药期间，忌食辛辣刺激之物。复诊咳嗽明显减轻，痰色白易咯出，稍有鼻塞，咽干不适，原方加黄芩12g，连翘10g，再服7剂后诸症渐除。[周益萍. 桑杏汤治疗上气道咳嗽综合征38例. 实用中医药杂志，2009，25（11）：742]

3. 喉源性咳嗽　王某，女，67岁，教师，2003年11月20日诊。诉5天前因用空调感冒后出现咳嗽少痰，咯痰不爽，咽干微痛，咽痒则咳，自在药店购买阿奇霉素、氧氟沙星（患者对青霉素药过敏）、抗病毒冲剂、感冒清、桑菊片等药服后，虽感冒症状有所缓解，但仍咳嗽不止，咽痒如蚁行，前来我处就诊。患者除咳嗽、咽痒外，还有痰黏难咯，口干不欲多饮，大便干燥，咽部微充血，咽后壁有淋巴滤泡增生，舌质略红，苔薄少，脉弦细。细问病史后，分析该患者适逢冬季气候寒冷干燥使用热空调，加之患者年事已高，抵抗力下降，而致燥热侵犯咽喉，内犯于肺，肺失清肃之功，故出现上述症状。根据辨证施治的特点，处以桑杏汤加减，药用：桑叶、杏仁、栀子、浙贝母、麦门冬、防风、薄荷、牛蒡子、桔梗、木蝴蝶、射干、僵蚕各12g，梨皮、板蓝根、银花各30g，蝉蜕10g，甘草5g。服上方3剂后，病人症状缓解，嘱继服3剂，咳嗽、咽痒症状消失，咽部已不充血。因患者为教师职业，平素讲话较多，有慢性咽炎史，并反复发作，致咽后壁淋巴滤泡增生，甚至后壁黏膜有轻度萎缩现象，故给予六味地黄汤合沙参麦冬汤化裁治疗1月，查咽后壁淋巴滤泡增生减少。随访3月咽炎未发作。[戚建明. 桑杏汤加减治疗喉源性咳嗽54例. 四川中医，2004，22（9）：86]

【临床应用】

1. 咳嗽变异型哮喘　结果治愈15例，好转45例。组方：桑叶、豆豉、山栀、杏仁、贝母、沙参、梨皮，加减：咽痛明显，加玄参、马勃；喉中如有物堵，加半夏、厚朴、苏梗；胸闷气憋者，加全瓜蒌、厚朴、苏梗；咽痒，加蝉蜕、射干、木蝴蝶。[杨惠琴，朱玉龙. 桑杏汤治疗咳嗽变异性哮喘60例. 新疆中医药，2006，24（1）：61]

2. 上气道咳嗽综合征　总有效率92.1%。药用：桑叶10g，杏仁10g，南沙参15g，浙贝母10g，淡豆豉10g，栀子10g，梨皮10g。表寒者加苏叶、荆芥，肺热内郁加生石膏、知母，痰热蕴肺加黄芩、桑白皮，咽喉肿痛加桔梗、牛蒡子，鼻塞、流黄涕加辛荑、苍耳子，咳平后肺虚卫弱者合玉屏风散。7剂为一疗程，2个疗程。[周益萍. 桑杏汤治疗上气道咳嗽综合征38例. 实用中医药杂

志，2009，25（11）：742]

3. 医院内获得性肺炎 一般多数患者服 3 剂药症状即明显减轻，3 ～ 7 天均热退。痊愈的 8 例中，用药时间最短 7 天，最长 11 天。基本方：桑皮 30g、杏仁 12g、桔梗 12g、前胡 12g、柴胡 15g、黄芩 15g、瓜蒌 15g、浙贝母 15g、炒三仙各 10g、生甘草 8g。高热苔黄腻者加石膏 30g、蒲公英 15g；咳黄痰者加鱼腥草 15g；痰多色白有泡沫者去前胡、浙贝母加紫菀、款冬花各 12g；便干或多日未大便，或有肠道念珠菌感染者加大黄 8g；舌红少苔痰黏者去前胡，加沙参、麦冬各 15g；兼有外感者酌加解表之品。[周忠海，艾淑珍，杜红梅 . 桑杏汤治疗医院内获得性肺炎 11 例 . 现代中西医结合杂志，2002，11（17）：1674 - 1675]

4. 支原体肺炎 总有效率 96.6%，在减轻咳嗽，肺部啰音吸收方面，明显优于单纯西药，可缩短其病程，处方：桑叶 3 ～ 10g，鱼腥草 9g，百部 6g，麦门冬 6 ～ 12g，黄芩、芦根、杏仁、川贝母、陈皮、沙参各 6 ～ 9g。随证加减：风热重者加连翘、菊花；痰多者加枇杷叶、瓜蒌；痰中带血者加白茅根、仙鹤草。5 天为 1 疗程，1 ～ 2 疗程。[王雪君 . 加味桑杏汤治疗高原小儿支原体肺炎30 例 . 陕西中医，2005，26（10）：1031 - 1032]

【药理研究】

增强呼吸道防御功能 桑杏汤能增加呼吸道液的分泌，增加血清和气道 IgG 含量，增强气道黏液的保护作用和免疫功能。[丁建中，龚权，张六通等 . 桑杏汤对温燥小鼠血清与呼吸道抗体的影响 . 时珍国医国药，2006，17（6）：905 - 906]

【临证提要】 本方有清宣燥邪、润肺止咳之功，用于秋燥咳嗽的治疗。今之上气道咳嗽综合征、上呼吸道感染、支原体肺炎等均可使用本方治疗。痰多黏稠可加瓜蒌、胆南星、竹茹；扁桃体红肿者加马勃、连翘、板蓝根；肺阴亏耗加麦冬、天花粉等。

沙参麦冬汤

【来源】《温病条辨》卷一上焦篇。

【组成】 沙参三钱　玉竹二钱　生甘草一钱　冬桑叶一钱五分　麦冬三钱
生扁豆一钱五分　天花粉一钱五分

【用法】 水五杯，煮取二杯，日再服。

【功效】 养阴生津，润燥止咳。

【主治】 燥伤肺胃阴分，或热或咳。

【方解】 本证因肺胃阴伤所致，故用沙参、麦冬、玉竹、天花粉滋阴生津，桑叶清宣肺热，生扁豆、生甘草补中化湿。

【验案精选】

（一）呼吸系统疾病

1. 慢性支气管炎 徐某，男，38 岁，因反复咳嗽 5 年，加重半月就诊。半月前患者因受寒后鼻塞、流涕、咳嗽、咯黄稠痰、自服治感冒消炎药（具体药名剂量不详），2 天后无效，到某医院诊断为慢性支气管炎急性发作，予头孢唑啉钠 3g，甲硝唑 100ml 静脉滴注，1 天 2 次，7 天后仍干咳不已，胸闷，自服"阿莫西林"、"甘草片"、"咳必清"和多种止咳糖浆仍无效，严重影响工作和休息。刻诊见：咳嗽、痰少、神疲乏力、口干咽燥、胸闷、盗汗、舌红、少苔、脉细数。此咳嗽为肺阴亏耗所致，宜养阴生津，润肺止咳，予沙参麦冬汤加味：沙参 15g，麦冬 15g，川贝 15g，桑叶 9g，杏仁 9g，白术 15g，天花粉 9g，百合 10g，青蒿 9g，桑白皮 10g，款冬花 15g，甘草 6g。水煎服。每日 1 剂，连服 3 剂愈。随访半年，未有复发。[徐友英. 沙参麦冬汤临床应用举隅. 贵阳中医学院学报，2008，30（5）：48]

2. 肺结核咯血 任某，男，20 岁，河北某校学生。于 1982 年 4 月 15 日入院。述 1 月来小量咯血，咳嗽，胸病，盗汗，食欲不振。一直用西药对症止血效果不佳。查其面色㿠白，口唇黯淡，舌红紫苔黄厚，脉弦。处方：沙参 15g，麦冬 9g，玉竹 12g，桑叶 9g，甘草 6g，扁豆 10g，仙鹤草 12g，侧柏叶 30g，茜草 9g，血余炭 10g，黄芩 3g，厚朴 9g。服药 2 剂后咯血明显减少，至 4 剂后转为痰中带血，食欲仍不好，舌苔白厚，脉弦。原方去桑叶、麦冬，加山药 30g，焦三仙 30g，2 剂水煎服。再诊痰中仅带少许陈旧性血丝，头晕，舌尖红苔薄白。原方服用至 5 月 30 日痰血消失。[刘巧珍. 沙参麦冬汤对肺结核的症状治疗. 河北中医，1985，（6）：20－21]

3. 肺心病呼吸衰竭合并霉菌感染 裴某，女，51 岁，农民，住院号 71356。咳喘 20 多年，每年冬季加重。于 20 天前患感冒，咳喘加重，不能平卧。吐白色黏痰，难以咳出，伴有心慌气短，多汗，颜面及下肢浮肿。曾住某医院用青、链、红、氯霉素、氢化可的松 300~900mg/d 治疗。近几天咳喘加重并发现口腔有白色膜样物，于 1981 年 1 月 8 日转我院治疗。查：体温 37.4℃，脉搏 108 次/分，呼吸 27 次/分，血压 120/80mmHg，发育正常，神清，半卧位，端坐呼吸，口唇和指甲发绀，呼气性呼吸困难，五官端正，咽部充血和布满白色点状稍突出之伪膜。颈静脉怒张，桶状胸，两肺布满哮鸣音，肺底有湿性啰音，心尖搏动于剑下，肝大右肋下 3cm，脾未触及，双下肢浮肿，肝颈逆流征阳性，神经系统正常。化验：血色素 16g%，咽部涂片查到白色念珠菌。心电图：窦性心律，心率 136 次/分，电轴＋109°，肺型 P 波，右心室肥厚。诊断：慢性气管炎（哮喘型），继发感染，肺气肿，肺心病心衰，呼衰Ⅱ型，口腔霉菌感染。经用红霉素、氯霉素输液，口服制霉菌素等西药及吸氧等措施，无好转。于1983年1月9日停用抗生素，加中药治疗，4天后停用制霉菌素。表现：咳喘，张口抬肩，端坐呼吸，口苦咽干，咳痰不爽而黏稠，面色萎黄，多汗，心悸气短，口唇指甲青紫，舌质紫黯，无苔，咽部布满白色腐膜，脉虚数。属肺阴虚型咳喘。治宜滋阴清热，生津化燥。拟方：沙参20g，麦冬、天门冬各10g，扁豆10g，桑叶10g，玉竹10g，天花粉10g，枸杞子10g，百部10g，板蓝根20g，女贞子10g，旱莲草10g，杏仁10g，桃仁10g，葶苈子10g，玄参10g，水煎顿服每日1付。12日二诊，服上药8剂咳喘好转，痰易咳出，口腔白膜大部分消失。原方去杏仁、桃仁、葶苈子，加党参10g，黄芪20g，又服8剂诸症好转，汗止，能下地活动，于1983年1月27日出院。[赵金华，朱志良. 沙参麦冬汤加减治疗肺心病呼吸衰竭合并霉菌感染二例. 河北中医，1985，(2)：34]

4. 非小细胞肺癌 王某某，男，71岁。2009月5月26日初诊。患者2月前因反复痰中带血1年余而入住某院。CT检查提示：左上肺见一肿块影，约8.1cm×5.1cm，呈分叶状，病灶内见泥沙样钙化影。4月15日行肺穿刺，病理诊断：鳞状细胞癌。4月23日及5月13日行吉西他滨1.6g化疗后，来笔者处求治。诊见：患者咳嗽不多，痰少，纳呆乏力，大便干结难解，面色灰暗，眼圈发黑。舌红、少苔，脉细数。治拟养阴益气、健脾助运。沙参麦冬汤加减：北沙参、麦冬、党参、山药、仙鹤草、鸡血藤、焦山楂、焦神曲、炒谷芽、炒麦芽各15g，黄芪20g，姜半夏、火麻仁、陈皮、柏子仁各10g，鲜石斛、川贝各12g，薏苡仁30g。每日1剂，水煎服。之后每次化疗后均口服沙参麦冬汤加减。2010年5月11日CT复查：左肺上叶见一约3.0cm×2.6cm肿块影，呈分叶状，病灶内见点状钙化影；增强扫描示病灶轻度强化，病灶后方可见片状模糊影，余肺实质内未见渗出及占位性病变，气管支气管通畅，纵隔未见肿大淋巴结。患者病情稳定，能外出旅游。[龚人爱. 沙参麦冬汤加减治疗癌症验案举隅. 浙江中医杂志，2011，46 (7)：471]

（二）消化系统疾病

1. 胃痛 郭某，男，29岁，于2003年2月1日就诊。平素嗜酒，3天前因亲友相聚中午饮白酒近1斤，当晚7时开始呕吐，呕吐物为胃内容物，可见黏液及少量胆汁、血丝等，昨日至今仍时作呕吐。诊见：患者胃痛，时作呕吐或干呕，腹胀纳差，精神疲倦，口干不欲饮，舌红苔薄，脉弦细。诊断：胃热津伤。治则：益胃生津，培中醒脾。药用：沙参、麦冬、玉竹、天花粉各12g，扁豆、党参、荷叶各9g，白及、甘草、焦三仙、枳壳各6g。6剂水煎服。服药4天后胃痛、呕吐、腹胀消失，上方去白及、焦三仙、枳壳，加茯苓，3 剂水煎服。患者服完 3 剂后，诸症全消。[许凤莲. 沙参麦冬汤治疗吐酒后胃痛 68 例. 辽宁中医杂志, 2006, 33（9）: 1148－1149]

2. 食管炎 余某某，男，54 岁，村干部。1994 年 3 月 7 日初诊。半年来，患者每进餐时，便吞咽梗涩作痛，固体食物难入，汤水可下，食后觉剑突部灼热隐痛，且干呕不能平卧，平卧则呕，呕物带有鲜血，口干，咽燥，便秘，舌质红干，脉弦细数。食道吞钡检查诊为：食道炎症。属津亏热结，食道失于濡养所致。治以养胃生津为主，方用沙参、麦冬、玉竹、扁豆花、白芍、藕节炭、石斛各 10g，生地 15g，生甘草 3g，服药 6 剂，吐血止，食后灼热痛亦减，便畅。前方去藕节炭、生地，继服 20 剂，诸症痊愈。食道吞钡复查为：食道正常。随访 1 年，未见复发。[冯莉. 沙参麦冬汤的临床运用. 时珍国药研究, 1996, 7（2）: 84－85]

（三）心动过速

徐某某，女，成人，服务员。素有甲状腺功能亢进病。现症：心悸，气短，汗多，纳多，口渴，头晕，寐安，心率快，大便正常。舌质红，苔薄白、边有齿痕，脉滑数。辨证：气阴两虚，痰热交阻。治法：益气养阴，化痰清热。方用：沙参麦冬汤加减。沙参 10g，麦冬 10g，生甘草 6g，党参 10g，土贝母 10g，浮小麦 30g，白蒺藜 15g，地骨皮 10g，仙鹤草 30g，夏枯草 10g，卧蛋草 10g，龙眼肉 10g，水煎服，7 剂。复诊：服后心悸、气短已减，汗已少，纳食一般，口渴见轻，大便正常。舌脉同前，效不更方，上方继服 7 剂。以后依原方，略有加减，续进 1 月后心动过速一症未见再发。[苏庆英. 应用沙参麦冬汤加减治疗心动过速的点滴体会. 辽宁中医杂志, 1980,（1）: 10－11]

（四）甲状腺功能亢进症

苑某，女，54 岁。2004－10－21 因呕恶不能食，疲乏消瘦就诊。刻诊：患者呈衰竭状态，极度消瘦，大肉尽脱，体重 32kg，水米不进 15 日，食入即吐，饮水亦吐，舌红，苔白腻，脉细数。诊断：①水电解质平衡紊乱；②消化道恶性肿瘤？治疗先予开胃健脾之小方口服。药用：党参 15g，白术 15g，竹茹 15g，生姜 3 片。1 剂后恶心减轻，少进米汤而呕吐未作，舌质仍干红，舌苔薄，脉细数。证属胃阴亏虚，予沙参麦冬汤口服（沙参 20g，麦门冬 20g，玉竹 15g，竹叶 6g，生石膏 30g，半夏 10g，党参 10g，山药 15g，浙贝母 30g，玄参 15g）。7 剂后大部分症状缓解，能进半流食，精神好转，夜寐安宁。此时各项检查指标均支持甲亢诊断。确诊后又以汤药调养 1 个月，患者饮食好，精神佳，体重增至 40kg，病情缓解。[卢雨蓓. 沙参麦冬汤治疗甲状腺功能亢进症体会. 河北中医, 2006, 28（4）: 274]

（五）消渴（糖尿病）

杨某某，女，56 岁。主诉：糖尿病 6 年。经查：多食善饮，形体消瘦，小溲频、数量多，色黄，大便干燥，神疲乏力，心烦失眠，舌质红，苔黄腻，脉滑实有力且数。空腹血糖 25.00mmol/L，尿酮体（＋＋＋）。西医诊断：糖尿病，神经衰弱。中医诊断：消渴。辨证：肺胃炽盛，消谷善饥，积热日久，消灼肌肤，损伤津液。治法：养阴增液，清胃泄火。方药：沙参 15g，玉竹 9g，生甘草 5g，冬桑叶 6g，麦冬 15g，生扁豆 6g，花粉 6g，生石膏 10g（先煎）、党参 10g，淮山药 10g，炒山栀 6g，生地黄 6g。结果：经服上方 30 剂，诸症消失，查验血糖已正常。[王君. 沙参麦冬汤加减治疗消渴. 医学综述，2007，13（23）：1882－1883]

（六）重症肌无力

黄某，男，24 岁，工人。素体单薄。1978 年 5 月患病毒性感冒，发热持续 8 天，此后低热不断，西药治疗 2 月余，未见效益。日前感颈项转侧不利，张口不便，右手拇示二指握物乏力，去市级两家医院求诊，诊断为"重症肌无力症"、"肌肉营养不良症"。经介绍来我处诊治面色潮红，精神不振，纳谷欠香，颈项转侧困难，右手拇示二指乏力，小便少亦无痛，舌边尖红，苔薄净，脉濡数。良由热毒内侵，肺肾阴伤，津液亏耗，筋脉肌肉失去濡养滋润，是以成痿，宜辛凉清解养肺益胃，方予沙参麦冬汤出入：沙参 30g，麦冬 15g，川石斛 20g，霜桑叶 10g，金银花 10g，连翘 10g，生地 30g，天花粉 10g，生薏苡仁 30g，陈皮 10g，生鳖甲 10g，生玉竹 15g。10 帖。药后来诊，低热已净，胃纳减少，再予上方去银花、连翘、天花粉、霜桑叶，加人参叶 30g，归身 10g，山药 15g，黄精 15g，砂蔻仁各 4g 后下。服 2 个月后来复诊，欣然告曰："已上班照常工作 1 周"。嘱服参苓白术丸合左归丸 3 个月，培土生金，壮肾益肺，以期增强体质，巩固疗效，杜绝后患。[徐元泰. 重症肌无力症的辨证施治. 南京中医学院学报，1989，（4）：33－35]

（七）放射性口腔干燥症

秦某，男，20 岁，未婚，因右腮腺非何杰金淋巴瘤术后行放疗，放疗 1 周后，出现口腔干燥不适，食物吞咽困难诊为放射性口腔干燥症。证属燥热伤津，阴津亏虚所致，治以滋养阴津，清热解毒。药用：银花 20g，连翘 15g，沙参 15g，麦冬 15g，玉竹 15g，天花粉 10g，山豆根 10g，胖大海 10g，服药 10 剂，口干舌燥减轻，继服 20 剂，症状消失。[宋丹，董昕东. 沙参麦冬汤治疗口腔干燥症. 山西中医，2001，17（5）：54]

（八）痤疮

张某，女，19 岁，2006 年 6 月 6 日初诊。面部粉刺、丘疹、脓疱 1 月余，伴口干心烦，舌红，苔薄黄，脉细数。体查：面部皮疹以红色或皮色粉刺丘疹为主，脓疱较少。面部"T"字部位皮肤呈油性，面颊部位皮肤偏干有细纹。患者自服"凉茶"数日，皮疹无明显改变。笔者四诊合参，辨证为肺阴亏虚兼肺经风热，宗滋阴润肺，清肺解毒之法，处方沙参麦门冬汤：沙参12g、玉竹10g、麦冬10g、冬桑叶10g，天花粉10g，蒲公英15g，枇杷叶15g，知母10g、黄芩12g、生地15g、生甘草3g，每天1剂，水煎，分服。服药7剂，面部粉刺、丘疹颜色转淡、数目减少，脓疱熟后经消毒挤出脓栓已结痂，口干心烦均明显改善，自觉面部"T"字部油脂稍减少。继宗润肺清热之法调理3周，并嘱患者面部混合性皮肤护理，面部皮疹渐消失，面部皮肤美感明显改善。[邓燕. 沙参麦冬汤在痤疮治疗中的应用心得. 中医药导报, 2008, 14 (11): 60]

【临床应用】

1. 慢性咽炎　沙参麦冬汤加减：沙参、麦冬各15g，生地12g，薄荷10g，枇杷叶10g，桔梗8g，射干3g，甘草6g，总有效率90%。[陈士良，管育国，刘瑛. 沙参麦冬汤加减治疗慢性咽炎80例. 山东医药, 2006, 46 (26): 93]

2. 慢性支气管炎　肺肾阴虚型，总有效率为92.9%。组方：沙参20g，麦冬20g，玉竹15g，白芍20g，枸杞子15g，川贝母10g，生地15g，冬桑叶10g，桔梗6g，杏仁6g，生甘草6g，炙麻黄6g。[万桂芹. 沙参麦冬汤加减治疗慢性支气管炎56例临床观察. 中国全科医学, 2010, 13 (6A): 1813]

3. 肺癌化疗　28天，能改善化疗患者免疫功能，提高生存质量，减少恶心、呕吐等化疗副作用。组成：沙参15g，麦冬15g，玉竹10g，天花粉10g，桑叶10g，扁豆10g，白花蛇舌草15g，鱼腥草15g，金荞麦15g，生甘草5g。兼有气阴两虚者，加用黄芪、白术、党参、太子参或人参等；兼阴虚热毒者，可加蚤休、龙葵、山豆根等；兼痰凝湿阻者，可加贝母、半夏、僵蚕、生薏苡仁、瓜蒌、夏枯草等。[朱为民，肖寒，方乃青等. 加减沙参麦冬汤联合化疗对肺癌患者免疫功能的影响. 南京中医药大学学报, 2011, 27 (6): 523-526]

4. 剥脱性唇炎　总有效率85.18%。基本方剂组成：南沙参10g，玉竹10g，生甘草3g，桑叶10g，麦冬10g，白扁豆10g，天花粉10g。若皲裂、口干明显者加北沙参10g，天冬10g，石斛10g，芦根10g；若脱屑、痒痛明显者加防风10g，白及10g。2周为1个疗程，一般治疗1~2个疗程。[李红兵，闵仲生，陈力. 沙参麦冬汤加减治疗剥脱性唇炎54例. 福建中医药, 2005, 36 (3): 23-24]

5. 干眼症　组成：沙参30g，麦冬30g，天花粉15g，桑叶10g，黄芪30g，黄精15g，扁豆15g，甘草6g，连续服3周，同时配合眼针。治疗后泪液分泌较对照组明显增多，说明中药联合眼针能够改善泪腺的分泌功能，促进泪腺的分泌和改善泪液质量。[吴鲁华，宋海姣，李强，等. 加味沙参麦冬汤联合眼针治疗干眼症临床观察. 北京中医药大学学报（临床版）, 2010, 17 (2): 19-21]

6. 萎缩性胃炎　总有效率95.3%。组成：沙参、麦冬、玉竹、天花粉各15g，生扁豆、冬桑叶各10g，生甘草6g。加减法：血瘀者加蒲黄、丹参；肝

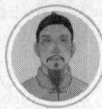

郁气滞者加川楝子、柴胡；久病气虚者加黄芪、白术；心烦不寐者加枣仁、夜交藤；脾胃湿热者加虎杖、生薏苡仁；大便干燥者加柏子仁、蜂蜜。1个月为1个疗程。[万年青. 沙参麦冬汤治疗萎缩性胃炎64例. 四川中医, 1998, 16 (7): 23]

【药理研究】

1. 增强免疫 沙参麦冬汤能提高运动小鼠外周血免疫球蛋白（IgA、IgG、IgM）、T淋巴细胞亚群（CD4$^+$、CD4$^+$/CD8$^+$），提高脾指数和胸腺指数，对大强度耐力训练小鼠具有增强机体免疫力的作用。[张继红, 焦晓明, 李儒新, 等. 沙参麦冬汤对运动小鼠免疫功能的影响. 中国康复医学杂志, 2009, 24 (5): 442 - 443]

2. 肺保护 沙参麦冬汤对放射性肺炎大鼠肺组织能够抑制脂质过氧化，增强SOD的活性，增强肺组织的抗氧化能力。[周燕萍, 胡作为, 杨航, 等. 沙参麦冬汤对放射性肺炎大鼠肺组织超氧化物歧化酶活性、丙二醛含量的影响. 湖北中医药大学学报, 2011, 13 (4): 9 - 11]

沙参麦冬汤对肺间质纤维化模型大鼠，能减少层黏连蛋白（LN）、透明质酸（HA），改善ECM代谢，抗肺间质纤维化。[韩颖萍, 黄霞, 刘惠霞等. 沙参麦冬汤对肺间质纤维化大鼠氧自由基损伤及细胞外基质代谢的影响. 中华中医药杂志, 2011, 26 (9): 2169 - 2171]

3. 保护胃黏膜 沙参麦冬汤对乙醇及消炎痛引起的胃黏膜损伤具有明显的保护作用，胃内给药具有显著增加胃黏膜分泌的作用，经十二指肠给药具有抑制胃液分泌、胃酸度及胃蛋白酶活性的作用。[曹西华, 侯家玉. 沙参麦冬汤对大鼠胃黏膜损伤的保护作用. 北京中医药大学学报, 1994, 17 (4): 50 - 52]

4. 抑制胃运动 沙参麦冬汤对动物在体胃运动有明显抑制作用，其机制可能与影响交感神经、PGE代谢等有关。[冯卫红, 侯家玉. 沙参麦冬汤对动物在体胃运动的影响. 中国中西医结合杂志, 1996, 16 (3): 164 - 166]

【临证提要】 本方具有养肺胃、化湿邪的作用，是滋养肺胃之阴的经典方剂，用于肺胃阴伤咳嗽、发热等症。今常用于治疗呼吸、消化系统疾病，肿瘤放疗减毒，原发干燥综合征，糖尿病，甲亢，剥脱性唇炎等治疗。

治疗消化系统疾病，如胃痛多伍川楝子、元胡、白芍等，便秘加用火麻仁、玄参等，胃火上炎口舌糜烂多配合盐水炒知母、盐水炒黄柏等，气机不畅者则加橘白、生麦芽、川朴花等，肺胃气逆者多伍以杏仁、川贝、瓜蒌皮、枇杷叶等。阴伤较甚，可参用酸甘化阴之法，加入生地、白芍、乌梅、五味子。

本方治疗糖尿病，上消偏重者可加葛根、石斛、黄芩、玄参等；中消偏重者可加石膏、知母、黄连等；下消偏重者可加龟板、山萸肉、丹皮等。气阴两虚者可加党参、黄芪。

重症肌无力属于肺热耗伤津液，不能输精于皮毛，筋脉失于濡润所致，症见发热，或热退后突然出现肢体软弱无力，皮肤干，心烦口渴，咳呛咽燥，小便黄少热痛，大便干，舌质红，苔黄，脉细数者，可用本方清热润燥、养肺益胃治疗。

呼吸、消化肿瘤，常见热毒内蕴，耗气伤阴，常可选用沙参麦冬汤，加石斛、百合、八月札、绿萼梅、半枝莲、龙葵、石见穿、石上柏、白花蛇舌草等。

此外，本方对肺结核的一些症状如咳嗽、咳血、纳呆等有一定的改善作用。

吴鞠通提出本方加减法："久热久咳者，加地骨皮三钱。"

翘荷汤

【来源】《温病条辨》卷一上焦篇。

【组成】薄荷一钱五分　连翘一钱五分　生甘草一钱　黑栀皮一钱五分　桔梗二钱　绿豆皮二钱

【用法】水二杯，煮取一杯，顿服之，日服二剂，甚者日三。

【功效】清利头目，清热解毒。

【主治】耳鸣目赤，龈胀咽痛。

【方解】本证因燥热上郁清窍所致，故用连翘、薄荷疏解风热，山栀、绿豆皮清泄三焦之火，桔梗宣肺开窍，生甘草和中解毒。

【验案精选】

1. 胁痛（慢性胆囊炎、酒精肝）　陈某某，男，45 岁，供销系统干部。1988 年 10 月 24 日初诊。患者每晨呕恶，时而上腹胀饱，右季肋区经常隐痛10 年余，近 1 年来病情加重，经中西医多方治疗，效果不显，日渐消瘦，右肋下胀痛加重时，手按可缓解。患者忧心加重，恐患恶病，曾到上级医院检查，诊为"慢性胆囊炎"、"酒精肝"。治疗月余，罔效。觅余诊治。查：肝大约3cm，表面光滑，压痛（＋），六脉弦滑，舌苔厚腻，尖红，两边淡紫。除上症外余（－）。辨为"胁痛"。投以连翘10g，薄荷7.5g，栀子12.5g，桔梗12.5g，甘草15g，绿豆衣10g，茵陈15g，鸡内金18g，枳壳（炒）12.5g，丹参15g，葛根15g，生白术20g。7 剂水煎服。11 月 31 日，再诊。呕恶、胀饱消失，肝区压痛显著减轻。再守原意，连进28 剂诸症若失。随访至今未曾复发。[曹蔓年，陈青山. 翘荷汤应用举隅. 内蒙古中医药, 1998,（增刊）: 43]

2. 咳喘（支气管扩张）　辛某某，女，57 岁，家务。1992 年 4 月 9 日一诊。患者素有咳嗽、气喘、咯血病史达 7 年余，每逢节气交换时病情加重，尤以冬春最为显著，咯血多在 2~4 月 1 次，夜间汗出如洗、颧红、体瘦，到市医院检查。诊为"肺气肿"、"气管炎"、"支气管扩张"。经过抗菌消炎、止血及中药治疗，疗效均满意，只是时常复发，今晨咯吐鲜血一口，即痰中挟血，故来我院求中医诊治。除上症外，舌质红、苔薄黄、脉左关弦、两寸浮，关部稍沉，据其症状、脉象，辨证为肝火犯肺、相火灼伤血络所致。遂处以薄荷 10g，连翘 10g，栀子 15g，绿豆衣 12.5g，桔梗 15g，甘草 15g，白茅根 30g，瓜蒌 15g，前胡 15g，丹皮 12.5g，白及 20g，葶苈子 20g，5 剂水煎服。4 月 14 日二诊。自述药进 2 剂后再未见咯血，咳嗽有好转，不觉气短，夜间已不出汗，面转常色，舌质红，苔白分布均，脉浮有力，左稍弦，上方去白茅根、白及、葶苈子，续服 4 剂。访自服中药以后，发病次数减少，未再出现咯血现象。[曹蔓年，陈青山. 翘荷汤应用举隅. 内蒙古中医药，1998，（增刊）：43]

3. 小儿外感高热　李某，男，3 岁，于 2002 年 4 月 13 日初诊。其母代诉：发热 1 天，咳嗽，纳少，腹胀，大便 1 日未行，舌红苔腻微黄。体温 39.2℃。血检：白细胞 10.2×10^9/L。中性粒细胞 0.68，淋巴细胞 0.32。证属外感风热，食滞内停。治宜通腑泄热，方选翘荷汤加味。处方：连翘 10g，薄荷 5g（后下），橘红 6g，焦山栀、杏仁、焦山楂、焦六曲、生大黄（后下）各 10g。1 帖水煎两次，浓煎成 200ml。少量分次频服。药后解稀大便 3 次，热退，体温 36.8℃，腹胀消，咳嗽减，饮食增。前方去生大黄、焦山栀，继服 1 帖。调理而愈。[秦亮. 翘荷汤治疗小儿外感高热 154 例. 四川中医，2002，20（12）：46]

4. 头痛　叶某，男，30 岁。头痛 2 天，伴鼻塞流涕，口苦咽干，目赤，小便短黄，舌红苔薄黄，脉浮数。治以辛凉润燥，方用翘荷汤加减。连翘、菊花各 15g，辛夷花、苍耳子、白蒺藜、水翁花各 10g，薏苡仁、芦根各 30g，薄荷 6g（后下），荷叶 5g，甘草 6g。1 日 2 剂，早晚服，服药 3 天痊愈。[黄坚红，钟嘉熙. 钟嘉熙治疗头痛经验. 实用中医药杂志，2007，23（7）：458]

5. 湿温　吴某，女，24 岁，身热不退 1 周、身重头痛，咳嗽，胸闷胁满，溲短，汗少，汗微出热稍退，以翘荷汤、三仁汤意化裁。处方：连翘 9g，薄荷 6g，桑叶 9g，杏仁 9g，淡豆豉 6g，薏苡仁 12g，鲜芦根 12g，制半夏 6g，佩兰 6g，淡竹叶 9g，六一散（包）9g，先后数剂汗出使表邪之湿热从肌腠而解。[张润玉. 王幼庭先生诊治湿温病举要. 浙江中医学院学报，1991，15（2）：25-26]

【临床应用】

1. 急性扁桃体炎　治愈率 94.2%，翘荷汤加减：连翘 12g，薄荷 10g，栀子 10g，桔梗 12g，牛蒡子 15g，荆芥 10g，蒲公英 20g，板蓝根 15g，生石膏 30g，淡竹叶 10g，大黄 6g（后下）、甘草 8g。[郭苏云. 翘荷汤加减治疗急性扁桃

体炎 88 例小结 . 湖南中医药导报，2003，9（10）：32 - 33]

2. 小儿外感高热　用翘荷汤灌肠，总有效率 87.9%，组方：连翘 10g，薄荷 6g（后下），银花 10g，山栀 6g，桔梗 3g，钩藤 10g（后下），牛黄 0.2g（另冲），生甘草 3g，每剂煎取药液 100ml，分 4 次保留灌肠。[蒋建胜 . 翘荷汤灌肠治疗小儿外感高热 . 浙江中西医结合杂志，2001，11（7）：445]

【临证提要】 本方具有清宣燥热之功，故吴鞠通云："翘荷汤者亦清上焦气分之燥。"主治清窍不利，两耳鸣响，二目发赤，牙龈肿胀，咽中痛等。今常用于外感高热、急性扁桃体炎、咽炎等。翘荷汤又能清肝胆之郁热，故本方加茵陈、丹参可用于肝胆疾病的治疗。

吴鞠通加减法可供临床使用本方时参考："耳鸣者加羚羊角、苦丁茶。目赤者加鲜菊叶、苦丁茶、夏枯草。咽痛者加牛蒡子、黄芩。"

杏苏散

【来源】《温病条辨》卷一上焦篇补秋燥胜气论。

【组成】 苏叶　半夏　茯苓　前胡　苦桔梗　枳壳　甘草　生姜　大枣去核　橘皮　杏仁

【用法】 水煎服或散服。

【功效】 散寒宣肺，化痰止咳。

【主治】 头微痛，恶寒无汗，咳嗽稀痰，鼻塞，咽塞，脉弦。

【方解】 本证因凉燥伤肺所致，故用苏叶发表散邪，杏仁苦温降气止咳，前胡散邪降气化痰，桔梗、枳壳理气宽胸，半夏、陈皮燥湿化痰，茯苓健脾渗湿，生姜、大枣调和营卫，以助解表，甘草调和诸药。方中药物多辛苦温之品，以达到辛散、苦降、温通之效，故属于"苦温甘辛法"。

【验案精选】

1. 风寒咳嗽（支气管炎）　李某，女性，10 岁，平素易感冒，2010 年 9 月 25 日初诊。患者于 10 天前不慎着凉后出现咳嗽频作，咯痰色白，咽痒，鼻塞流涕，纳差，口服抗炎、止咳药，疗效不佳，X 片诊断为支气管炎，在外院输液（药名不详）等治疗未见好转。就诊时咳嗽，咯痰色白，鼻塞流涕，舌淡红，苔白腻，脉浮紧。检查：咽充血（+），双肺呼吸音粗，双肺可闻及少量中细湿啰音。证属外感风寒、痰湿阻肺，治以疏风散寒、宣肺化痰。处方：杏仁、桔梗、前胡、茯苓、法半夏、陈皮、苏叶（后下）、蛇床子、辛夷花、藿香各 10g，甘草 3g，生姜 2 片。水煎服，每日 3 次，每日 1 剂。3 剂后鼻塞、流涕、消失，咳嗽咯痰减轻，遂于前方中去辛夷花，再进 3 剂诸症若失。后以玉屏风散善后，随访半年未复发。[郭峰，何本阳．杏苏散加减治疗风寒咳嗽 116 例．中国中医急症，2011，20（8）：1318]

2. 哮喘（支气管哮喘）　刘某，女，38 岁，1999 年 11 月 5 日初诊：咳嗽气喘，喉中有痰鸣声，已 2 年有余。患者自 1997 年初以来患哮喘病，每遇寒冷及天气变化而加剧，西医诊断为"支气管哮喘"，屡用氨茶碱、博利康尼等西药，仅能短期控制。近 1 月来咳嗽气喘加重，痰多而清稀，喉间有哮鸣声，胸闷气短，形寒肢冷，面色暗淡，口渴喜热饮，舌质淡，苔白腻，脉浮滑。中医诊断：哮喘。证属：寒邪内蕴，肺气不宣，治以疏风散寒，佐以化痰定喘。方用杏苏散加减。处方：杏仁 10g，苏叶 10g，荆芥 6g，桔梗 6g，橘红 10g，半夏 10g，浙贝 15g，炒白芥子 6g，炙紫菀 15g，前胡 6g，黄芩 10g，炙百部 10g，甘草 2g，生姜 5g，炙桑白皮 10g，枳壳 10g，6 剂，水煎分服。1 周后，咳嗽气喘、胸闷明显减轻，痰少而易咳出。原方加莱菔子、苏子、款冬花各 10g，继续服用 6 剂，病告痊愈。随访 1 年未复发。[周金兰．杏苏散临床应用举隅．光明中医，2002，17（3）：60－61]

3. 顽固性荨麻疹　患者王某某，女，21 岁。该患者全身皮肤反复出现淡红色块疹，奇痒异常，时轻时重，已持续 4 年之久。屡经中西医治疗无效。近日病情转剧遂来我院就诊，诊得患者脉象弦缓，舌苔薄白，躯干及四肢皮肤有散在指盖大或铜钱大不整形之大片扁平隆起，颜色淡红，奇痒难忍，早、晚尤甚。我给以清热凉血疏风之剂，方用：羌活、荆芥、防风、赤芍、黄芩、生地、苦参、薄荷、元参、丹皮、连翘、苍术、地肤子、甘草等药，连服 10 余剂，块疹见消，奇痒减轻，但不久又反复加重，经我多方治疗，服药月余效果仍不显著。患者几乎失去信心，遂请家父秦德润会诊，家父通过仔细检查，详细询问，询知患者在每次出疹前则咳嗽、咽痒、胸紧，疹出后则咳嗽、咽痒等症状消失，根据这些症状家父给以杏苏散加味治之，方用：杏仁、苏叶、枳壳、半夏、陈皮、茯苓、前胡、防风各 10g，麻黄、甘草各 6g。服上方 4 剂后，患者全身皮肤块疹完全消退，奇痒已止，咳嗽、咽痒等症亦消除，本着效不更方之义，又以原方续服 4 剂，数年顽疾竟霍然而愈。[秦艳梅．加味杏苏散治愈顽固性荨麻疹 1 例．江西中医药，1994，25（增刊）：33]

【临床应用】

喉源性咳嗽　总有效率 97.3%，药用：紫苏、苦杏仁、紫菀、款冬花、前胡、龙俐叶各 15g，桑白皮、罗汉果各 20g，芒果核 30g，法半夏、木蝴蝶、桔梗各 10g，胖大海、甘草各 5g。治疗 12 天。[周振强．杏苏散加减治疗喉源性咳嗽 73 例．新中医，2009，41（8）：88－89]

【药理研究】

呼吸道粘膜保护　杏苏散能减低小鼠气管纤毛运动、增加呼吸道黏液分泌，对气道产生保护作用。[丁建中，龚权，张六通，等. 杏苏散对凉燥小鼠肺与肠道功能的影响. 药理与临床，2006，22（3）：20]

【临证提要】本方散寒润燥、祛痰除湿、轻宣理肺，用于凉燥伤肺之咳嗽、鼻塞。风寒重者，加炙麻黄、桂枝；咳甚加紫菀、白前；痰稀白量多加制南星、莱菔子，气急加款冬花、旋覆花。吴鞠通加减法："无汗脉弦甚，或紧者，加羌活微透汗。汗后咳不止，去苏叶、羌活，加苏梗。兼泄泻腹满者，加苍术、厚朴。头痛兼眉棱骨痛者，加白芷。热甚加黄芩，泄泻腹满者不用。"

化癥回生丹

【来源】《温病条辨》卷一上焦篇补秋燥胜气论。

【组成】人参六两　安南桂二两　两头尖二两　麝香二两　片子姜黄二两　公丁香三两　川椒炭二两　虻虫二两　京三棱二两　蒲黄炭一两　藏红花二两　苏木三两　桃仁三两　苏子霜二两　五灵脂二两　降真香二两　干漆二两　当归尾四两　没药二两　白芍四两　杏仁三两　香附米二两　吴茱萸二两　元胡二两　水蛭二两　阿魏二两　小茴香炭三两　川芎二两　乳香二两　良姜二两　艾炭二两　益母膏八两　熟地黄四两　鳖甲胶一斤　大黄八两，共为细末，以高米醋一斤半，熬浓，晒干为末，再加醋熬，如是三次，晒干，末之。

【用法】共为细末，以鳖甲、益母、大黄三胶和匀，再加炼蜜为丸，重一钱五分，蜡皮封护，用时温开水和，空心服，瘀甚之证，黄酒下。

【功效】行气活血，消癥散结。

【主治】癥结不散不痛；癥发痛甚；血痹；妇女干血痨证之属实者；妇女经前作痛；妇女将欲行经而寒热者；妇女将欲行经误食生冷腹痛者；妇女经闭；妇女轻来紫黑甚至成块者；产后瘀血少腹痛拒按者；疟母左胁痛而寒热者；腰痛之因于跌扑死血者；跌扑昏晕欲死者；金疮棒疮之有瘀滞者。

【方解】本证因瘀血久积所致，故用益母草、大黄、乳香、没药、桃仁、藏红花、元胡、蒲黄、五灵脂、苏木、干漆、三棱、阿魏、虻虫、水蛭等活血祛瘀、消癥散结；丁香、川椒、姜黄、良姜、两头尖、香附、降真香行气止痛；肉桂、吴茱萸、艾叶、小茴香温通经脉；苏子、杏仁以宣降气机；麝香芳香通络、散结止痛；鳖甲胶软坚散结，配合白芍、熟地、当归、川芎补血活血，人参补气健脾。诸药合用体现了攻补兼施，攻不伤正之法。本方制成丸剂意在对于癥结日久不消之证宜缓消。

【验案精选】

1. 卵巢囊肿 郎姓，女，56岁，未婚。1962年冬季，于行经期间，不慎坠入井中。此后，经期不准，经行血少而少腹痛。1963年1月开始发现左小腹部有包块，并逐渐增大；每因劳累即少腹有胀满下坠感。曾针灸治疗数次，少腹痛略减，但包块未见缩小。至6月间，逐渐增大，腹部膨隆。服香棱丸数剂，亦未效。至8月间，至某医院妇科检查，诊断为卵巢囊肿，拟作手术治疗。因患者不愿手术治疗，于9月30日来我院住院治疗。检查：面色苍白，精神抑郁，表情淡漠，舌质色淡，苔滑白，脉沉细而涩，少腹有包块，呈椭圆形（如妊娠5个月），按之不痛而移动，边缘清楚，质软而滑。诊断为肠覃症。《灵枢·水胀》载："寒气客于肠外，与卫气相搏，气不得荣，因有所系，癖而内著，恶气乃起，息肉乃生；其始生也，大如鸡卵，稍以益大，至其成，如怀子之状，久者离岁；按之则坚，推之则移，月事以时下。"此患者的病因是经期坠井，致寒湿之邪客于肠外，以致气结血凝，聚而成块。治宜扶正软坚，消瘕散结。用化癥回生丹（《温病条辨》方）原方，如法制成丸药，每丸6g，每次服1丸，每天服2次。治疗经过：初服月余，包块渐软而略缩小。又服1个月，包块缩小1/2。出院后，又继续服药1个月。经服上药3个月后，来我院检查：包块全部消失，身体恢复健康。停药3个月后，至某医院检查，认为卵巢囊肿已愈。在服上药期间，患者除自觉头面、手脚皮肤干燥外。并无其他不适。[路新. 化癥回生丹治愈卵巢囊肿1例. 上海中医药杂志，1965，（8）：16]

2. 子宫肌瘤 谭某某，女，42岁。初诊：患者于1958年9月来诊。自诉近半年月经周期退后，经量多而有块，每次经前腹痛，经后1~2天腹痛即止。平时自带量多。下腹可触及肿块，如鸡蛋大，头晕腰坠，舌苔白腻厚，脉弦细。经妇检诊为子宫上唇肌瘤。先后经中西医治疗不效，故来求诊。此乃气血瘀积、痰湿凝滞，阻于胞宫，结为"石瘕"。宜先用二陈合完带汤加减以去其痰湿，后用化癥回生丹以图活血散瘀。处方：法半夏12g，茯苓15g，陈果皮4.5g，制香附12g，台乌药12g，党参12g，苍术、白术各9g，黑芥穗4.5g，桃仁9g，丹皮9g。3剂。复诊：患者自服6剂后来诊。谓头晕腰坠减轻，苔转薄白，白带亦明显减少。说明痰湿已除，所留瘀癥一病，非一朝一夕能收效。改用自制化癥回生丹1料，嘱其坚持服食，不需再来诊治。半年后，病者登门拜访。谓自服完1料后，月经正常，下腹肿块已摸不着，并经妇科检查，原子宫上唇肌瘤已消除。[梁颂如. 化癥回生丹之我见. 新中医，1985，（11）：43-44]

3. 癥瘕 张某，28岁，脐左癥瘕，面黄肢倦，食少不能作文，自看书亦不能久，宛如虚损。与化癥回生丹缓通阴络法，每日空心服一丸，亦有早晚

各服一丸之时。服至二年有余,计服化癥回生丹六、七百丸之多,癥始化净,气体复原,看书作文,始举进士。(《吴鞠通医案》)

【临证提要】本方有行气活血、消癥散结、补益扶正之功效。本方为治气血瘀滞所致的癥结积聚,日久不散,气血已亏的良剂。主要用治癥结、血痹、疟母,以及妇科瘀血经闭、痛经、产后少腹疼痛等,也可用于外伤疼痛。近多用于肝硬化、肝脾肿大、肝癌、子宫肌瘤、卵巢肿瘤。但方中用虻虫、水蛭等虫药,且大黄重用,破血逐瘀之力甚强,体虚者慎用。

承气合小陷胸汤

【来源】《温病条辨》卷二中焦篇。

【组成】生大黄五钱　厚朴二钱　枳实二钱　半夏三钱　瓜蒌三钱　黄连二钱

【用法】水八杯,煮取三杯,先服一杯,不下,再服一杯,得快利,止后服,不便,再服。

【功效】清化痰热,泻热通腑。

【主治】大热大渴,痰涎壅甚,舌燥,舌色金黄,脉不浮而躁甚。

【方解与方论】本证属于温病上焦痰热未清,邪热已入中焦而见阳明证者,故用小陷胸汤清热豁痰,小承气汤泻下热结。

吴鞠通云:"以小陷胸合承气汤,涤三焦之邪,一齐俱出,此因病急,故方亦急也。"

【验案精选】

急性心肌梗死　许某,男,60岁,1989年11月25日以胸闷心前区持续性刺痛1天,伴心悸、口干、腹胀、大便5天未行来我处就医,听诊心率136次/分,律不齐,可闻及早搏,每分钟6~8次,心电图示:急性前壁心肌梗死伴室上性心动过速而收住入院,舌质紫暗、苔黄腻、脉滑数。中医辨证为痰阻气滞血瘀,上焦痰热壅甚,中、下焦腑气不通。治宜清热通腑,理气豁痰,活血化瘀。拟方如下:生大黄、黄连各6g,川厚朴、红花、川芎、蒲黄、五灵脂各10g,枳实、全瓜蒌、苦参各15g,半夏、赤芍各12g,当归20g,加水700ml,煎至200ml口服,每日3次,2天内服完3剂。同时用50%葡萄糖40ml加西地兰0.4mg静脉推注,早晚10小时各1次后停用。5%葡萄糖250ml加复方丹参液20ml静脉滴注,每日1次。11月28日,仍胸痛,大便已解,腹胀减轻,舌苔仍黄腻,脉滑,继用前法。制大黄8g,川朴、川芎、赤芍、蒲黄各10g,枳实、半夏各12g,全瓜蒌、苦参各15g,当归18g,五灵脂

6g，黄连 3g，水煎常规服 4 剂。12 月 2 日，胸闷疼痛止，心悸症状消失，大便正常，听诊心率 82 次/分，律不齐，舌质紫、黄腻苔已退，脉弦。虑其余热有伤阴之势故改用清热养阴，活血化瘀方。并停用液体。沙参、丹参各 15g，麦冬、竹叶各 12g，莲子心、赤芍、红花、五灵脂、蒲黄、苦参各 10g。水煎常规服 7 剂。12 月 7 日，胸闷疼痛再未发作，心电图示：前壁心肌梗死恢复期，在上方基础上加五味子 10g，砂仁 6g，继服 4 剂后病情好转出院。

[童安荣. 承气合小陷胸汤治疗急性心梗 1 则. 陕西中医，1995，16（3）：122]

【临证提要】本方源于《伤寒论》小陷胸汤和小承气汤合方，具有清化痰热、泻热通腑的作用，主治三焦热结证。今用于心绞痛上焦痰热、中焦热结证有效。

增液汤

【来源】《温病条辨》卷二中焦篇。

【组成】玄参一两　麦冬八钱连心　细生地八钱

【用法】水八杯，煮取三杯，口干则与饮，令尽，不便，再作服。

【功效】滋阴增液。

【主治】阳明温病，数日不大便，其人阴素虚，不可行承气者。

阳明温病，下后二三日，下证复现，脉不甚沉，或沉而无力。

下后数日热不退，或退不尽，口燥咽干，舌苔干黑，或金黄色，脉沉而弱者。

【方解】本证因邪热耗损津液，阴亏液涸，不能濡润所致，故重用玄参咸寒滋阴润燥清热，生地甘苦寒清热养阴，麦冬甘寒滋养肺胃，三药咸甘苦寒，养阴增液清热，故为"咸寒苦甘法"。

【验案精选】

（一）口鼻咽喉疾病

1. 化脓性扁桃体炎　何某男，8 岁，1997 年 10 月 7 日初诊，因高热伴咽痛、咳嗽 1 天来诊。体检：T39.8℃，咽充血（＋＋＋），双扁桃体Ⅰ度肿大，有脓点，心率 110 次/分，律齐，双肺未闻及啰音，舌红、苔黄，脉细数。西医诊断为化脓性扁桃体炎，辨证为肺胃热盛，治以清热解毒。处方：连翘、银花、芦根、石膏各 15g，黄芩、荆芥、桔梗各 10g，牛蒡子、薄荷各 6g，2 剂。二诊：仍发热不退口干咽燥，大便 3 天未解，原方加玄参、麦冬、生地各 20g，丹皮、赤芍各 15g，2 剂。三诊：诉服药后泻下大便数次，旋即体温渐降，咽痛明显减轻。复诊时 T 37.2℃再进 2 剂诸症悉除。[何建宇.增液汤临床活用.江西中医药，2002，33（2）：26]

2. 慢性咽炎 冯某，男，49 岁，1994 年 7 月 12 日诊。咽部痒痛，异物感 2 年余。口干咽燥、大便不干。其咽部稍红，咽后壁淋巴滤泡增生，舌淡苔薄白，脉细，恙由肺胃阴亏，津不上承，热结咽喉而致。处方：玄参 30g，生地 10g，麦冬 30g，桔梗 9g，蝉蜕 6g，生甘草 6g。6 剂后，咽痛及异物感减轻，继服 9 剂，诸恙告痊。又以补中益气丸善后，病未再发。[于建军，耿杰.增液汤应用举隅.山东中医杂志，1999，14（10）：444]

3. 口腔溃疡 谢某某，男，35 岁。1990 年 8 月 20 日初诊。患者口舌糜烂半年余。口干舌燥，入夜灼痛，睡寐不宁，渴欲饮水，但喜热饮。屡经西药医治罔效。某乡医见其口疮，口干渴饮灼痛，以为胃经火毒上攻所致，投服白虎合黄连解毒汤，药后口燥更甚，夜不得眠，灼痛益剧，求诊于余。诊见：齿龈舌面咽喉等多处溃疡，但不甚红，不流脓血，无口臭。面常烘热，腰膝酸软，口渴但不欲多饮。舌红无苔，脉细数无力。此乃肾阴亏损，虚火内炽，误服苦寒，重伤其阴，迫使下焦虚火上越所致。药用：生地、玄参各 30g，麦冬 20g，肉桂 3g 冲服。服 6 剂后诸症大减，续服 6 剂后诸症消失。[谢慧明.增液汤治口齿疾病举隅.中国临床医生，1992，（12）：55]

4. 颌下腺炎 张某，男，52 岁，左颌下区肿胀 3 年，食时胀疼，食后渐行消退，无何不适，就诊前 1 个月自觉胀疼明显，包块增大。检查：左颌下腺导管口红肿，挤压颌下腺导管口溢出少量黏稠性分泌物，双手扪诊，左颌下腺质地韧、压疼，活动度低，摄咬颌片见左颌下腺导管有阳性结石约 6mm×2mm×2mm，即给予方药（玄参、麦冬、生地、乌梅、生白芍、陈皮、金钱草、海金砂）治疗，服 2 疗程后排出 8mm×2mm×2mm 结石，症状消失。继续服药 2 疗程（10 天）后摄咬颌片，左颌下腺导管未见结石影，导管口无红肿，分泌物清亮，颌下腺质地变软，至今未见复发。[陆守昌.增液汤治疗颌下腺炎 18 例.甘肃中医学院学报，1997，14（3）：37-38]

5. 剥脱性唇炎 谢某，男，12 岁，1988 年 11 月 13 日初诊。口唇及其周围皮肤干燥、灼痛半年，曾内服抗生素、维生素及扑尔敏等，外涂肤轻松软膏，均无效验。查见上、下唇及其周围皮肤色暗红，下唇干燥，颌下淋巴结肿大、压痛，扁桃体呈Ⅰ度肿大。此属脾胃积热上冲，外受风邪侵袭所致。处方：生石膏 15g，栀子 6g，藿香 6g，防风 6g，生地 10g，玄参 10g，麦冬 6g，甘草 3g，加桔梗、浙贝各 6g，服 3 剂，病损面积缩小，干裂灼痛明显减轻，继服 3 剂，诸症消失，随访 5 年未复发。[乔鸿儒，李卫莉，尹强.泻黄散合增液汤治疗剥脱性唇炎.北京中医药大学学报，1996，19（7）：65]

6. 鼻衄 李某某，男，47 岁，农民，1986 年 11 月 13 日初诊。患者从

1983年3月以来经常发生鼻衄，每月发生2、3次，鼻衄时自用棉花团堵塞鼻孔即可止血，近年余加重每月发生10多次，甚则洗脸、喷嚏时即鼻衄不止，经用中西药物治疗无效，颇以为苦。昨日晨起洗脸时左侧鼻孔出血不止，用棉团填塞两鼻孔则有时血溢口中，口鼻俱出。……患者形体瘦弱，面色无华，平素头晕耳鸣，心悸多梦，腰膝痠软口燥咽干，大便干结，小便黄赤，舌淡红无苔，脉细无力。辨证为肾阴亏虚，虚火上炎，迫血妄行。治宜滋阴降火，凉血止血。处方：生地40g，玄参25g，麦冬30g，水煎服，2剂。患者归家后视药包甚小，将2剂合二并一起煎之，均2次服完，药后鼻衄遂止。心悸头晕等症减轻，大便通畅，精神转佳，原方继投3剂药后诸症悉平鼻衄未发。半年后患者来医院云：病愈后未复发。[孙延昭. 增液汤在鼻衄中的运用. 黑龙江中医药，1989，(1)：44]

(二) 支气管肺炎

吴某，女，45岁，1997年7月18日初诊，因发热、咳嗽、痰黄3天来诊曾服先锋霉素、咳特灵等症状未见好转，咽痛咽痒，咳嗽剧烈，整夜不能安睡，咯痰黄稠，口干多饮，大便干结。体检：T38.8℃，咽充血（＋＋），心率110次/分，律整，双肺可闻及细湿啰音，舌尖、边红，苔黄，脉细数。血常规：白细胞总数9.4×10^9/L，中性粒细胞0.76，淋巴细胞0.24，胸透：双肺纹理增粗中、下肺有少量斑片状影。西医拟诊为支气管肺炎，辨证属痰热郁肺，治以清热化痰、宣肺止咳。处方：黄芩、连翘、前胡各15g，桔梗、百部、北杏仁、荆芥各10g，鱼腥草、桑白皮各25g，2剂。二诊病人诉发热退、咽痛消失，但仍咳嗽剧烈、痰黏难咯、夜不能寐、大便难。此乃热伤肺津，肺失肃降。原方加入玄参、麦冬、生地各25g，川贝10g，再进2剂，即觉痰稀易咯，大便通畅，咳嗽缓解。[何建宇. 增液汤临床活用. 江西中医药，2002，33 (2)：26]

(三) 消化系统疾病

1. 胃脘灼热 徐某，女，83岁。1999年8月28日初诊。自诉胃脘灼热不适感反复1个月余，伴口干，头晕乏力，夜寐欠佳，纳食少，大便结，小便调。舌质红，苔少，脉弦细。前医以四君子汤加黄连、蒲公英、制大黄等6剂，除大便结减轻外，余症无好转。证属胃阴不足，治拟滋阴清热，润燥通便。予增液汤加味：炒生地20g，玄参10g，麦冬、北沙参各10g，石斛10g，当归10g，炒白芍15g，柏子仁15g，制大黄10g，佛手5g，夜交藤20g，太子参15g。服2剂后，胃脘灼热不适感明显减轻，精神睡眠好转，二便正常。效不更方，续服4剂，诸症消失。[舒小平. 增液汤临床应用举隅. 安徽中医临床杂志，2011，13 (6)：470]

2. 糜烂性胃炎 梁某，男，31 岁，1998 年 4 月 12 日因胃脘部胀痛 2 年余就诊。症见胃脘胀痛，逢食面条等碱性之品痛剧，消瘦乏力，口干苦，纳呆，寐尚可，大便秘结，小便黄。行上消化道 X 光钡餐透视，诊为糜烂性胃炎。既往慢性荨麻疹病史 5 年余。诉全身风疹块以头皮、胸腹、四肢为主，夜长昼消，寒重热轻。舌质红，苔中根薄黄腻，脉细滑。证属阴液不足，湿热内滞。治宜滋补阴液，除湿行滞。投增液汤合平胃散加味：玄参 15g，麦冬 15g，生地黄 15g，陈皮 12g，苍术 15g，厚朴 12g，甘草 3g，乌梅 10g，白蔻仁 10g，薏苡仁 30g，绿豆 30g，竹叶 12g。服药 1 周后，惟大便仍秘结外，余症稍减，以上方去绿豆加女贞子 30g。20 天后，大便正常，余症大减。以上方为主方加减，时或与三仁汤化裁交替治疗至该年底，胃痛除，纳可，体重增加 5kg。风疹块已消，慢性荨麻疹竟获痊愈。为巩固疗效，仍以增液汤合平胃散酌加二至丸、导赤散或当归、薏苡仁、大腹皮、牡丹皮、蝉蜕、绿豆等药与归芍香砂六君子汤间断治疗半年后停药至今，未复发。[李广文．增液汤合平胃散治验举隅．河南中医，2002，22（1）：45]

3. 十二指肠球部溃疡 陈某，男，30 岁，1997 年 4 月 24 日初诊，病者既往有胃脘痛病史多年。曾做胃镜检查为十二指肠球部溃疡，平素每因情绪不佳而症状加剧，每次发作时胃脘灼痛、吞酸嘈杂，口干咽燥，每次发作服丹栀逍遥散加味，可以缓解。近 2 周胃脘痛再次发作，服上方未见好转而来诊。诉胃脘部疼痛，口干不欲饮，大便秘结，3～5 天一解，饥不欲食，心烦，舌红干、脉弦细。西医拟诊为十二指肠球部溃疡。辨证为胃阴虚胃痛，治以养阴和胃、缓急止痛。处方：玄参、麦冬、生地、淮山药各 20g，麦芽、石斛、玉竹、元胡、知母各 15g，白芍 30g，炙甘草 3g，2 剂。二诊胃脘痛明显改善，胃纳好转，大便通畅。再进 3 剂，症状基本消失，随后继以益胃汤常服调理，随访半年，未见发作。[何建宇．增液汤临床活用．江西中医药，2002，33（2）：26]

4. 便秘 患者，女，32 岁，农民，于 1999 年 8 月 15 日就诊。诉 4 年前出现腹胀痛不舒，常口苦口干伴口臭，继则大便不畅，干结难解，解出大便如颗粒状，常需 1 周方解出 1 次，情绪急躁易怒，近日来大便难解尤剧，腹胀尤甚，而来就诊。现面黄略带浮红，脉弦数，苔薄黄。证属热秘。肠胃积热，耗伤津液，腑气不通，以致便秘。治以清热、润肠、通便。处方：生地黄 15g，玄参 10g，麦冬 10g，当归 15g，白芍 15g，制首乌 15g，全瓜蒌 12g，火麻仁 10g，郁李仁 10g，炒枳壳 10g，制大黄 10g（后下）。7 剂。忌辛辣食品，多吃蔬菜，多喝水。二诊：药后腹胀减轻，面色仍黄，大便较前通畅，3～4 日解 1 次，便略软，仍不通畅，口干口苦略减。原方减制首乌、谷麦芽，加佩兰 10g。7 剂，医嘱如前。三诊：大便每天 1 次，但仍不通畅，口干口苦已除，胃纳渐增，苔薄，脉弦，仍以理气通便。原方继服 7 剂。四诊：面色由萎黄转红润，胃纳渐增，腹胀口臭已除，大便亦渐正常，便软成形，再以前方出入。原方加淮小麦 30g，佛手片 6g，玫瑰花 3g，14 剂。医嘱：忌辛辣食物，勿动怒，养成每日定时排便习惯，5 月后随访排便正常，未复发。[傅慧强，操亮. 杨少山用增液汤治疗习惯性便秘验案. 浙江中医学院学报，2002，26（1）：35-36]

5. 黄疸（胆结石） 吴某，女，71 岁。1998 年 9 月 17 日初诊。身目尿黄 4 天，伴发热，恶心，右上腹胀痛，纳呆，大便 5 天未行，舌质红绛无苔，脉细数。查体：体温 38.5℃，皮肤巩膜黄染，浅表淋巴结未及，心肺听诊无异常，腹平软，可及肿大的胆囊，墨菲征阳性，肝脾未及。实验室检查：WBC 35.6×10^9/L，N 0.92，L 0.8。肝功能检查：总胆肝素 167.5μmol/L，谷丙转氨酶 82/L，HBsAg（-）。B 超示：胆总管结石伴肝内外胆管扩张。胆囊内泥沙样结石。中医诊断黄疸，辨证为阴亏热结，治法宜滋阴增液，泄热通便。方用增液汤加味：炒生地 30g，玄参 15g，麦冬 10g，南沙参、北沙参各 15g，制玉竹 10g，石斛 10g，制大黄 15g，瓜蒌仁 15g，金钱草 30g，生鸡内金 5g，忍冬藤 15g，蒲公英 15g，连翘 10g，4 剂。因其发热、血白细胞明显升高，故同时予洁霉素、灭滴灵抗炎及能量支持 4 天。二诊：热退，黄疸、腹胀痛稍减，偶感恶心，纳少，大便已通，舌质红，苔光，脉细。上方去连翘、忍冬藤、蒲公英，加海金沙 15g，茵陈 15g，地龙 10g，姜半夏 10g，炒麦芽 15g，6 剂后，身目尿黄明显消退，腹痛已止。复查 B 超示：胆总管结石已消失，胆囊内泥沙样结石伴炎症。再以上方加减，续服 11 剂，黄疸消退，肝功能复查正常。[舒小平. 增液汤临床应用举隅. 安徽中医临床杂志，2011，13（6）：470]

（四）内分泌疾病

1. 糖尿病 薛某，女，46 岁，工人。初诊：起病 1 月余，多食善饥，烦渴多饮，饮亦不解，小便频数，大便干结，二三日一行，形体日渐消瘦，精神疲惫，夜寐多梦，舌边尖红，脉虚数。化验检查：尿糖（+++），空腹血糖 210mg%，因服 D860 出现胃肠道反应，换用中药。证属肺胃积热，津液亏耗，阴虚火旺，治宜滋阴降火，生津润燥，方药：玄参、生地各 15g，麦冬 12g，知母、天花粉各 10g，生石膏 18g，黄精 30g。服 7 剂后，口渴饥饿感减轻，小便转清，继服 7 剂，自觉病去大半，精神好转，方中去石膏加生黄芪，益其气更增其液，又服 15 剂，尿糖转阴，空腹血糖已降至 120mg%，后以消渴丸善后。[吴干银. 增液汤的临床应用. 陕西中医，1987，8（9）：416-417]

2. 甲状腺功能亢进症 乐某，女，32 岁，工人。4 年前确诊为甲亢，用抗甲状腺药物治愈。近 1 月来因心情不舒，致旧病复发，自觉心慌、烦躁，善怒，多汗，口干，消瘦，乏力，夜寐不安，多梦，舌红苔薄，脉细数。一般检查：眼球突出不明显，双侧甲状腺轻度肿大，心率 102 次/分，手颤（＋），化验检查：T_3 2.8mg/ml，T_4 18.7μg%，诊断甲亢，患者要求服用中药治疗。辨证为肝肾阴虚，心肾不交，阴虚阳亢。治宜滋阴潜阳，清心宁神。方药：玄参、生地、首乌、夏枯草、合欢皮各15g，麦冬、枸杞子各10g，生白芍、钩藤（后下）、丹参各12g，生牡蛎（先下）30g，服15剂后，心慌减轻，手颤消失，心率降至84次/分，原方化裁服15剂后，诸症好转，T_3、T_4 恢复正常。[吴干银. 增液汤的临床应用. 陕西中医，1987，8（9）：416-417]

（五）皮科疾病

1. 痤疮 徐某某，女，24岁。1990年8月6日诊。患者2年前开始在额部出现红色的小疙瘩，继而向颊、颔部扩展，形成脓疱及囊肿，痒痛相兼，排出脓液后形成瘢痕，缠绵不断，屡治不愈，伴有五心烦热，大便干结难解，口干咽燥等症。检查：面部除见密集之红色皮疹外，还可见到脓疱、囊肿、部分萎缩性瘢痕，皮脂溢出明显，舌红少津，脉细数。此乃阴液不足，虚火内生，上炎颜面，蕴蒸肌肤而成，临床诊断为面部痤疮。治宜养阴清热，消肿散结。予增液汤加味：玄参45g，生地30g，麦冬30g，天花粉30g，半枝莲15g，生山楂20g，白花蛇舌草30g，水煎服，每日2次。嘱病人连服10剂，红疹全部消失，脓疱及囊肿消退。1年后随访，未见萌发。[王道俊，张宏俊. 加味增液汤治疗痤疮. 湖南中医杂志，1992，（1）：39]

2. 皮肤瘙痒 李某，男，70岁，皮肤瘙痒1月余。诊见全身皮肤干燥，遍布抓痕，甚至搔抓后呈苔癣样改变，皮肤脱屑，伴口干心悸，失眠多梦，舌红少津，脉细。中医诊断：风瘙痒。证属阴液亏虚，生风生燥，治以增液润燥，祛风止痒。处方：玄参、麦冬各30g，生地20g，牡丹皮、薄荷、荆芥各15g，当归、刺蒺藜、蝉蜕、甘草各6g，百合、石斛各10g，珍珠母、煅龙骨各30g，水煎服，每日1剂。并嘱忌烟酒发物，内衣要柔软宽松，宜棉丝织品。服药2周后，皮肤瘙痒缓解，继发性皮损减轻。继服1周后，皮肤瘙痒消失，皮损渐愈，其他不适症状消除，随诊1个月未复发。[孙蓓. 增液汤临证配伍应用. 吉林中医药，2006，26（4）：45]

（六）妇科疾病

1. 产后缺乳 王某，27岁，教师，1985年2月1日初诊。1984年12月剖宫产，产后42天，乳汁少而清稀，婴儿每日靠人工喂养牛乳。自觉神疲乏力，心悸气短，语音低微，大便干燥，舌红、苔白，脉沉细无力。四诊合参，证属阴虚，气血津液不足所致，治以增阴液，补气血，下乳。方选增液汤加味。处方：玄参、生地黄、麦冬各20g，当归、路路通、王不留行各15g，黄芪 30g。水煎服，每日 1 剂。并嘱多饮肉汤。3 剂后乳汁增多，6 剂后乳汁充足，自觉症状好转，继服 3 剂调理善后。[那素梅. 增液汤加味治疗妇科杂病举隅. 新中医，1998，30（3）：34 - 35]

2. 闭经 杨某，22 岁，工人，1990 年 4 月 9 日初诊。3 年前患肠炎住院治疗，此后停经至今已 3 年。2 年前曾口服己烯雌酚、肌内注射黄体酮、人工周期治疗，月经曾来潮 2 次。之后改服中药治疗，再无经潮。现自觉脱发颇多，白带量少，饮食、二便正常。月经史：16 岁初潮，4/30 天，未婚，发育良好，面色红润，舌淡红、苔薄白，脉沉缓无力。肛查：外阴发育良好，宫颈触之光滑，子宫较小，前位质硬，双附件未触及。四诊合参，证属阴亏血少而至经闭。治以补阴液，填精血。以增液汤加味。处方：玄参、麦冬、生地黄各 20g，枸杞子、山药、熟地黄、白芍、茺蔚子各 25g，当归、黄精各 15g，甘草 10g。水煎服，每日 1 剂。服 3 剂后于 4 月 12 日月经来潮，持续 4 天止。连服上方 10 剂月经按期来潮。[那素梅. 增液汤加味治疗妇科杂病举隅. 新中医，1998，30（3）：34 - 35]

3. 月经后期 患者张某某，女，29 岁，大理市人。于 2004 年 4 月 2 日来我处就诊自诉：3 年前月经延期，时间推后 10 ~ 15 天，多方求治疗效不佳，经量少，色黯红，或有血块，或有小腹及乳房胀痛。刻诊：月经推后半月，烦躁不安、易怒、体倦乏力，多梦，面部可见黄褐斑，少腹微胀，舌质红，苔少微黄，脉细数，纳可，口干，口气微臭，大便干燥 3 日一行，小便黄。索前医处方，皆行气活血之品，如桃仁、红花、甲珠之属。再询患者，自诉 3 年前曾行人工流产，因工作繁忙，术后 3 年即开始工作，又喜辛辣咸香之品，平素性情急躁，诊为月经后期，证属阴虚血燥，肝气郁结，治以滋阴清热，疏肝理气，方以增液汤合丹栀逍遥散加减：玄参 15g，麦冬 15g，生地黄 15g，丹皮 10g，炒栀子 10g，当归 15g，杭芍 15g，醋炒柴胡 10g，炒香附 10g，炙甘草 6g，3 剂。冷水煎服，日 1 剂，3 剂后大便通畅，日一行，烦躁减少，眠可，效不更方，再进 3 剂，2 剂后经水至，少腹胀痛减轻。以此方调整 2 月余，月经正常，随访至今，未再复发。[王锦春，王雪梅. 增液汤治疗月经不调刍议. 云南中医学院学报，2004，27（4）：41]

【临床应用】

1. 喉喑 总有效率达 92.06%。方药：玄参、麦冬、野百合各 10g，芦根 15g，杏仁 10g，蝉蜕 10g，枇杷叶 10g，生地 15g，枳壳 10g，甘草 6g。20 天为 1 疗程。临床加减：兼气滞痰凝者加广郁金、贝母、全瓜蒌；兼气滞血瘀者加广郁金、川芎、桃仁；兼肾阴虚者加枸杞子、熟地；兼肺气虚者加党参、白术、黄芪等。[谢洁. 加味增液汤治疗慢喉喑 63 例. 天津中医，1998，15（1）：32 - 33]

2. 快速型心律失常 总有效率 82.8%。方药组成：苦参 10 ~ 20g，黄连

6~10g，生地15~30g，麦冬15~30g，玄参10~20g，炒枣仁15~30g，柏子仁10~20g。冠心病加丹参、赤芍，风心病加秦艽，心肌炎加板蓝根，高血压加钩藤、菊花，甲亢加牡蛎。[鞠文翰.苦黄增液汤治疗快速型心律失常.四川中医，1989，(9)：19]

3. 2型糖尿病胰岛素抵抗 加味增液汤：玄参15g，生地20g，麦冬15g，石斛15g，天花粉15g，地骨皮12g，黄连6g，沙参15g，五味子6g，丹参15g，治疗30天，能降空腹血糖、空腹胰岛素，提高胰岛素敏感性。[何威，杨洁.加味增液汤对2型糖尿病胰岛素抵抗的影响.中医药学刊，2003，21（2）：234-235]

4. 大动脉炎 疗程为2个月，总有效率85%。组成：鬼针草20g，鬼箭羽10g，鬼见愁10g，生地12g，麦冬15g，玄参10g，丹皮10g，赤芍10g，当归15g，丹参20g，川芎10g，土牛膝12g，猫爪草20g，黄芪20g，地龙10g，桃仁10g，红花10g，酒大黄6g。[邢孟涵，孙晋营.复方三鬼增液汤治疗大动脉炎20例.实用中西医结合临床，2009，9（4）：73-74]

5. 原发性干燥综合征 总有效率为89.1%。药用：增液汤加减，口渴甚者加葛根、知母、天花粉；眼目干涩甚者加菊花、石斛、枸杞子；兼干咳少痰者加川贝、桔梗等；兼咽喉肿痛、口唇疱疹者加板蓝根、牛蒡子、蒲公英等；兼五心烦热、双颧潮红者加鳖甲、青蒿、地骨皮等；皮肤干枯、阴道干涩、瘙痒加金银花、贯众、夏枯草；兼血瘀者加鸡血藤、益母草、何首乌，重症加用桃仁、红花、水蛭；关节肿痛及畸形者加独活、秦艽等。14剂为1疗程，连服3个疗程。[孙丽英，吴晓丹.增液汤化裁治疗原发性干燥综合征46例临床观察.中医药信息，2007，24（5）：49-50]

6. 脊髓麻醉后头痛 加味增液汤：玄参15g，生地15g，麦冬12g，白芷60g，黄芪12g，党参12g。服3剂后6例头痛、眩晕、恶心呕吐症状消失。1例4剂痊愈。[彭斌.加味增液汤治疗脊髓麻醉后头痛.时珍国医国药，2000，11（3）：253]

7. 胃食管返流病 阴虚痰热型可使用本方合小陷胸汤，组成：玄参30g，麦冬24g，生地黄24g，半夏25g，黄连6g，瓜蒌30g。治疗20天，总有效率93.33%。[郑昱.增液汤合小陷胸汤治疗阴虚痰热型胃食管反流病远期疗效评价.中医药通报，2010，9（6）：37-39]

8. 阴虚血燥型便秘 优于盐酸依托必利，总有效率90.9%。加味增液汤：玄参20g，生地20g，当归15g，桃仁10g，火麻仁10g，石斛10g，枳壳10g，生甘草6g。1周为1疗程，共6个疗程。[肖志文.加味增液汤治疗老年阴虚血燥型便秘的临床观察.中医临床研究，2011，3（3）：36-37]

9. 精液液化不良 药用：玄参15g，麦冬15g，生地15g，熟地12g，当归

12g，赤白芍各 10g，黄连 6g，黄芩 10g，紫丹参 15g，玉竹 15g，炙首乌 15g。连续服用 2 个半月。能缩短精液液化时间，提高精子活动率和精子活力。[付伟，徐波. 加味增液汤治疗精液液化不良症 32 例临床观察. 云南中医中药杂志，2010，31（8）：39]

【药理研究】

1. 保护颌下腺、促进腺体分泌 增液汤能增加干燥综合征（SS）模型鼠体重明显、进食量、唾液流率，减少饮水量，升高颌下腺指数，抑制 SS 模型小鼠颌下腺萎缩、纤维化，保护唾液分泌功能。[周洪伟，孙丽英，吴晓丹，等. 增液汤对干燥综合征模型鼠治疗作用的观察. 中医药信息，2008，25（2）：66-68]

研究表明：增液汤能抑制 Th 细胞的活化，说明增液汤能抑制 SS 模型小鼠的自身免疫损伤。[孙丽英，马育轩，李微微等. 增液汤对 SS 模型鼠颌下腺 Th1 样细胞因子的影响. 中医药学报，2010，38（6）：42-44]

2. 保护肠肌间神经丛 增液汤能有效对抗长期应用大黄总蒽醌引起的泻剂结肠，改善肠道传输功能，对肌间神经丛神经元的损伤具有一定的防治作用。[鲍军强，李锋，张文生等. 增液汤对大鼠泻剂结肠治疗机制的研究. 中国中西医结合消化杂志，2007，15（6）：354-356]

3. 降血糖 增液汤可明显降低糖尿病小鼠的血糖，改善正常小鼠和糖尿病小鼠的糖耐量，促进胰岛素分泌，其作用机制可能与促进胰岛素的分泌有关。[杨帆，戚进，朱丹妮. 增液汤降糖作用实验研究. 中国实验方剂学杂志，2010，16（8）：98-102]

4. 通便 增液汤可增强正常小鼠和模型小鼠肠道运动，促进排便，使小鼠肠道水分含量明显增加，增液汤治疗便秘的机制与增加肠道水分含量，间接刺激肠道的运动有关。[马伯艳，李冀，肖洪彬. 温病条辨增液汤治疗津亏液竭便秘的实验研究. 江苏中医药，2007，39（5）：57-58]

5. 抑制心室重构 增液汤能明显减少心脏指数，降低血压，减少 Ang Ⅱ、醛固酮（ALD）、内皮素（ET）、羟脯氨酸（Hyp）含量。[王樱，陈长勋，杜军，等. 增液汤和四逆汤抗心室重构的比较研究. 中国实验方剂学杂志，2008，14（5）：58-62]

【临证提要】 本方有滋阴清热润燥的功效，吴鞠通指出其运用："治体虚之温病，与前医误伤津液，不大便，半虚半实之证，专以此法救之，无不应手而效。"现将本方作为津亏肠燥大便秘结的常用方，以及内伤阴虚液亏病证的基础方。临床消化、呼吸、内分泌等疾病，以及皮肤、妇科疾病见便秘、口渴、舌干红、脉细数或沉而无力者均可选用本方治疗。

本方为阳明下证三法之一，吴鞠通云："热结液干之大实证，则用大承气。偏于热结而液不干者，旁流是也，则用调胃承气。偏于液干多而热结少者，则用增液。所以回护其虚，务存津液之心法也。"使用增液汤后，仍大便不下，可合用调胃承气汤微和之。

现本方主要用于津液不足者，取其滋养阴液，因此在使用本方之时，不必拘于大便干否，只要患者无大便溏泻，即可用之。

益胃汤

【来源】《温病条辨》卷二中焦篇。

【组成】沙参三钱　麦冬五钱　冰糖一钱　细生地五钱　玉竹一钱五分，炒香

【用法】水五杯，煮取二杯，分两次服，渣再煮一杯服。

【功效】滋阴养胃。

【主治】阳明温病，下后汗出，当复其阴。

【方解与方论】本证因温病下后、汗出，阴津受伤所致，故用麦冬、沙参、玉竹、冰糖甘凉滋胃阴，另用生地甘苦寒，养胃阴、生津液，并入血分凉血清热、润燥滋阴。

吴鞠通云："欲复其阴，非甘凉不用，汤名益胃者，胃体阳而用阴，取益胃用之义也。"

【验案精选】

（一）儿科疾病

1. 小儿尿频　郝某，女，6 岁，2003 年 6 月 14 日初诊，患儿平素喜食油炸食品。近 1 月来忽小便频数，白天数十次，夜间三五次，伴有纳差、口渴喜饮、便干、盗汗等症，无发热、尿痛等症。尿常规无异常，查舌红、剥脱苔，脉细数，证属胃阴不足，气化失常。治宜清养胃阴，佐以缩泉、调畅气机，方用益胃汤加减。药用麦门冬 10g，沙参 10g，生地黄 10g，玉竹 10g，怀山药 20g，五味子 5g，山茱萸 10g，川楝子 5g，水煎服，每日 1 剂，4 剂后症状明显好转，夜间只起 1 次，白天也只五六次，效不更方。继服 4 剂以巩固疗效，1 周后诸症消失，随访 1 年未再复发。[王雅君. 益胃汤新用. 实用中医内科杂志, 2005, 19,（2）: 143]。

2. 小儿腹痛　李某，男，5 岁，2002 年 10 月 21 日初诊，患儿半年来经常腹痛，呈阵发性，无明显规律性，伴纳差，不爱吃蔬菜、水果，却喜食膨化食品。家长给子多方治疗疗效不显而来诊。现患儿脘腹部疼痛、食少纳呆、便干而色萎黄消瘦，舌红少苔，有剥脱，脉细数。证属胃阴不足、气机不畅、不通则痛。治以滋阴养胃，行气止痛。方用益胃汤加减，药用沙参 10g，麦门

冬 10g，生地黄 10g，玉竹 10g，炒白术 10g，怀山药 15g，枳实 10g，佛手 10g，香橼 10g，鸡内金 5g，焦三仙各 10g，水煎服，每日 1 剂，4 剂后，患儿脘腹痛明显减轻，且食欲增便软，上方加元胡 10g，以加强其行气止痛之功，4 剂后诸症消失，又继服 1 周以巩固疗效。1 月后，患儿体重增加 1kg，随访 1 年来未再复发。[王雅君. 益胃汤新用. 实用中医内科杂志. 2005, 19，(2)：143]。

3. 小儿高热 患者，赵某，男，3 岁。1980 年 12 月主因高热，住入某院，通过化验、胸透、摄片，结合临床表现，初步诊断为肺炎，先后用红霉素、青霉素、四环素、泼尼松、中药清热解毒剂和输液等疗法，罔效；尔后又疑为肺结核，用链霉素、雷米封等抗痨药治疗 40 余日不奏效。无耐，患者家属要求出院，出院时体温波动在 38.5℃～40℃。1981 年 2 月，邀余前诊，当时患儿精神萎靡不振，言语低微，两颧发红，体温 39.℃，发热以夜间为甚，手足心热于手背，纳食差，口渴饮水不多，舌质红苔少，脉数，二便尚可。吾予益胃汤原方加白术一味，嘱取 3 剂，每日 1 剂二服，早晚各 1 次，当晚患儿即服 1 次，次日热退，3 剂尽服，诸症痊愈。随访再无复发。[张跃英. 益胃汤加味治愈小儿高热 1 例. 山西中医，1988，(3)：40]

4. 小儿厌食 孙某，男，3 岁。1983 年 6 月 30 日初诊。其母述：患儿食欲不振 10 余天。10 天前，其祖母纵任暴食，吃巧克力糖约 150g，后又食糕点等。次日，患儿腹胀、恶心、心烦口渴、夜卧不宁，大便干已 2 日未行，小便短赤，舌质鲜红，苔剥脱，脉细数。辨证为食积蕴热，伤及胃阴，治宜益胃生津，消食化滞。处方：沙参 10g，麦冬 10g，玉竹 10g，陈皮 6g，生地 10g，山药 10g，槟榔 6g，炒三仙各 6g，甘草 2g，冰糖为引。服剂，食欲转为正常。[刘清贞. 益胃汤加减治疗小儿厌食症的体会. 山东中医杂志，1987，(5)：20－21]

（二）消化系统疾病

1. 腹泻 庞某某，女，38 岁。因爱美减肥服用减肥茶，开始时大便次数稍多，日行 2～3 次，近 1 周来，大便次数明显增多，每日 5～6 行，甚或 10 多次，大便后又泻出棕褐色油脂，时多时少，偶或矢气，往往同油脂并出。肛门灼热，有下坠感。舌红苔黄，脉弦大。药用：麦冬 18g，沙参 10g，玉竹 10g，生山药 24g，生石膏 12g，白芍 18g，乌梅 3g，黄连 3g。服 5 剂而病证减半，大便调而油脂减少，继续用上方进退 10 余剂而安。[张艳，顾炳歧. 顾炳歧对益胃汤的临床应用经验. 辽宁中医药大学学报，2011，13 (3)：121－122]

2. 慢性萎缩性胃炎 患者，男，49 岁，驾驶员。2004 年 3 月 18 日就诊。患者自诉胃脘胀闷疼痛反复发作 5 年，加重 7 天。诊见：胃脘胀痛，食后更甚，嗳气频频，恶心吞酸，口苦口干，伴有乏力，大便不畅，舌质淡边红有齿印及瘀斑、少苔，脉弦细。经胃镜检查提示：慢性萎缩性胃炎（中度）伴有糜烂。证属胃阴亏虚，兼气滞血瘀。治宜理气养阴，活血止痛。方用益胃汤加味，北沙参15g，麦冬15g，生地20g，玉竹12g，当归12g，生白芍10g，佛手片10g，仙鹤草10g，八月札10g，三七参5g，生甘草6g。每日1剂，早晚饭前温服，连服15剂。4月2日复诊，但仍感乏力，即上方加太子参15g，生黄芪25g，再服15剂，诸症基本消失。嘱其继服1个月以巩固疗效。随访1年未见复发。[周立清. 益胃汤加味治疗慢性萎缩性胃炎25例观察. 浙江中医药大学学报，2007，31（1）：81－82]

3. 口疮 张某，男，40岁，干部。1981年10月5日初诊。因劳累受热，口腔、牙龈、舌尖溃烂，溃疡周围不焮肿，咽干鼻燥，曾服苦寒泻火之中药4剂，上清丸10包，牛黄解毒丸一盒及土霉素、核黄素4日，病反加重。舌质红无苔，脉沉细而数。证属虚火上炎。治法：滋阴降火。方选益胃汤加减：沙参、生地、玄参、麦冬各15g，甘草3g，淡竹叶10g。锡类散4管，掺患处。上方共服5剂即愈。[刘善志. 益胃汤临床应用举隅. 陕西中医，1985，6（5）：213－214]

（三）眩晕

陈某某，男，54岁。1990年3月17日诊。患眩晕证，历时3载，头目眩晕，口苦口干，急躁易怒，少寐多梦，二便无殊，遇恼即发，面色潮红。舌质略红，舌苔薄黄，脉弦数。曾服中西药硝苯吡啶片、镇肝熄风汤、杞菊地黄丸、天麻钩藤饮等不愈。测Bp20/12.3kPa（150/92mmHg）。治当滋养胃阴，以资肝阴。处方：天冬、麦冬各24g，北沙参15g，生地18g，玉竹10g，代赭石先煎30g，竹茹6g。7剂后复诊，测Bp20/12kPa（150/90mmHg），诸症衰减，胃气得降，肝阳随之而下行，效不更方，继服7剂，诸症悉平，再进7剂以善后。[陆维宏. 益胃汤加味治疗眩晕108例. 浙江中医杂志，1994，（6）：258]

（四）消渴（糖尿病）

马某，女，56岁，农民。1982年9月18日初诊。半年前患糖尿病。经治疗病证缓解而出院。1月前因劳累感冒复发，自觉胃中灼热而渴，尿频而泡沫甚多，头晕面红，腰酸倦怠，大便干燥四五日一解，腹不胀痛。舌红干少苔，脉浮数无力。空腹血糖200mg%，尿糖（＋＋＋），血压120/86mmHg。证属脾肾阴虚、津液耗伤。治法：滋养脾肾、生津润燥。方药：益胃汤加减。玄参、麦冬各40g，生地、沙参各30g，玉竹15g。3剂，水煎服。麻子仁丸10粒，早晚各服2丸。二诊（9月22日）：大便已正常。口渴、尿频、胃中灼热减轻，原方继服3剂。三诊（9月27日）：诸症渐减，原方去玄参，加太子参、山药各30g，五味子6g，天花粉12g。连服20剂。另以生山药60g，薏苡仁、玉米须各30g（布包），煮粥食之，每日1剂，连服1月。月后自觉症状

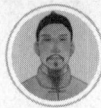

消失。尿糖转阴、血糖降至正常范围。[刘善志. 益胃汤临床应用举隅. 陕西中医,1985, 6 (5): 213-214]

(五) 痿证

杨某某, 女, 28 岁。患者四肢与后背呈现游走性疼痛, 按之不可得, 两手掌鱼际肌肉已萎缩, 并有麻木感。饮食日减, 并且口咽发干, 不欲多饮, 二便尚可。舌质红, 苔薄黄, 脉大而软不任按。治以滋养胃液, 柔肝熄风为法, 药用: 玉竹 30g, 石斛 30g, 白芍 12g, 生地 12g, 麦冬 12g, 胡麻 10g, 甘草 6g, 钩藤 10g, 石决明 30g, 何首乌 10g。此方前后共服 30 余剂, 而胃开能食, 疼痛减轻, 手掌鱼际肌肉未进一步萎缩, 诸症皆安。[张艳, 顾炳歧. 顾炳歧对益胃汤的临床应用经验. 辽宁中医药大学学报, 2011, 13 (3): 121-122]

(六) 脱疽 (动脉硬化性闭塞症)

苏某, 女, 66 岁。入院诊断: 糖尿病伴动脉硬化性闭塞症。局部检查: 左小腿中段以下呈可凹陷性水肿, 皮温降低, 左足皮色紫暗, 第 3 趾末节紫黑并有溃疡, 肉芽嫩红。左股及以远动脉搏动均消失。予茵陈赤小豆汤内服以清利湿热, 服药 6 剂, 左小腿水肿不减; 用顾步汤加味以补气活血, 服药 15 剂, 左足坏疽不能控制且逐渐蔓延, 渐及左足 5 个足趾均干枯坏死, 界线不清, 足背外侧呈大面积溃疡, 裸露肌腱, 分泌物稀薄, 有恶臭, 口干, 小便少。舌红、无苔, 津亏之象明显。遂改用叶氏益胃汤加味: 沙参 9g, 麦冬 9g, 石斛 9g, 玉竹 12g, 生地 12g, 玄参 15g, 金银花 30g, 红藤 18g。服药 15 剂, 舌苔渐生, 口渴已止, 小便正常, 左足坏疽稳定, 第 2、3 趾自行脱落, 创面肉芽新鲜。效不更方, 以上方为基础, 随症增减继服。1 月后, 坏死的 5 个足趾全部自行脱落, 创面愈合, 亦无疼痛等不适, 临床治愈出院, 随访 6 年未复发。[李卫莉, 尹强. 益胃汤在脱疽中的应用. 山西中医, 1998, 14 (1): 40-41]

【临床应用】

1. 老年人萎缩性胃炎 疗程 4 周, 总有效率为 86%。处方益胃汤合芍药甘草汤加减: 北沙参 15g, 党参 15g, 生地 15g, 玉竹 (炒香) 5g, 冰糖 15g, 芍药 12g, 甘草 9g, 气滞者加柴胡、佛手、香橼皮, 胃痛较甚者加金铃子散合用, 津伤液亏明显者, 加芦根、天花粉、乌梅, 大便干结者, 加火麻仁、郁李仁、瓜蒌仁等润肠之品。[李淑红, 唐艳萍, 李淑云. 益胃汤治疗老年人萎缩性胃炎临床疗效观察. 辽宁中医杂志, 2010, 37 (10): 1966-1967]

2. 原发性干燥综合征 30 天为 1 个疗程, 治疗 3 个疗程。治疗组总有效率 92%。方药组成: 沙参 15g, 麦冬 15g, 石斛 20g, 黄芪 15g, 太子参 15g, 生地黄 10g, 天花粉 15g, 知母 10g, 玄参 10g, 白芍 15g, 甘草 10g, 陈皮 6g。加减: 纳呆食少者加炒麦芽 15g, 白术 10g; 舌暗者加丹参 15g, 川芎 10g; 腮肿者加连翘 10g，浙贝母 15g，桔梗 10g。［覃海. 益胃汤合玉女煎加减治疗脾胃阴虚型原发性干燥综合征 25 例. 广西中医学院学报，2010，13（2）：13－14］

3. 眩晕 组成：沙参、生地各 15g，麦冬、玉竹各 10g，加适量冰糖。肝阳上亢者加代赭石、竹茹；气血虚弱者加生黄芪，肾精不足者加黄精。总有效率为 94%。［陆维宏. 益胃汤加味治疗眩晕 108 例. 浙江中医杂志，1994，(6)：258］

【药理研究】

1. 延缓卵巢功能减退 益胃汤可使卵巢 Bcl-2 表达增强，Bax 表达减弱，Bcl-2/Bax 比例增加，Caspase 表达减少，细胞色素 C 减少，卵巢细胞凋亡减少。以上表明：益胃汤通过抑制线粒体通路引起的级联反应抑制初老雌性大鼠卵巢细胞凋亡。［李燕，谭万信，王毅，等. 益胃汤对初老雌性大鼠卵巢细胞凋亡线粒体通路的影响. 中医杂志，2009，50（7）：639－641］

2. 抑制子宫内膜异位 益胃汤对子宫内膜异位症大鼠，能通过减少 TNF 和 IL-1 等免疫因子，以及血管生成促进因子 VEGF 生成，阻断/抑制异位内膜血管，抑制病灶的形成和生长。［罗晓红，徐世军，徐进. 益胃汤对子宫内膜异位症大鼠细胞因子的影响. 四川中医，2011，29（1）：14－16］

【临证提要】 本方润燥养阴凉血，用于温病后期伤阴的治疗。吴鞠通并未明言本方的具体证候表现，现认为本方的应用指征包括：舌红而干或中见裂纹，舌苔中剥或光剥少苔，脉细数，口干不思食，或知饥不食，呃逆、干呕或胃中灼热微痛、大便干燥。临床不论是否温病后期，但有胃阴受损者均可使用本方，其使用范围不断扩展。如消化系统疾病慢性胃炎、消化不良等，呼吸系统疾病肺结核、慢性支气管炎等，神经衰弱属于胃阴不足而卧不安者，糖尿病、甲亢、慢性咽炎、肿瘤放化疗后辅助治疗等。但要注意外邪未清、湿热未净、痰湿中满者慎用。

银翘汤

【来源】《温病条辨》卷二中焦篇。

【组成】 银花五钱 连翘三钱 竹叶二钱 生甘草一钱 麦冬四钱 细生地四钱

【用法】 水煎服。

【功效】 解表清热，滋阴生津。

【主治】 温病下后，无汗脉浮者。

【方解】 本证因下后阴液不足、卫表风热余邪未除所致，即吴鞠通所谓"下后邪气还表之证"，故用金银花、连翘辛凉轻宣解表，配伍竹叶清上焦之热，甘草益气清火，麦冬、生地黄滋阴清热，以助在表之邪得汗而解。吴鞠通云："增液为作汗之具，仍以银花、连翘解毒，而轻宣表气，盖亦辛凉合甘寒轻剂法也。"

注：本方与上焦银翘散组方有别。两方均用银花、连翘、竹叶、甘草，但银翘散配以解表药，故为辛凉解表之剂，用于温病初起，邪在肺卫者；本方配伍养阴药物，为滋阴透表之剂，用于温病阴伤，邪热未尽，不能透达外出者。

【验案精选】

1. 皮肤病

（1）儿童银屑病　董某，女，10岁，2005年5月20日就诊。2月前曾患感冒、咽痛、发热、扁桃体肿胀发炎，继之头皮起红疹，瘙痒，搔之脱屑，躯干、四肢泛发黄豆大小的红斑丘疹，色鲜红，表面覆有少许银白色鳞屑，刮之易落并见筛状出血，伴尿黄、便秘、舌红苔黄、脉滑数。诊断：银屑病（血热型）。辨证：内有蕴热，郁于血分。治法：清热凉血。方药：银翘汤加减。金银花10g，连翘10g，槐花10g，麦冬10g，生地黄10g，竹叶10g，大青叶10g，丹参10g，鸡血藤10g，山豆根10g。二诊：上方连服7剂，皮疹未再新发，原皮损颜色转淡。皮疹均自边缘开始消退，咽喉肿痛消失，二便自调。上方去山豆根、槐花、大青叶，加威灵仙10g，牡丹皮10g。5剂。三诊：皮损基本消退，嘱继续服药10剂，以巩固疗效。[李廷保，窦志强，潘利忠. 何炳元教授辨治儿童银屑病经验. 中医儿科杂志, 2006, 2（2）: 3-5]

（2）面部激素依赖性皮炎　患者李某，男性，30岁，因夏季夜间休息时汗出，开窗受风，导致口角歪斜，在工作地找乡医治疗，予维生素 B_1、谷维素口服。并予泼尼松片连续口服约4周。面部症状有减轻，但出现面部大量红色斑丘疹，自觉瘙痒刺痛难忍。由其亲属带到我处就诊，见患者面部皮疹鲜红，无渗出，有轻压痛，舌质红，苔薄黄，脉浮数。诊为风热袭表。予银翘汤加赤芍、牡丹皮、大青叶。服用5剂后，皮疹基本消退，仍自觉心烦，口干，烦躁。原方加玄参、知母，又予5剂，诸症消失。[张宝华，张亚红. 银翘汤治疗面部激素依赖性皮炎3例. 中国中医药现代远程教育, 2011, 9（3）: 125]

2. 肺炎　刘某某，男，42岁，农民。患者于1周前因感冒出现咳嗽，胸痛，时恶寒发热，自服复方阿司匹林、甘草片2天，未见好转，诸症加重，体温升高，某医诊断为"右下肺炎"，经服药打针4日，未见明显好转，故邀我会诊。现在症状：发热39.5℃，咳嗽，咯痰黄稠，痰中时带少许血丝，血色鲜红，右胸胁痛，咳则更甚。检查：急性病容，面色红，咳声高亢，右下肺可闻及湿啰音，舌质红绛，苔黄，脉数大。……治宜清热解毒，养阴凉血。方用银翘汤加味：银花18g，连翘15g，淡竹叶15g，麦冬18g，甘草3g，杏仁

12g，瓜蒌壳 12g，鱼腥草 30g。上方服 2 剂后，诸症大减，体温降至 38℃，药已见效，自当守方，继以上方嘱再进 2 剂。诸症基本消失，体温降到37.2℃，继用沙参麦冬汤加连翘以善其后。[周济安，周天寒.银翘汤临床治例.四川中医，1983，(5)：28]

【临床应用】

1. 麻疹中期　营血分型、后期余毒未清阴液亏损者颇为适合，用药后痊愈，皮疹完全消退，出疹部位产生糠秕样脱屑，无其他后遗症。前者可加丹皮、赤芍、紫草、大青叶等，后者可加石斛、玉竹、天花粉、玄参等。[张福荣.银翘方类为主分期分型施治100例麻疹临床观察.中国中医急症，2000，(9)：22-23]

2. 流行性腮腺炎　药用：连翘9g，金银花15g，麦冬、生地各12g，竹叶、生甘草各5g，板蓝根30g，蒲公英20g，夏枯草10g。6 天为1疗程，总有效率为81.8%。[王吉英，付蕴英.银翘汤加减治疗流行性腮腺炎28例.辽宁中医杂志，2002，29 (6)：350]

【临证提要】　本方清热解毒、凉血生津，主要治疗温热病下后邪气还表，阴液耗伤者。今用于多种皮肤病及呼吸系统疾病的治疗。治疗皮肤病，血热者加凉血清热解毒药，如紫草、白花蛇舌草等；血虚者加养血补血药，如鸡血藤、当归等；血瘀者加丹参、槐花等。呼吸系统疾病如急慢性咽喉炎、支气管肺炎、鼻衄、咳血等，如发热无汗、微恶风寒，宜加薄荷、牛蒡子疏风解表；咽痛甚，宜加桔梗、板蓝根解毒利咽；咳嗽气急，痰黄黏稠，宜加杏仁、前胡宣肺利气；咳血鼻衄量多，血色鲜红，宜加茅根、栀子炭凉血止血。

护胃承气汤

【来源】《温病条辨》卷二中焦篇。

【组成】　生大黄三钱　玄参三钱　生地三钱　丹皮二钱　知母二钱　麦冬三钱，连心

【用法】　水五杯，煮取二杯，先服一杯，得结粪，止后服，不便，再服。

【功效】　养阴攻下。

【主治】　下后数日热不退，或退不尽，口燥咽干，舌苔干黑，或金黄色。脉沉而有力者。

【方解】　本证属于下后伤阴，邪气复聚，虚实参半，故用大黄泻热通便，增液汤滋阴生津，知母清热润燥，丹皮清热凉血，全方于滋阴之中，略佐涤邪，清除余热，达到滋阴而不恋邪，逐邪而不伤正的功效。方中以甘凉、苦寒滋阴清热为主，故为"苦甘法"。

【验案精选】

消渴便秘（糖尿病） 男，80 岁，1996 年 5 月因便秘 3 年来诊。有 2 型糖尿病史 7 年。症见口干咽燥，多食易饥，时有口苦，脘腹胀满，大便干结难排，3～5 日排便 1 次，舌暗红而干，苔黄燥，脉沉而有力，空腹血糖 14.3mmol/L。诊为消渴便秘，给予护胃承气汤加减，水煎服。方药如下：生大黄 9g，玄参 9g，生地 12g，牡丹皮 6g，知母 6g，麦冬 15g，茵陈 15g。服药 1 剂，排干结大便 2 次，服药 2 剂，排稀便 2 次。患者脘腹胀满、口干咽燥减轻，无口苦，苔黄消失，大便有排不尽之感。上方减大黄、茵陈，加黄芪 20g 继服。服药 16 剂，患者诸症皆除，血糖降至正常。嘱其注意饮食调节，将护胃承气汤原方大黄减半，炼蜜为丸，间断服用，至今各项指标均正常。[袁云成. 浅析消渴便秘辨治. 吉林中医药，2001，(2)：1-2]

【临证提要】 本方上能润肺燥，中能清胃热，下能滋肾阴，有滋阴泻热通便之功，用于温病热结阴伤者，今用于糖尿病伴有便秘患者的治疗。

新加黄龙汤

【来源】《温病条辨》卷二中焦篇。

【组成】 生地五钱　生甘草二钱　人参一钱五分，另煎　生大黄三钱　芒硝一钱　玄参五钱　麦冬五钱，连心　当归一钱五分　海参二条，洗　姜汁六匙

【用法】 水八杯，煮取三杯，先用一杯，冲参汁五分，姜汁二匙，顿服之。如腹中有响声，或转失气者，为欲便也。候一二时不便，再如前法服一杯，候二十四刻不便，再服第三杯，如服一杯即得便，止后服，酌服益胃汤一剂，余参或可加入。

【功效】 滋阴增液，泻热通便，补气养血。

【主治】 阳明温病，下之不通。

【方解】 本证邪实正虚，不能运药，故下之不通，用调胃承气汤泻热通便，增液汤、海参养阴生津，人参益气，当归和血，姜汁和胃降逆，本方以苦寒攻下、咸寒软坚泻热与甘寒补阴之品配合养阴泻热通便，故为"苦甘咸法"。

【验案精选】

1. 肠梗阻、肺心病 李某，男，78 岁。患者 1983 年 3 月，因患急性肠梗阻经笔者治愈后，于 1990 年 8 月 4 日又腹痛拒按，5～6 日不大便，无矢气，呕吐不能进食，喘促气急，痰多胸闷，形体消瘦，故又来我处求治。查：舌干口臭，苔厚，脉弦细数。患有肺心病 10 余年。X 线检查：腹部有扩大的肠

腔及液平面。西医诊断：急性肠梗阻，肺心病。中医辨证：阳明腑实、气阴两亏。治则：通腑泻热、补气滋阴。用新加黄龙汤加减：人参10g，麦冬10g，生地15g，玄参15g，大黄10g（后下），芒硝10g（冲服），厚朴10g，枳实10g。水煎服日1剂，分2次服下。服药后约3小时排便一次得矢气。共进2剂腹痛已减，饮食渐增，喘促明显缓解，能下床行走，肠梗阻告愈，肺心病缓解。后用生脉散加味调理善后。1年后随访肠梗阻未再发生。[刘丽玲. 新加黄龙汤治疗老年肺心病合并肠梗阻二则. 山东中医杂志，1993，12（6）：30-31]

2. 胃痛（慢性萎缩性胃炎） 贾某，女，73岁，有慢性胃炎病史7年。7天前胃痛加重。诊见：胃脘隐痛，不思饮食，口干咽燥，恶心，神疲倦怠，少气懒言，大便多日不行，面色萎黄，倦卧于床，舌红苔黄燥，脉细数。胃镜诊断为：慢性萎缩性胃炎。中医辨证属胃阴不足，燥屎内结。治以滋阴养胃通便。方用新加黄龙汤加减：玄参15g，麦门冬15g，玉竹10g，石斛10g，沙参15g，当归9g，生地黄15g，高丽参（冲服）8g，生大黄8g，芒硝3g，生姜10g，生甘草6g。1剂/天，水煎2次对匀分早晚服。2剂后大便得通，如羊屎状，3剂后大便溏薄，色黑，渐思饮食，胃痛明显减轻。去芒硝、生大黄、当归、高丽参，加党参15g，扁豆10g，山药15g，加冰糖适量继服5剂，原有症状消失。[宋鹏飞，余丽雅. 新加黄龙汤临床应用举隅. 甘肃中医，2008，21（4）：13-14]

3. 急性胰腺炎 王某，男，57岁，因饮酒后出现左上腹疼痛，恶心2天来诊。刻诊见：左上腹部胀满疼痛，并向腰背部放射，恶心、呕吐，身热，咽干唇燥，倦怠乏力，大便秘结，面色苍黄。曾有胆囊炎病史。体查T38℃，急重病容，舌红苔黄燥，脉细数。心肺正常，腹平坦，左上腹微有压痛，无反跳痛，无腹肌紧张。实验室检查：WBC：13.5×10^9/L，N：0.87；血淀粉酶360U/L；尿淀粉酶1350U/L。腹部平片未见异常。CT提示：胰腺轻度增大、边缘不规则，考虑急性胰腺炎。诊断为：急性轻症胰腺炎（MAP）。中医属脾胃实热证，兼气阴不足，标实本虚之胰瘅。治以通里攻下泄热，滋阴益气方，以新加黄龙汤加减：生地黄15g，党参10g，麦门冬15g，玄参15g，当归6g，生大黄（后下）9g，芒硝3g，柴胡15g，莱菔子15g，白芍12g，山栀子10g，金银花15g，生甘草6g，生姜10g。1剂/天，水煎2次兑匀，同时给予抗生素、营养、支持等治疗。3剂后身热渐退，腹痛减轻，呕恶消失，大便得通，原方去芒硝、大黄同煎继服3剂后，患者腹痛消失，诸症好转。[宋鹏飞，余丽雅. 新加黄龙汤临床应用举隅. 甘肃中医，2008，21（4）：13-14]

4. 肝硬化腹水 患者，女，63岁。2003年4月22日初诊。患慢性乙型肝炎12年，肝硬化失代偿1年。患者10余年前因"胁痛、乏力、纳差"住院诊断为"慢性乙型肝炎"，保肝治疗后好转出院，其后间断服药。1年前因腹部胀满，双下肢水肿，小便减少，住院诊断为"慢性乙型肝炎"、"肝炎后肝硬化"、"肝硬化失代偿"。经使用利尿剂及补充人血白蛋白、氨基酸、维生素等支持疗法后好转出院，但其后腹水反复出现，肝功能改善不理想，每2～3个月即需住院治疗，一直服用利尿剂。2003年4月22日前来就诊，就诊时患者面色晦暗，形体消瘦，神倦乏力，腹部胀满，右胁胀痛或刺痛，夜寐不宁多梦，手足心热，口咽干燥，大便2日一行，舌暗红少苔，舌下脉怒张，脉细弦。实验室检查：ALT156U/L，AST 78U/L，TBIL 34μmol/L，DBIL27μmol/L，白蛋白25g/L，球蛋白35g/L，乙肝两对半为"大三阳"。B超示：肝包膜欠光滑，光点分布不均，肝内管道走行欠清晰，门静脉内径14mm，脾厚45mm，腹腔内有液性暗区。中医诊断：臌胀。辨证：气阴两虚，水湿瘀滞。治以益气养阴，攻逐水湿。方用加减新加黄龙汤。处方：太子参20g，玄参15g，麦冬10g，生地15g，大黄6g，茵陈10g，白术10g，茯苓15g，猪苓20g，车前子20g，陈皮10g，夜交藤15g，合欢皮15g，甘草3g，麦芽15g，生姜3片。7剂。每日1剂，常法煎服。同时嘱其继续服用安体舒通，饮食予清淡少盐，甲鱼、海参炖汤经常食用。服完上药后，患者小便量增加，饮食增加，精神好转，大便较溏，每日一行，继服7剂。药后诊见患者双下肢肿消，嘱其减服安体舒通次数。上方去大黄、车前子、夜交藤、合欢皮，酌加赤芍、佛手、莪术等活血软肝之品。服药3个月，复查肝功能明显好转，B超示：腹腔内已无液性暗区。停服利尿剂，中药仍以上方为基础方，随症加减继服6个月，患者体力增加，能从事家务劳动，面色转润。服药1年后复查：ALT 38U/L，AST 30U/L，TBIL 11μmol/L，白蛋白30g/L，球蛋白32g/L。B超示：肝损伤，门静脉内径11mm，脾厚40mm。随访3年病情稳定。[陈文慧．新加黄龙汤治疗肝硬化腹水．江苏中医药，2008，40（3）：9－10]

5. 眼眶肿痛 石某，男，5岁。于1998年7月20日以左眼眶肿痛4天之主诉，由急诊科转住眼科治疗，入院前以左眼眶炎在本地以静脉途径给抗生素消炎治疗4天，但无效果，且病情逐日加重。查见患儿左上睑高度红肿隆起，以外眦部最明显，红肿波及同侧颞部、眶下部及颧部，硬肿无波动，疼痛拒按，睑裂不易启开，可见球结膜水肿，下颌下淋巴结和耳前淋巴结肿大。入院后以左急性泪腺炎给予先锋必静脉滴注，每日2次，并相应辅助治疗，经治3天，也无效果。于入院后第3天下午6时许，患儿出现体温升高、嗜睡、恶心、烦躁不安等症，WBC15.4×10^9/L，N0.92，L0.08。在主管医师要求下，行全科讨论治疗，先行局部穿刺抽脓2次，均无脓液，接着经B超证实，未有脓液形成。讨论一直指出有产生败血症或向颅内感染可能，属重危病例。临时决定用中药治疗。患儿舌红，苔微黄，脉细数，4日未大便。辨为：热毒壅盛，气阴大伤，正不拒邪。治以滋阴益气，泻结通便，清热解毒。

用新加黄龙汤加减：玄参8g，生地8g，麦冬8g，当归8g，甘草3g，人参3g，大黄6g，芒硝3g，金银花8g。水煎，取一半量，于当日下午7时许，分多次徐徐服下。后半夜大便通，黎明约5时30分，脓液从结膜面穿破流出，量多，排脓后全身及局部症状减，以原方不变量连服2剂而愈。[李天德.新加黄龙汤眼科新用36例.现代中医药，2005（2）：30－31]

【临床应用】

1. 粘连性肠梗阻 药用：生地15g，生甘草5g，人参5g（或党参15g），生大黄（后下）10g，芒硝（冲）15g，玄参15g，麦冬15g，当归10g，海参10g，姜汁（冲）30g。77例临床愈合。[刘金生.新加黄龙汤在粘连性肠梗阻的应用.中国实验方剂学杂志，1998，4（3）：47]

2. 癌症中晚期便秘 总有效率90%。方药：玄参、麦冬各24g，当归、生地、党参各30g，枳实、厚朴各10g，芒硝6（冲服），大黄8g（后下）。加减：腹胀加木香15g，高热加黄芩10g，腹痛加炙甘草6g，恶心、呕吐加焦三仙各8g，木香12g。[崔灵芝，平淑琴，关伟华.新加黄龙汤治疗中晚期癌症便秘30例.山西中医，1997，13（3）：15]

3. 急腹症术后 保留灌肠辅助治疗，处方：生地15g，生甘草6g，人参6g，生大黄9g，芒硝6g，玄参15g，麦门冬15g，当归12g，海参（洗）15～20g，生姜3片。可以提前排气时间、肠鸣音恢复时间、排便时间。对急腹症术后患者尽快地安全渡过消化道受抑制期，加快消化道功能恢复有积极意义。[曾一.新加黄龙汤在急腹症术后应用体会.天津中医药大学学报，2011，30（1）：26]

【临证提要】 本方源于陶节庵之黄龙汤（《伤寒六书》），去枳实、厚朴、桔梗，加麦冬、玄参、生地黄、海参、姜汁而成，故名新加黄龙汤。具有益气养血、滋阴通腑之功效，临床常见身热、腹满便秘、口干咽燥、倦怠少气，苔干黄或焦黑，脉沉弱或沉细。现常用于肠梗阻、胰腺炎等急腹症的治疗，此外，对麦粒肿、眶蜂窝组织炎、泪腺炎等外眼炎症疾病也有较好疗效。

使用本方时要注意两点：一是本方组成药物轻重有别，方中重用滋阴润燥之品，而佐以调胃承气汤缓下邪热，属于扶正攻下法。二是方中要慎用厚朴、枳实，吴鞠通云："正气久耗，而大便不下者，阴阳俱惫，尤重阴液消亡，不得再用枳朴伤气而耗液。"但今人于气机郁滞较重者，也常加枳实、厚朴以通郁行滞，以增强通腑降气之功。

宣白承气汤

【来源】《温病条辨》卷二中焦篇。

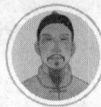

【组成】生石膏五钱　生大黄三钱　杏仁粉二钱　瓜蒌皮一钱五分

【用法】水五杯，煮取二杯，先服一杯，不知再服。

【功效】清热攻下，宣降肺气。

【主治】喘促不宁，痰涎壅滞，右寸实大。

【方解与方论】本证属于阳明温病，兼肺气不降，故取白虎承气两方之意，重用生石膏清气分之热，大黄泻腑中热结，瓜蒌皮、杏仁宣降肺气、化痰定喘，使肺降腑通。

吴鞠通曰："肺气不降，而里证又实者，必喘促寸实，则以杏仁、石膏宣肺气之痹，以大黄逐肠胃之结，此脏腑合治法也。"

【验案精选】

1. 肺炎　王某，男，45 岁。1989 年 6 月 1 日诊。5 天前因发热、咳嗽，在他处诊治，曾注射柴胡等药，发热略退，旋刻回升。3 天前感胸闷胸痛，X 线见两肺有致密片状阴影，边缘不清。西医诊断为肺炎，注射青霉素等药，效果不明显，遂来我处求治。患者发热（39.5℃），汗出，口渴，咳嗽喘息，咳痰黄稠量多，胸闷不舒，小便短赤，大便三日未行，腹部微胀满，舌质红、苔黄腻，脉滑数。脉症合参，属痰热壅肺，热结大肠。治当宣肺化痰，攻下热结。方用宣白承气汤化裁：瓜蒌壳 10g，大黄、葶苈子各 9g，杏仁、瓜蒌仁、桑白皮、黄芩各 12g，石膏 30g，川贝 6g。服药 1 剂后，自诉大便 3 次，口渴减轻，咳喘亦减。药既见效，守方大黄减半，继服 1 剂，发热大减（37.5℃），咳嗽咳痰已微，口稍干，纳食不香，舌红、苔黄白而薄，脉滑而细。治宜清肃肺气，佐以和胃。瓜蒌仁、桑皮、谷芽、山药各 12g，芦根 15g，杏仁 10g，半夏 9g，川贝 9g，甘草 3g。又服 2 剂药后，诸恙悉平。X 线检查：两肺无异常发现。[赵吉林 . 宣白承气汤化裁治咳喘 . 四川中医，1990，(5)：24]

2. 心衰合并慢性支气管炎急性发作　白某某，女，71 岁。因咳嗽发热，不能平卧，浮肿 1 月余，于 1983 年 3 月 25 日入院。诊断为高血压心脏病合并心衰、慢性支气管炎急性发作。经强心、利尿、降压、抗感染及对症处理 4 天后，心衰纠正，水肿消退，但依然端坐不能平卧，咳痰不爽，口渴不欲多饮，上腹胀痛，大便秘结，舌质红，苔腻有剥脱，脉沉实。治用宣肺化痰、润燥通腑之剂。药予：生大黄（后下）5g，玄明粉（冲）、桔梗各 6g，杏仁 12g，瓜蒌皮、仁、天花粉各 15g，甘草 5g，芦根 30g，枳壳、麦冬各 9g。服药 1 剂，当日排稀水便 4 次，气味臭秽异常，腹胀腹痛稍减，半卧位，呼吸较前顺畅，仍口干。再予原方 1 剂，服后口干欲饮，呼吸不畅，半卧位，舌质红，苔剥脱，脉沉实。恐久病体虚，过下伤正。原方去攻逐之大黄、玄明粉，加火麻仁 15g 润下。是夜 9 时许，肠鸣漉漉，矢气频频，排出鸽卵大燥屎数枚，顿觉腹中安和，呼吸顺畅，当夜即可平卧。改养阴生津、润肠通便方数剂，令大便通顺，数日后病愈出院。［徐寿生．宣白承气汤用验三则．四川中医，1990，（8）：14］

3. 乙脑合并支气管哮喘 王某，男，6 岁。1981 年 7 月 30 日诊。哮喘三载，每发于小暑大伏之间，今则宿疾甫作 4 日，昨午骤然发热，无汗，头痛，入暮即嗜睡，今日依然身热不退，入院后西医诊断为：①乙脑，②支气管哮喘；作对症治疗。刻诊：壮热（体温 39.50℃），项强，面赤，神昏不识人，烦躁不安，惊搐，哮喘气促仍盛，腹微满，起病后未大便，小溲深黄。脉象滑疾，一息七八至，舌红、苔底白中心黄厚腻。证属暑温，邪在太阴阳明之分，肺气闭于先，胃家实于后也。宣白承气汤主之，新加香薷饮亦主之：陈香薷、杏仁（打碎）、川贝、锦纹大黄（后下）各6g，粉葛根、银花、连翘、瓜蒌皮、钩藤各10g，生石膏60g，竹叶30 片。2 剂，水煎，分四服，每6 小时鼻饲 1 次。31 日复诊：药后大便二行，身热稍退（体温39℃），腹满亦消，哮喘之势渐衰，惟仍昏神惊搐、项强，是肺胃之闭已开而手足厥阴经之邪未外达。前方去香薷、葛根、瓜蒌皮，加川雅连3g，陈胆星3g，黛蛤散10g（布包）、炙地龙10g，大黄减为3g。2 剂，服法同前。8 月 1 日三诊：今日未大便，身热又退其半（体温37.9℃），目已张，能饮水，哮喘迭减，惊搐停止。上方续服 1 剂。四诊时体温已降至37.5℃，哮喘亦减十八，能进食，舌偏红、苔白罩黄，用竹叶石膏汤合清络饮出入调治而愈，无后遗症。［王少华．宣白承气汤运用经验．江苏中医，1990，（2）：28－29］

4. 鼻衄 汪某，男，19 岁。鼻衄反复发作 2 年，近 10 日又作。初诊给予费氏豢龙汤4 帖，衄血未止，血色鲜红，时夹血块，1 日 3～5 次，天热劳累后症状加重，面色无华，舌红苔薄黄，脉弦。治从肺胃热盛，络伤血溢入手。处方：生大黄8g（后下），生石膏15g（研末，先煎），杏仁10g（杵），生地12g，怀牛膝14g，黄芩6g，仙鹤草、藕节炭各15g。服药 3 帖，鼻衄仅发 2 次，惟见大便稀薄，继进 3 帖，衄血未再犯。停药后大便自调。更用益气养阴之方以调理善后。［刘晨．宣白承气汤活用举隅．山西中医，1992，8（8）：49－50］

5. 头痛 杨某，男，23 岁。阵发性头痛十余日，痛时有闷瞀之感，不痛则昏沉不爽，食下泛恶欲吐，晨起轻微咳喘，大便燥结 1 周未解，舌红苔白，脉沉弦。证属肠腑积滞，浊气不降而上逆为患。治以泻下通腑，肃肺降气。处方：生大黄10g（后下），瓜蒌仁25g（杵），杏仁10g（杵），生石膏20g（研末，先煎），姜半夏、厚朴各5g，2 帖。2 天后诸症皆除。［刘晨．宣白承气汤活用举隅．山西中医，1992，8（8）：49－50］

6. 癃闭 徐某，女，48 岁。1982 年 3 月 17 日诊。先是风温犯肺，发热咳嗽 5 日，刻下热渐退（体温 38.2℃）而咳不减，日前又增小溲不畅，昨暮点滴而下，色赤，小腹膨隆胀痛，大便干，一日或间日一行。询知痰黄而稠，咯吐不爽，晨起之痰成块，胸痞，呼吸欠利，口干不多饮。脉滑数，舌红、苔薄黄。发热咳嗽于先，癃闭于后者，当责之肺气不利，无以通调水道。拟重以清上，辅以利下，宣白承气汤主之，清肺饮亦主之：生石膏 30g，桑白皮、生山栀、光杏仁（杵碎）、瓜蒌皮、玉桔梗、车前子（包）、鲜枇杷叶各 10g，淡黄芩、制大黄各 6g，麦冬 15g。2 剂，分 4 次服，6 小时服 1 次。翌日复诊，小溲已通而不畅，少腹胀痛大减，体温降至 37.7℃，前方续服 1 剂。三诊时小溲畅行，体温降至 37.3℃，咳嗽亦减，改用桑杏汤合桑菊饮出入调治而愈。[王少华. 宣白承气汤运用经验. 江苏中医，1990，(2)：28–29]

【临床应用】

1. 急性肺部感染　总有效率为 95.3%。基本方组成：生石膏 30~60g，桑白皮、银花、黄芩各 20g，鱼腥草、生大黄、杏仁各 10g，连翘 15g。加减法：兼表证者酌加荆芥、薄荷、桑叶、桔梗等辛凉解表，疏风透热，轻宣肺气；喘息胸闷甚者酌加麻黄、地龙、白果等宣肺定喘；痰热壅肺者可合千金苇茎汤以清热化痰；痰热结胸，症见胸脘痞满胀痛、呕恶、口苦，苔腻者配小陷胸加枳实汤以苦辛通降。[张瑞利. 加减宣白承气汤治疗急性肺部感染 150 例. 浙江中医杂志，1997，(6)：252]

2. 肺脓肿高热　3 天为 1 疗程，一般不超过 3 个疗程，总有效率94.55%。用药：杏仁 10g，生石膏 30g，生大黄 10g，瓜蒌 30g。[孔祥文，严志林. 宣白承气汤治疗肺脓肿高热 55 例. 中国中医急症，2003，12（3）：269]

3. 肺性脑病　用加味宣白承气汤直肠滴注。药物组成：石膏 30g（先煎），瓜蒌 15g，杏仁 10g，大黄 10g，半夏、菖蒲、芦根各 12g，桃仁 6g，鱼腥草、丹参各 30g。7 天为 1 疗程。20 例患者，显效 10 例，有效 7 例，无效 3例。[谢邦军，史国梅，肖琳. 加味宣白承气汤直肠滴注治疗痰热腑实型肺性脑病 20 例. 中医外治杂志，1997，(3)：16]

4. 功能性便秘　肺热肠燥型，药物组成：生大黄 10g，生石膏 30g，全瓜蒌 30g，酸枣仁 15g，生何首乌 10g，蒲公英 30g，益智仁 10g，当归 20g，桃仁 10g，玄参 30g，生地黄 30g，枳实 15g，厚朴 15g，芒硝（冲）5g。总有效率 95.6%。[李艳梅，宋玉琳，张波. 加减宣白承气汤治疗肺热肠燥型功能性便秘 91 例临床观察. 河北中医，2009，31（6）：837–838]

【药理研究】

1. 改善呼吸力学　宣白承气汤对急性肺损伤机械通气患者，能改善气道峰压、平台压、气道阻力、动态肺顺应性、静态肺顺应性、氧合指数等，降低患者 TNF-α、IL-1β 水平，升高 IL-10。结果表明，宣白承气汤对急性肺损伤患者呼吸力学有较好的改善作用，其机制可能与宣白承气汤调节促炎因子与抑炎因子之间的平衡有关。［张忠，乔秋杰，向素英，等.宣白承气汤对急性肺损伤机械通气患者呼吸力学的影响.新中医，2010，42（8）：30-31］

2. 保护肺组织 宣白承气汤对脂多糖诱导的急性肺损伤有保护作用，能降低支气管肺泡灌洗液蛋白含量、肺体指数及炎性渗出物和出血，其机制与抑制 CD14 和 NF-KBmRNA 表达有关。［苏中昊，杨爱东，王利霞，等.宣白承气汤对急性肺损伤大鼠肺组织 CD14 和 NF-KBmRNA 表达的影响.中国实验方剂学杂志 2012，18（5）：127-129］

3. 保护肠黏膜 宣白承气汤能降低脓毒症大鼠肠黏膜通透性，改善肠源性脓毒症肠屏障的功能。［孟繁甦，郭应军，侯杰，等.宣白承气汤对脓毒症大鼠肠屏障功能保护的实验研究.数理医药学杂志，2011，24（2）：151-152］

【临证提要】 宣白承气汤能宣肺化痰、泄热攻下，用于痰热阻肺，热结肠腑之喘证，今用于肺部感染性疾病。因肺与大肠相表里，痰热阻肺，肺失宣降，则腑气不通。反过来，肠腑浊气上攻，可影响肺气肃降，故治需通宣并用。临床急性支气管炎或慢性支气管炎急性发作、急性肺炎等，凡出现高热喘嗽，舌红苔黄，脉实数有力者，均可用宣白承气汤治疗。其加减法包括：肺热炽盛加黄芩、桑白皮、鱼腥草、芦根；痰涎壅盛加葶苈子、浙贝母、竹沥、胆南星；胸闷加郁金、枳壳；久病致瘀加桃仁、红花、川芎。腑实较重可用玄明粉代生石膏。

导赤承气汤

【来源】《温病条辨》卷二中焦篇。

【组成】 赤芍三钱 生地五钱 生大黄三钱 黄连二钱 黄柏二钱 芒硝一钱

【用法】 水五杯，煮取二杯，先服一杯，不下再服。

【功效】 滋阴清热，通肠泻热。

【主治】 小便涓滴赤痛，时烦渴甚，左尺牢坚。

【方解与方论】 本证为阳明腑实、小肠热盛之候，故用大黄、芒硝通肠，黄连、黄柏泄热，生地、赤芍清热活血而止痛。

吴鞠通曰："导赤去淡通之阳药，加连柏之苦通火腑，大黄、芒硝承胃气而通大肠，此二肠同治法也。"

【验案精选】

1. 急性肾盂肾炎 祁某，女，34岁，工人。1983年6月25日初诊。违和1周，尿频且急，溺时疼痛，尿色红赤，身热口渴，腹部胀满，大便干结5日未行，苔黄燥，脉弦数，左尺牢坚。尿液检查：红细胞（+++），白细胞（+++），中段尿细菌培养：副大肠杆菌>10万/ml。此阳明腑实，小肠热盛之候也。法当通阳明之结，泄小肠之热，仿导赤承气汤意。细生地15g，京赤芍12g，黄连6g，黄柏9g，生大黄9g（后下），芒硝10g（冲），石韦15g，凤尾草、白花蛇舌草各30g。服上方2剂，腑通、溲畅、痛解，后以养阴清利剂，调治半月，尿常规正常。尿培养2次均无菌生长。[周宁.温病条辨五承气汤运用辨析.江苏中医杂志，1987，(8)：5-7]

2. 尿路结石 陆某，男，49岁，农民。1979年9月29日诊。小溲频急，茎中热涩刺痛，点滴难解，头汗淋漓，间解血尿。"B超"检查示膀胱尿道结石。既往曾类似发作2次。患者畏惧手术治疗，求治于中医。视其形气俱实，舌质红苔黄腻，脉沉实有力，少腹拒按，是时大便五日不解。患者平素喜嗜辛热肥甘，聚湿生热，蕴结下焦，壅阻水道，不通则痛。当通腑排石，用吴氏导赤承气汤：生大黄、芒硝粉各9g（冲服），赤芍12g，生地20g，黄柏10g，金钱草30g，木通5g，六一散（包）20g，石韦、冬葵子、茯苓各15g。服2剂，大便通，小溲剧痛难忍，辗转翻滚不安。须臾，排出瘀血2块，内夹蚕矢大砂粒2粒，溲利，痛止血停，追访迄今未复发。[张淑人，吴永彤，陈耘.五承气汤治疗急症举隅.安徽中医学院学报.1995，14（2）：12]

【临证提要】 导赤承气汤能通导大小肠之热，适用于阳明里实、心火内郁、大肠秘实、小肠热结之证，临床常见身热，腹满便秘，烦渴，小便短赤、涓滴不畅、溺时疼痛，舌红苔黄。现本方常用于淋证、癃闭等的治疗。

使用本方时需要注意两点：一是虽有小便涩痛不宜大量使用利水通淋之品，因此，吴鞠通在组方时虽取导赤散之意，却未用木通、竹叶，盖以防其淡渗再伤津液。二是要注意方中药物的用量，方中需重用生地滋阴，苦寒导泻之品则宜轻用，以免苦燥伤津或使津液偏走大肠。

牛黄承气汤

【来源】《温病条辨》卷二中焦篇。

【组成】 安宫牛黄丸二丸 生大黄末三钱

【用法】 前安宫牛黄丸二丸化开，调生大黄末三钱，先服一半，不知再服。

【功效】 攻下开窍。

【主治】 邪闭心包，神昏舌短，内窍不通，饮不解渴。

【方解与方论】本证属于热陷心包、阳明燥结之厥证，故用安宫牛黄丸清心豁痰，开手少阴之热闭，大黄攻下腑实。

吴鞠通曰："牛黄丸开手少阴之闭，以承气急泻阳明，救足少阴之消，此两少阴合治法也。"

【验案精选】

1. 神经系统疾病

（1）脑出血　任某，男，58 岁，患高血压病 10 年，于 1985 年 4 月突发昏迷，西医经腰穿诊为脑出血。翌日，颜面潮红，面赤气粗，喉中痰鸣，烦躁不安，左侧肢体不遂，腹部胀满，二便闭结。舌质红，苔黄糙厚腻，脉弦有力。诊为风中脏腑，证属热闭。在常规补液、运用脱水药甘露醇、激素氟美松的同时，以生大黄粉每次 10g 送服安宫牛黄丸两丸，每日 2 次。连用 3 日，排下黑屎，发热渐退，神志转清，经中西医调治月余，肢体功能逐渐恢复。[龚振岭. 五加减承气汤的临床运用. 河北中医, 1986, (2): 27-28]

（2）乙型脑炎　患儿张某，男，4 岁半，1981 年 8 月 13 日入院。患儿发热 2 天，头剧痛，呕吐，神智朦胧，面色灰白，重病容，被动体位不合作，抽风不止。查体：T 38.9℃，P 20 次/分，R28 次/分，BP14/10kPa，心肺（-），瞳孔缩小等大，对光反射迟钝，浅反射消失。巴宾斯基征左（±），右（+）。克氏、布氏、查氏征均阳性。实验室检查：白细胞 13.2×10^9/L，中性粒细胞 0.81，脑脊液无色透明，压力 1.96kPa，细胞数 40×10^6/L，糖 5.5mmol/L，氯化物 190mmol/L，培养（-）、血型 "O"。诊断：乙型脑炎。治疗：青霉素钠，西地兰，山梗菜碱，复方冬眠灵，补液、脱水、给氧、降温、吸痰、特护。8 月 15 日体温达 40.4℃，频抽不止，白细胞 19×10^9/L，中性粒细胞 0.87，心衰，呼吸暂停 2 次，请中医指导抢救。中医见症：壮热神识昏迷，颈项强直，角弓反张，频抽不止，面色青紫，瞳仁定滞无光，汗多，舌体胖色绛苔白腻而燥，脉疾数，痰涎极多，壅阻气管插管口，抽吸不及。辨为暑风热毒陷入心包兼阳明腑实证。方用牛黄承气汤加减，药用：大黄 6g，芒硝 9g，枳实 6g，生石膏 20g，青黛 3g（包煎），甘草 3g，抗热牛黄散 1g（分 2 次用中药液冲化）。水煎分 2 次鼻饲，1 日饲完。8 月 16 日，病情稍平稳，体温有下降之势，上方复取 2 剂，用法同上。8 月 17 日大便 2 次，第 1 次为干硬黑便 3 块，第 2 次为黄褐色稀便夹干硬块共约 200ml。二诊：8 月 18 日，T 39.3℃，仍昏迷，面色微红带青，时有咳嗽，咳时气管插管口冒出白色黏痰，抽搐反复发作，颈项强稍缓，对光反射存在，舌红绛苔白腻燥，脉滑数。白细胞 9.5×10^9/L，中性粒细胞 0.9，大小便常规化验阴性。处方羚羊钩藤汤加减，冲服紫雪丹。三诊：8 月 22 日，神志渐醒，四肢均能活动但仍抽风，间隔时间显著延长，呼吸稍平稳，听力差，神情痴呆，舌红口疮，脉细数，T 38.4℃，间歇给氧，患儿问话不答，发现已失语。处方连梅汤加减，配合针刺。8月30日复查，口疮已愈，舌红，语言渐清利，反应渐灵，但嘴唇颤动，手足仍微颤时抽，此乃邪恋营分，阴气未复之故，遂予大定风珠10剂。9月6日出院时体温仍38.2℃，予沙参麦冬饮方，嘱其服法，随访8年，患儿身体健康。[王中林，李辉.乙型脑炎1例救治记实.甘肃中医，1994，7 (2)：16]

2. 中毒性菌痢　管某，男，4岁。1975年7月10日来诊。神志不清3小时，身体灼热，舌蹇肢厥，腹胀便秘，口燥欲饮，体温40.1℃。实验室检查：白细胞 $14.2 \times 10^9/L$，中性粒细胞0.88，淋巴细胞0.12。肛诊后取脓血便做粪检：白细胞（＋＋＋＋），红细胞（＋＋），巨噬细胞（＋）。西医诊断为"中毒性菌痢"。给予补液、抗菌、激素等治疗，中毒症状虽有好转，但余情如故。舌苔黄腻、舌质红绛，脉细数。此乃邪陷心包，腑有热结之候。当此闭脱之际，非凉开攻下不可。安宫牛黄丸2丸（化开），生大黄末9g（调和），频频鼻饲。药后腑垢畅行，均为赤白黏液便，热势挫降，神志清楚，余情亦减，后予清肠化湿之剂而奏全功。[周宁.温病条辨五承气汤运用辨析.江苏中医杂志，1987，（8）：6-7]

3. 急性尿毒症　黄某，男，54岁，农民。1993年4月12日初诊。……诊断为化脓性胆管炎，急性胆囊炎，急性肾衰，并发DIC。……患者神昏，呼之不应，呼吸尚存，压眶尚能皱眉，全身皮肤灰黯而黄，散在拇指大褐色斑块约20个，两眼闭合，瞳仁等圆，白睛黄染并见褐色出血斑，不饮、不食、无尿已1日余，大便不行已3日，牙关不紧，撬开见舌短，苔灰黑焦黄欠有润津，脉细无力。腋下体温36.5℃，脉搏92次/分，呼吸20次/分，血压12/8kPa（90/60mmHg）。心音低钝，右胁下按之有抵抗，墨菲征阳性。……以牛黄承气汤合新加黄龙汤加减：西洋参（另煎）、芒硝（冲）、郁金、炒黄芩、焦山栀、生地、麦冬、玄参、丹参各10g，生大黄30g，茵陈15g，牛黄清心丸（研冲）1粒。煎后急置凉水中隔水待温，少量多次频频喂服。……13日凌晨排少量尿液及臭秽大便甚多，神志亦见好转，……原方去牛黄清心丸，加枳壳、金钱草，测尿量增至每日约1000ml，体温37℃～38℃，呼吸20次，脉搏55～60次/分，血压12.7～13.3/8kPa（95.4～100/60mmHg）。考虑全身情况好转后，宜手术治疗。[刘普希，陈学常，陈学英.牛黄承气汤合加减黄龙汤治疗急性尿毒症.浙江中医杂志，1998，（2）：54]

【临床应用】

1. 解热　对病毒性发热兔，牛黄承气汤较安宫牛黄丸具有更显著的解热效果。[张思超，周东民，王晓君，等.牛黄承气汤对病毒性发热兔的退热及免疫调控作

用研究.山东中医药大学学报，2009，33（1）：66－70]

2. 脑保护 对双侧颈总动脉结扎大鼠脑缺血模型，牛黄承气汤能降低一氧化氮含量，减轻脑水肿，同时增加 SOD 活性，减少自由基。[张思超，王晓君.开窍通腑法对急性脑损伤保护作用的实验研究.中国中医基础医学杂志，2005，11（9）：659－660]

【临证提要】牛黄承气汤具有开闭泻实之功，用于热病神昏的治疗。今多用于中枢神经系统疾病如脑炎、脑中风、肺性脑病、肝性脑病，以及中毒性菌痢等的治疗。

增液承气汤

【来源】《温病条辨》卷二中焦篇。

【组成】玄参一两 麦冬八钱，连心 细生地八钱 大黄三钱 芒硝一钱五分

【用法】水八杯，煮取三杯，先服一杯，不知再服。

【功效】增液润燥，荡涤肠胃。

【主治】津液不足，无水舟停，间服增液，再不下者。

【方解】本证因阳明温病热结阴亏所致，故用增液汤，滋阴增液，润肠通便，配合芒硝、大黄软坚泄热通下。全方攻补兼施，属于增水行舟之法。

【验案精选】

（一）消化系统疾病

1. 肠梗阻 患者裴某，女，30 岁，因腹痛、腹胀，肛门排气、排便停止 2 天就诊。患者有便秘史，时腹痛、腹胀，但不剧烈，2 天前无明显诱因上述症状加重，伴肛门排气、排便停止，恶心，无呕吐，村卫生所曾予大承气汤及西药治疗（具体不详）未能获效。查患者痛苦面容，其腹微隆，全腹触痛，左下为著，叩呈鼓音，肠鸣音亢进，予 X 线透视见肠管充气明显，左下腹有梯状气液平面，提示低位肠梗阻。血 RT 示：WBC 11.2×10^9/L，NO.80。患者拒绝住院治疗，查其脉，一派数急，查其舌，红而苔剥。此津亏热结，无水行舟之象。法当泻热通腑，增水行舟。即予增液承气汤 1 剂，水煎分服。嘱服药后症状不解，即随诊。一服见效，服完病去若失。[王安生.增液承气汤治疗肠梗阻 1 例.甘肃中医，2006，19（10）：13]

2. 胃炎 姜某某，女，65 岁，农民。1983 年 11 月 4 日初诊。患者因食欲减退，胃脘疼痛住新乡市某医院治疗，曾经新乡地区医院、河南医大附院胃镜检查，诊为表浅性萎缩性胃窦炎、表浅性萎缩性胃体炎。住院治疗月余，虽胃痛已止，但每餐食入即吐，体质逐渐衰退，形体消瘦。遂求余诊治。刻

诊：患者语音低微，精神疲惫，身难翻转，面色淡白无华，皮肤干燥脱屑，弹性减弱，贴附于骨，骨瘦如柴，腹部凹下，可见肠中燥屎团七八枚凸起腹上，近半月来大便未解，汤水咽下即吐，舌绛瘦小，干燥无苔，脉右弦数，左沉细。患者胃病已久，饮食难凡胃阴大伤，津液干涸，不能四布，脾运无物，不为肌肤，故诸症蜂起。治宜增津液以滋脏腑润诸窍，通大便以泻腑结降胃气，养胃阴以扶正气进饮食。用增液承气汤加味：生地、玄参各30g，麦冬25g，大黄后下9g，芒硝6g，沙参、佛手各15g。水煎分3次服，1日1剂，3剂。11月7日二诊：呕吐止，纳食增，精神好转，语音增大，可自己起坐；但仍未解大便，腹软、不胀不痛，绛舌转淡而润泽、苔薄自，脉沉细无力。此属中气虚惫，推动无力。守前方加黄芪15g，升麻10g以益中气，助升降，推波助澜，果然药后排出燥屎团近10枚。11月9日三诊：患者精神明显好转，可自由下床活动，饮食倍增，日可进主食六两左右，舌淡红而润、苔薄白，脉细缓。改以养阴和胃调理半月余而诸症悉愈。随访一年半，胃痛未见复发，饮食正常，面色红润，体重增加，能持家务。［陈传儒．增液承气汤治验二例．新中医，1987，(5)：46］

3. 噎膈 患者王某某，女，50岁，于1996年元月5日就诊。咽喉异物感半年余，只能吃流食否则食管疼痛。食道透视，钡剂在食道下段通过困难，用阿托品抗痉挛后，钡剂仍通过困难故考虑肿物。患者希望保守治疗。观其病人形体瘦弱、面色不华、饥而不欲食、口干不多饮、大便干燥、舌淡少苔无津、脉沉细。审其证属阴亏热结，虚实夹杂，治宜滋阴增液，通便泻热。方用增液承气汤加味：生地15g，麦冬15g，沙参12g，木香6g，川大黄6g，黄连6g，枳壳7g，芒硝9g（冲）、鸡内金9g，郁李仁9g，麻仁12g，瓜蒌仁12g，焦四仙各9g。进药3剂后，自觉吞咽顺利，不仅能进流食，普食也能吃，咽下食管无疼痛，食欲增加，除服药后大便稀，无其他不良反应。后拟下方以巩固疗效：生地10g，麦冬12g，沙参10g，党参10g，茯苓7g，白术10g，陈皮7g，香附7g，胡黄连4.5g，鸡内金10g，焦三仙各10g，红枣5枚，进药9剂后临床症状消失。［朱丽清．增液承气汤治疗噎膈1则．内蒙古中医药，1999，(2)：39］

4. 复发性口腔溃疡 余某，女，37岁。1996年4月27日诊。近1年来反复在唇、颊、舌等处出现豆大溃烂点，疼痛伴心烦口渴，大便干燥，艰涩难行。曾服西药"大黄苏打、复合维生素B"及中成药"黄连上清丸、牛黄解毒丸、清火栀麦片"等有效，但近2月来无效。刻诊：右颊、下唇、舌尖等处分别见一黄豆大小黄白色溃疡，中央凹陷，周边黏膜鲜红，微肿，并伴舌灼辣，食物乏味，溃面疼痛，心烦口渴，大便干燥，脉滑数。此系心脾积热，腑气不通，浊气熏蒸所致。治宜泻热润燥，通腑降浊。方用增液承气汤加味：玄参、细生地、麦冬各20g，莲心、栀子、赤芍各15g，大黄（后下）12g，厚朴、芒硝（冲）各10g。2剂后，解燥屎数枚，顿觉诸症大减。此表明药证合拍，原方出入6剂而愈。随访1年余未复发。[黄丰秀. 增液承气汤应用举隅. 四川中医，1998，16（2）：56]

（二）神经系统疾病

1. 三叉神经痛 杨某，女，50岁。1994年6月15日诊。半年前因外感后出现右耳、齿、眶阵发性放射状剧痛，痛如刀割。伴咽干、便秘、小便短赤。经多家医院诊为"三叉神经痛"，卡马西平、强痛定、维生素B，为其常备，多次"普鲁卡因、维生素B₁₂"封闭及针灸治疗，疗效不稳定。刻诊：除上述症状外，五官各部未见明显异常，舌红绛、苔黄燥，脉弦涩。证属燥热内结，浊气上逆之经气痹阻。治以滋阴泻浊，活血止痛。方用增液承气汤加味：玄参、细生地、麦冬各20g，白芷、地骨皮各15g，大黄（后下）、芒硝（冲服）、䗪虫（细末冲服）各10g。停服他药，2剂后疼痛明显减轻，口咽干消失，大便秘结，小便短赤稍减。效不更方，上方出入10余剂而愈。随访至今，未复发。[黄丰秀. 增液承气汤应用举隅. 四川中医，1998，16（2）：56]

2. 脑震荡 程某，男，42岁，于2005年9月17日就诊。10天前，因车祸住入某院，当时症见：神志恍惚，呕吐，头痛，右颊部有裂伤，口鼻流血。查CT未见颅内病变，诊为：脑震荡，经止血等对症治疗，其出血停止，但见右颊部持续性疼痛，痛如针刺，其疼痛加剧时，伴血压升高，周身汗出，同时见情感淡漠，经查脑电图，未见异常；经用卡马西平、西比灵等药，疗效不佳，随求诊于中医。就诊时患者有便秘、口干、舌质暗红，舌苔黄腻略燥，脉弦数。此乃脑震荡后遗症，遂给增液承气汤加减：生大黄（后下）10g，生地黄20g，麦冬20g，玄参20g，芒硝（冲服）10g，穿山甲10g，莪术15g。服药1剂，大便畅下，疼痛减轻，连服8剂后，诸证消失。[寇文平，刘卓志，徐建瑞. 增液承气汤加减运用心得. 贵阳中医学院学报，2008，30（2）：45]

3. 癫狂 王某，男，23岁，学生，南阳市人，1991年7月8日诊。患者为职高学生，性格内向，因失恋而心情苦闷，独自饮酒多日，渐至性格暴躁，长期失眠。2周前因其打骂毁物，辍学在家治病，曾用镇静剂，其躁狂不减。诊见患者面目通红，头面四肢溅然汗出，两目呆滞，谵语，舌红，苔薄黄而干，脉弦滑数，5日大便未解。证属阳明热盛津伤，浊热上扰神明。治宜通腑泻浊，养心安神。处方：玄参30g，生地20g，麦冬30g，大黄15g（后下），芒硝30g（冲服），黄连15g，胆南星15g，龙齿50g。日1剂，水煎服。服药2剂后，大便已行，狂躁顿减，神志转清。后又服黄连温胆汤合增液承气汤去芒硝，调理3个月，病获痊愈。[马洁，张小瑞. 增液承气汤新用验案3则. 国医论

坛，2000，15（6）：16]

（三）心血管疾病

1. 高血压病 张某，男，52 岁，干部，南阳市人，1989 年 10 月 10 日诊。自诉患高血压病 7 年，常服中西药物维持。近 1 周来，由于工作繁忙加之嗜烟及饮酒过度，导致头痛、头晕、失眠，血压升至 24.33/16.67kPa（182/124mmHg），西药对症治疗不效。诊见患者面目通红，形体肥胖，性情急躁易怒，头部烘热，头晕，失眠，梦多，舌红，苔薄干燥，脉弦滑有力，大便 3 日未行。证属阳明热盛津伤，浊热上攻清窍。治宜通腑泻热，清热养阴。处方：玄参 30g，麦冬 20g，生地 30g，大黄 12g，芒硝 30g（冲服），丹参 30g，牛膝 15g，石决明 30g，夏枯草 30g。2 剂，日 1 剂，水煎服。仅服 1剂，大便得通，诸症顿减，2 剂服毕，血压降至 18.67/14.33kPa（140/107mmHg）。后嘱以丹参、生地、山楂、夏枯草适量水煎，徐服代茶，以巩固疗效。随访 8 年，血压一直比较稳定。[马洁，张小瑞.增液承气汤新用验案 3 则.国医论坛，2000，15（6）：16]

2. 心肌梗死 患者张某，男性，72 岁，因心前区持续疼痛 3 小时入院，经心电图等检查，诊断为心肌梗死，经西医治疗后病情仍不稳定，遂求中医就诊。就诊时有胸痛，并伴有腹部胀满，口干，大便不通，舌暗紫，苔黄厚腻，脉结代。考虑患者年龄和便秘病史，给予增液承气汤加减治疗：玄参 15g，生地 15g，麦冬 15g，大黄 6g（后下），芒硝（冲）10g，莪术 15g，赤芍 12g，桃仁 12g，瓜蒌 15g，枳实 15g，薤白 15g。患者服药 1 剂后大便略通，3 剂后，大便通，胸痛腹胀好转，病情趋于平稳。大便通后，用血府逐瘀汤加减治愈。[寇文平，刘卓志，徐建瑞.增液承气汤加减运用心得.贵阳中医学院学报，2008，30（2）：45]

（四）呼吸系统疾病

1. 病毒性肺炎 王某某，女，1 岁半，1995 年 5 月 16 日诊。患者 4 天前发病，在当地医疗站就诊，测体温 38℃，用小儿安口服治疗无效，改用肌内注射氨基比林及青霉素，治疗 2 日无效，体温继而上升至 39℃，立即送进城住院治疗。经某医院西医儿科检查确诊为病毒性肺炎。曾先后采用青霉素、庆大霉素、红霉素等抗生素静脉滴注治疗 2 日无效，体温继而升至 42℃，且出现神昏不语、牙关紧闭、抽搐（抽搐时口吐黑色泡沫）等邪陷心包，内陷厥阴之症状。查血常规及尿常规均无异常。5 天未解大便，燥屎内结不通，邪无出路。证属阴津渐竭之危重证候。热结阴亏，燥屎不通，治当甘凉濡润，软坚降泄。方用增液承气汤加味：玄参、生地、麦冬、浙贝、白芍各 5g，全瓜蒌、厚朴各 3g，羚羊角 1g，钩藤、杭菊各 2g，大黄、芒硝各 1g，水煎服，

1 日 1 剂。服 1 剂后，邪陷心包，内陷厥阴之症状缓解。服第 2 剂后，大便通，热邪去，体温下降至 37℃。继用养阴健脾补肾之法，用增液汤加味：玄参、生地、麦冬、熟地各 3g，淮山药、茯苓、薏苡仁、芡实、党参各 5g，黄芪 10g。连服 2 剂患者康复。[杨端芬. 增液承气汤治疗小儿病毒性肺炎 88 例. 四川中医，2001，19（3）：60 - 61]

2. 肺心病 赵某，男，72 岁，于 1998 年 11 月 20 日来诊。患慢性支气管炎 10 余年，合并肺心病 4 年，每年入冬均因病情加重而住院治疗。来诊前 3 天因天气变冷而致咳嗽、喘闷加重，到我院诊治。症见：发热，咳嗽，吐黄痰，喘闷不能平卧，纳少，便秘，舌质暗，苔薄腻略黄，脉滑数，沉取无力。诊断：咳喘，本虚标实。遂给予：生地黄 20g，生大黄 8g（后下），麦冬 10g，玄参 10g，金银花 10g，蒲公英 20g，麻黄 2g，芒硝 3g（冲服），杏仁 6g，石膏 10g。服 1 剂后，便下、热退、喘减，将上方大黄用量减至 4g，去芒硝、石膏，加丹参 20g，白术 20g，3 剂后，喘咳大减；后再以上方加党参 15g，服药 10 剂，喘咳基本控制，精神、饮食明显好转。为巩固疗效，让其以生大黄 30g，生地黄 200g，党参 200g，白术 200g，麻黄 20g，川贝 100g，丹参 100g，当归 200g，陈皮 200g，半夏 100g。共为末装胶囊服用，每次 5g，每日 3 次，连服 3 个月。随访 2 年，其冬季未再复发，日常精神、体力均可。[李俊荣. 增液承气汤应用举隅. 河南中医药学刊，2002，17（3）：42]

3. 肺性脑病 患者张某，男，69 岁，反复咳嗽，气喘 20 余年，下肢浮肿 10 天，嗜睡 1 天入院，血气分析提示Ⅱ型呼吸衰竭，生化检查提示肝功能、肾功能损害。诊断为肺性脑病、肺心病急性加重期、Ⅱ型呼吸衰竭，经低流量给氧、抗感染利尿等治疗 5 天，症状未见好转。查患者嗜睡，息高气促，不能平卧，腹胀满，大便不通，下肢水肿，按之不起，舌质红绛，苔薄黄腻。辨证：气阴两虚，邪热内陷心包。治疗：清热凉心，补气滋阴，通腑化痰。予增液承气汤加味：玄参 10g，生地 10g，麦冬 10g，生大黄 10g（后下），芒硝 10g（烊化），黄芪 15g，党参 15g，茯苓 15g，白术 10g，栀子 10g，丹参 30g，杏仁 10g，甘草 10g。2 剂后患者大便通畅，已无嗜睡，食纳明显改善，舌质转为紫暗，苔薄白，再予活血化瘀，益气健脾利水中药治疗，15 天后患者病情稳定出院。[蒋巧燕. 增液承气汤治疗内科急症举隅. 福建中医药，2000，31（3）：41 - 42]

（五）发热

绳某，男，46 岁，干部。混合痔术后第 4 天开始发热（体温 37.8℃ ~ 38.7℃之间），清晨较低，午夜加重，伴口干、口臭，腹胀，纳差，大便 4 天未解，小便量少、色黄，查血、尿、粪 RT 正常。用抗生素 3 天无效。经生理盐水灌肠后大便不多，体温略降复升，矢气臭秽，舌质红、苔黄腻而燥，脉细数。中医诊断为发热，证属阳明热结，阴液亏损，治法滋阴增液，泄热通便。予以增液承气汤化裁。处方：芒硝、玄参、枳实各 12g，麦冬、莱菔子各 15g，麻仁、瓜蒌仁各 20g，川厚朴、炒大黄各 10g，生地、白芍各 30g，川黄连 6g。上方 2 剂后阴液来复，燥屎得下，热退病愈。[梁靖华，张小侠，张洁，等. 增液承气汤加减治疗肛肠病术后发热 43 例. 陕西中医，2006, 27（3）: 303]

（六）腹源性腰痛

某女，81 岁，2001 年 5 月 8 日诊。因腰痛、活动困难，由家人抬来就诊。患者体瘦，不能站立行走，转侧活动困难，腰部无明显按压痛，无叩击痛、放射痛，纳差，舌红，苔黄，脉弦，无明显外伤史。进一步询问病史获知患者已 1 周未解大便，有便意，但无力排出，故诊为腹源性腰痛，属阳明腑实证。由于患者年老体弱，治疗不宜峻攻，故予增液承气汤 1 剂急煎服。药后解出燥屎数枚及大量秽臭粪便。第二天自行步行来诊，给予增液汤调理而愈。[黄爱民，吴曼玲. 增液承气汤临床举隅. 中国中医药现代远程教育. 2005, 3（10）: 53]

（七）颈椎增生

刘某，男，49 岁，电焊工，南阳市人，1990 年 5 月 6 日诊。自诉经常落枕，每于劳累或受寒后易发作，时头晕，颈部活动不利，有强硬感。由于过度劳累，于半个月前出现晨起手指轻度麻木感，经 X 线摄片检查，诊为颈椎轻度骨质增生。经输液、理疗、按摩等综合疗法治疗后症状减轻，近 1 周又因嗜酒导致症状加重。刻诊：患者形瘦，颈部活动受限，头晕，头痛，口干舌燥，心烦失眠，大便干燥，2 日 1 行，舌红绛而干，脉弦数有力。辨属阳明热盛津伤，筋脉失濡，关节不利。治宜通腑泻热，清热养阴，濡筋缓急。处方：生地 20g，麦冬 20g，玄参 30g，酒大黄 2g，芒硝 30g（冲服），葛根 45g，白芍 30g，甘草 12g。日 1 剂，水煎服。服药 2 剂，诸症悉减。又嘱服四物汤合活络效灵丹加减以资巩固。[马洁，张小瑞. 增液承气汤新用验案 3 则. 国医论坛，2000, 15（6）: 16]

（八）黏膜干燥症

杜某某，女，44 岁，农民，1985 年 10 月 30 日初诊。患者近月余口干渴，唇燥裂，鼻腔干痛，口腔黏膜干燥红嫩，触之发麻疼痛，致使近日因惧痛难以进食，大便干结，二三日一行，痛苦难言，舌质红绛，无苔乏津，脉沉数有力。此为燥热伤胃阴、损津液而黏膜干燥，上窍失润则痛，肠腑燥结则秘。治以增液承气汤加味，增津液，养胃阴，滋润孔窍，增水行舟。处方：生地、玄参各 30g，麦冬 25g，大黄 8g，芒硝 5g，石斛、玉竹、沙参各 15g，甘草

6g。2剂，水煎服。11月5日二诊：药后大便畅通，唇干裂，口腔黏膜红嫩麻痛皆减，鼻尚干，口略渴，药已收效，上方去沙参加天花粉15g，再进2剂，诸症悉除。[陈传儒.增液承气汤治验二例.新中医,1987,(5)：46]

（九）习惯性流产

蔡某，31岁，1980年1月2日诊。结婚8年，先后5次妊娠，但均在孕2~3个月流产，曾多次住院卧床休息、肌内注射黄体酮及服中药保胎治疗无效。现停经70余天，胸满腹痛，1周未解大便，今日清晨阴道流血，量不多。诊得：孕妇体质清瘦，口中秽气熏人，少腹胀满痞坚，可触及大小如枣状之硬结物，舌质红体瘦、苔老黄起芒刺，脉弦数。遂拟下方：生大黄10g，醋炒大黄（炭）12g，玄参15g，麦冬15g，黄芩（炭）10g，生地黄30g，芒硝3g（冲服），1剂。水煎一服，自觉腹中雷鸣，阴道出血减少，二服大便即通，便下燥屎数十枚，色黑坚如算盘珠，出血停止，腹满消失，三服大便微稀，诸症若失。续拟当归15g，生地黄30g，川芎3g，白芍20g，黄芩15g，续断10g，桑寄生10g，菟丝子15g，麦冬12g。5剂，以调理善后。同年8月初顺产一女婴。[祖泽民.增液承气汤加减治愈习惯性流产案.湖南中医学院学报,1991,11(2)：24]

（十）血精（精囊炎、前列腺炎）

徐某某，男，49岁，1991年6月5日初诊。患者反复血精3个月余，加重半个月。经多方治疗无效。诉述昨天同房后又精液呈血性，血色鲜红，并夹有血块，伴腰酸、乏力、头晕、五心烦热、口渴、便秘。无尿频、尿急，尿痛感及尿血史。检查：形瘦，面色潮红，查前列腺液：红细胞10~12个/高倍镜，白细胞3~4个/高倍镜。卵磷脂小体（++）；精液常规：红细胞15~20个/高倍镜，精子数目、活力均正常。腹部平片肾静脉造影及膀胱镜检查示后尿道充血，其余均示正常。舌质红、苔薄黄，脉弦细数。西医诊断：精囊炎，前列腺炎。中医辨证：阴虚火旺，虚阳迫血走下窍，治拟滋阴降火，泻热通便，宁络散瘀止血。处方：生地15g，麦冬12g，玄参12g，生川大黄10g，玄明粉15g，知母10g，川黄柏10g，怀山药20g，地榆炭10g，三七粉4g（分吞）。5剂后血精好转，量少，已无血块，大便通畅，头晕、乏力、口干改善，舌质红，苔薄，脉弦细。原方去生大黄、玄明粉，加紫草，再服7剂，患者血精消失，他症亦愈。复查：前列腺液及精液化验检查，腹部平片肾静脉造影、膀胱镜检查均示正常。嘱再服知柏地黄丸合归脾丸1个月以巩固疗效，随访未见复发。[颜永潮.增液承气汤加减治疗血唾、血精.中医杂志,1995,(1)：8]

(十一) 鼻衄

郭某,男,32 岁。因右鼻出血 1 天,于 1986 年 8 月 10 日入院。连日来工作繁忙,鼻干咽燥,今晨起便觉头晕沉,右鼻出血约 200ml。在某市级医院行右鼻腔填塞,肌内注射止血敏 0.5g 后血止。中午饭后又出血约 300ml,又重行鼻腔填塞,肌内注射止血敏 0.5g,但仍有少许渗血。晚饭后前鼻孔渗血增多,急送本院住院治疗。入院后即静脉补液加止血敏 2g,洁霉素 1.2g,并配常用清热、凉血、止血中药 5 剂内服。入院后第一天,鼻内少许渗血。第二、三天又 4 次大出血,每次约 100～150ml,故重行前后鼻孔填塞。第四日输血 300ml,鼻内少许渗血,体温 38℃。第五日体温上升至 39.5℃,前鼻孔仍渗血,病人烦躁不安,已 3 日无大便,头晕、头痛、口干渴,厌食,恶热喜冷。诊见:唇红,舌干,苔黄,脉细实有力。辨证为肺胃热盛,肺阴被耗,胃热熏蒸,阴虚热炽,迫血妄行。投本方(生地 30g,麦冬、玄参、枳实、厚朴各 15g,大黄 10g,芒硝 25g,丹皮 20g)3 剂,第六日体温降至 37.5℃,鼻腔未再渗血,纳增便通。第七日体温正常,神爽。第八日抽去前后鼻孔纱条,无渗血。第十日痊愈出院。随访 1 年,未复发。[陈超. 加味增液承气汤治疗重症鼻衄. 四川中医,1988,(6):47－48]

(十二) 痔疮

任某,男,18 岁,学生,2007 年 4 月 11 日初诊。患者自述有痔疮病史,近日肛周发热、疼痛,不适近半月,自涂马应龙麝香痔疮膏,效果不明显。遂来就诊。肛门部热痛,用冷水冲洗后自觉症状减轻。就诊时大便 1 周未行,身热,腹按不硬,舌苔黄腻而燥,脉滑数。肛门检查:外观痔轻度外脱,余未见明显异常。证属湿热下注肛肠,药用增液承气汤加减:生大黄(后下)10g,芒硝(冲)10g,玄参 15g,麦冬 10g,生地黄 15g,金银花 15g,炒白芍 15g,炙甘草 6g,薏苡仁 15g,枳壳 12g,5 剂。服药第 1 天即排便,便后肛门疼痛减轻,2 剂后肛门未见疼痛。余症消失,痔疮回纳。[寇文平,刘卓志,徐建瑞. 增液承气汤加减运用心得. 贵阳中医学院学报,2008,30 (2):45]

(十三) 荨麻疹

张某,男,45 岁,教师。患者自诉半年前突发全身瘙痒性风团,风团大小不一,有的融合成团,色红、奇痒难忍,严重影响睡眠及日常工作、生活,痛苦不堪,曾就诊各大医院,诊断为荨麻疹。查无寄生虫。服用西药及外用药 1 月余均无疗效,服用中药 1 月余稍有减轻,仍反复发作。来我所诊治,见全身遍布风团,大小不均,小如芝麻,大如豆瓣,有的连结成片,上有抓痕,色红,伴有纳呆、口渴,脘腹胀满、肛门奇痒、大便干结不适,小便短黄、其舌红苔腻,口中有酸腐味,脉滑数。为胃肠实热,热结于内,不得疏泄透达, 郁于皮毛腠理而发。治疗滋阴增液, 泄热通便。增液承气汤加减: 玄参30g, 麦冬25g, 细生地25g, 大黄9g, 芒硝6g, 红花6g。服4剂后复诊: 风团全消, 无痒感, 大便通畅, 纳可, 苔稍黄, 脉细微数, 仍用原方加减: 玄参20g, 麦冬15g, 细生地25g, 制大黄6g, 芒硝6g, 红花6g。并且嘱咐注意饮食结构, 保持大便通畅, 服药后, 病痊愈, 后随诊无再复发。[冯文进, 杨广源. 增液承气汤治愈荨麻疹1例. 内蒙古中医药, 1996, (S1): 186]

【临床应用】

1. 高位恶性肠梗阻 采用增液承气汤高位保留灌肠治疗, 总有效率67.24%。药物组成: 生大黄15g (后下), 芒硝15g (分冲), 枳实12g, 厚朴12g, 麦冬12g, 玄参24g, 生地黄24g, 党参12g, 炒谷芽10g, 炒麦芽10g, 神曲10g。[余云峰, 曾红萍. 增液承气汤灌肠治疗恶性肠梗阻58例. 中医外治杂志, 2011, 21 (02): 14 - 15]

2. 幽门梗阻 总有效率94.4%。药物组成: 枳实15g, 厚朴12g, 大黄 (后下) 10g, 芒硝15g (冲), 玄参30g, 麦冬30g, 生甘草6g。[高丰彦, 董秀丽, 王树丽. 增液承气汤治疗幽门梗阻. 山东中医杂志, 2003, 22 (3): 177]

3. 脑梗死便秘 药物组成: 玄参25g, 生地20g, 麦冬20g, 大黄 (后下) 10g, 芒硝 (冲服) 5g, 桃仁9g, 黄芪30g, 党参15g, 当归15g, 2天为1个疗程, 4天后观察疗效。总有效率为94.44%。[王喜娥, 周游. 加味增液承气汤治疗脑梗死便秘72例. 陕西中医学院学报, 2011, 34 (4): 46]

此外, 增液承气汤加减可治疗以下各类便秘, 抗精神药物导致的便秘、老年习惯性便秘、帕金森病便秘、糖尿病便秘、心肌梗死便秘、骨折后便秘等。

4. 急性重型胆管炎 5例中有4例服用中药3~5天内, 胆道结石排出。药用: 大黄20g (后下), 生地30g, 麦冬15g, 玄参30g, 芒硝12g (冲服)。若黄疸重者加用茵陈、金钱草; 痛甚者加用川楝子、元胡、乳没药; 呕吐者加用姜半夏、竹茹、生姜; 腹胀者加用木香、厚朴、枳实; 高热者加金银花、蒲公英、黄连、柴胡等。[王业炬, 谢瑛光. 中西医结合治疗急性重型胆管炎疗效观察. 中西医结合实用临床急救, 1994, 1 (1): 30 - 31]

5. 间质水肿型胰腺炎 增液承气汤加减: 生大黄15g, 芒硝10g, 生地黄、玄参、麦冬各30g。伴呕吐者加姜半夏、姜竹茹; 腹胀者加广木香、元胡; 高热者加柴胡、黄芩。总有效率91.18%。[张朝进. 中西医结合治疗急性胰腺炎68例. 中国中医急症, 2007, 16 (10): 1249]

6. 细菌性肺炎 可使体温开始下降时间、体温恢复正常时间、WBC恢复正常时间缩短。药物组成: 玄参30g, 生地20g, 麦冬20g, 大黄粉9g (后下), 芒硝5g (后下)。65岁以上者, 去芒硝, 改大黄为3~5g。以3日为1

疗程。[叶枫.增液承气汤佐治细菌性肺炎42例.中国中西医结合杂志,2000,20(12):944]

7. 缓解慢性呼吸衰竭 主要药物：玄参、生地、麦冬、大黄、枳实、郁李仁,总有效率为82.5%。增液承气汤可改善肺通气功能,使呼吸衰竭缓解。[肖阳娥,黄晓川,卿敬军等.增液承气汤加减救治40例慢性呼吸衰竭临床观察.新中医,1997,29(3):18-19]

8. 2型糖尿病 组方：大黄10g,芒硝（吞）3g,生地15g,麦冬10g,玄参15g,泽泻12g,牛膝、葛根、天花粉各15g,黄连6g,淮山药30g,山茱萸10g,茯苓、丹参各15g。2个月为1个疗程。总有效率96%。[陈慧.中西医结合治疗2型糖尿病60例.浙江中西医结合杂志,2006,16(4):235-236]

9. 粘连型结核性腹膜炎 治愈率86.1%。方药组成：玄参30g,麦冬24g,生地24g,大黄9g（后下）,芒硝5g（冲服）。腹胀隐痛,气短声低,乏力倦怠,自汗加党参12g,黄芪15g,炙甘草6g；腹胀如囊裹水加茯苓12g,猪苓9g,泽泻12g；腹中气聚,攻窜胀痛,胀痛并见加柴胡12g,木香12g,白芍12g,玄胡12g；腹痛拒按,腹中积块,固定不移加当归12g,赤芍12g,桃仁12g,红花12g；腹痛呕吐加陈皮9g,半夏9g。[杨春.增液承气汤加减配合西药治疗粘连型结核性腹膜炎36例.中国社区医师,2009,11(21):103]

10. 寻常痤疮 20天为一疗程。总有效率95.5%。药用：玄参15g,麦冬12g,生大黄10g,生地20g,芒硝6g,白花蛇舌草30g,生山楂10g。加减法：皮损重而感染者加黄连、生栀子、蒲公英、紫花地丁；有结节囊肿者加贝母、白芷、夏枯草；皮脂溢出过多者加生薏苡仁、生白术、生枳壳；月经不调者酌加桃仁、红花、丹参、益母草。[徐学武.增液承气汤加味治疗寻常痤疮110例.湖北中医杂志,1991,(1):18]

【临证提要】增液承气汤具有滋阴增液、通便泄热之功效,适用于温病阴液耗伤,肠道失于濡润,大便干结不通者。今将本方拓展用于消化系统疾病如肠梗阻、幽门梗阻、胃炎、急性胆管炎、胰腺炎等,呼吸系统疾病如肺炎、肺心病、肺性脑病,以及心脑血管疾病、糖尿病、肛肠疾病（如痔疮、肛裂等）的治疗。

吴鞠通在中焦篇对通下法作了较为全面的论述,提出了5种腑实兼证的临床治法和治疗方剂,包括：腑实兼有气血两伤,邪正合治的新加黄龙汤；腑实兼有阴虚,增水行舟的增液承气汤；腑实兼有肺失宣降,脏腑合治的宣白承气汤；腑实兼有小便淋漓而痛,二肠合治的导赤承气汤；腑实兼有热闭心包,开窍通腑的牛黄承气汤。以上方剂对发展中医攻下理论和方法,作出了巨大的贡献。

冬地三黄汤

【来源】《温病条辨》卷二中焦篇。

【组成】麦冬八钱　黄连一钱　苇根汁半酒杯，冲　玄参四钱　黄柏一钱　银花露半杯酒，冲　细生地四钱　黄芩一钱　生甘草三钱

【用法】水八杯，煮取三杯，分三次服，以小便得利为度。

【功效】养阴清热燥湿。

【主治】阳明温病，无汗，实证未剧，不可下，小便不利者。

【方解与方论】本证因内热阴虚所致，故用生地、麦冬、玄参为增液汤，滋阴清热；黄芩、黄柏、黄连清热燥湿；金银花辛凉清解；苇根清热生津；甘草清热益气。方中用三黄之苦以清热，芦根、金银花、增液汤、生甘草之甘寒清肺润燥，使燥热消散，气化复常，则小便自利，故为"甘苦合化阴气法"。

《吴鞠通医案·卷一暑温》指出：甘苦合化阴气利小便法，举世不知，在温热门中诚为利小便之上上之妙法。盖热伤阴液，小便无由而生，故以甘润益水之源；小肠火腑，非苦不通，为邪热所阻，故以苦药泻小肠而退邪热。甘得苦则不呆滞，苦得甘则不刚燥，合而成功也。

【验案精选】

1. 湿疹　陈某，男，37岁，全身起红丘疹水泡，瘙痒流水已2年，时愈时发，近来加重，水泡抓破后出现糜烂面，渗出黄水，有鳞屑，皮肤潮红，搔痕累累，尤以两腿、肛门、会阴等处为重。舌质淡，舌根部苔腻，前半部苔净。西医诊断：慢性湿疹。中医属湿毒疮，证属湿热浸淫日久，伤阴耗血。治宜：清热除湿、滋阴凉血。药用：生地20g，玄参10g，赤芍10g，黄芩10g，黄柏10g，银花10g，茯苓10g，泽泻10g，车前子10g，白鲜皮10g，地肤子10g，上方连服6剂，糜烂面改善明显，渗出止，痒减轻，诸症均减；原方再服6剂基本痊愈；继服6剂以巩固之，随访半年未见复发。[刘媛文，谢红兵.冬地三黄汤临床运用举隅.云南中医中药杂志，2004，25（4）：63]

2. 泛发性神经性皮炎　刘某，39岁，患者于1年前在项后长癣，后向腰腹及上肢扩展，皮损肥厚浸润，色红，呈慢性苔藓样损害，瘙痒甚剧，影响睡眠，精神不振，饮食减少，大便干结，舌质红，根部苔黄，脉弦细。曾多方求治，用过多种癣药膏均不见效，证属风湿热郁久、伤血化燥。治宜滋阴清热、燥湿解毒、杀虫止痒。处方：生地30g，玄参10g，麦冬10g，黄芩10g，黄柏10g，银花10g，苦参10g，白鲜皮10g，苍耳子10g，赤芍10g，黄

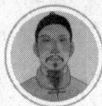

连 6g，甘草 6g，上方水煎服至 7 剂，瘙痒基本停止，皮损变薄，继服 6 剂，皮损消退痊愈，嘱服 3 剂以巩固疗效。[刘媛文，谢红兵．冬地三黄汤临床运用举隅．云南中医中药杂志，2004，25（4）：63]

3. 多发性疖肿　黄某，男，29 岁，患者 1 年来臀部反复出现小硬结节，基底潮红疼痛，渐即破溃，有脓性分泌物，不久消退，但隔几天后又复发，如此不断反复，缠绵难愈。曾用多种抗生素治疗，但未能彻底控制，现臀部有多个拇指大的疖肿，红肿热痛，口渴思饮，大便秘结，舌红苔黄燥，脉弦数，重按细小。证属湿热久蕴、化火成毒、兼血热阴亏。故热毒留结不去，反复发作。治拟清热燥湿、泻火解毒、凉血活血。药用：黄连 6g，黄芩 10g，黄柏 10g，生地 15g，玄参 10g，麦冬 10g，银花 10g，连翘 10g，赤芍 10g，蒲公英 10g，甘草 6g，上方连服 16 剂，疖肿全部消退，随访半年未见复发。[刘媛文，谢红兵．冬地三黄汤临床运用举隅．云南中医中药杂志，2004，25（4）：63]

4. sjjogren's 综合征　何某，女，53 岁，主诉口干 3 年。3 年前发现唇干，约 3 月后感腭部干燥，并觉口干，同时发现咽干。2 年前，两眼干，有异物感，鼻干，关节痛 9 月，逐渐感吞咽较困难，进食需水伴下，头晕，倦怠，心烦。检查：口腔及唇黏膜干燥，舌质红而干，无苔，舌裂，涎池消失，双腮腺乳突正常，有龋齿，脉沉细数。诊断：sjjogren's 综合征。治疗：中医辨证为气阴两虚，阴虚内燥，故以养阴清热，益气生津药物治疗。处方为沙参、麦冬、石斛、天花粉、生地、黄芩、丹参、首乌、当归、赤芍、党参。另用左旋咪唑 50mg，3/日，每周连服 2 天。服药 1 月后，症状减轻，口干症状有所改善，舌面有津，关节痛症状缓解，继续服药 2 月左右，其主要症状基本消失，进食时可不需水。[薛惠芬．中西医结合治疗 sjjogren's 综合征．贵州医药，1987，11（4）：19 - 20]

【临床应用】

1. 慢性阻塞性肺疾病继发白色念珠菌感染　组成：麦冬 24g，黄连 3g，苇根汁 100ml（冲），玄参 12g，黄柏 3g，银花露 100ml（冲），生地 12g，黄芩 3g，生甘草 9g。能改善咳嗽、咯痰、喘息气促、胸闷等症状，促进肺呼吸功能的恢复。[叶焰，里自然．冬地三黄汤治疗肺热壅盛型 COPD 继发白色念珠菌感染 20 例．江西中医药，2008，39（310）：41 - 42]

2. 氟康唑不良反应　冬地三黄汤能减轻氟康唑消化道不良反应，及其引起的丙氨酸转移酶升高。[张基磊，叶焰．冬地三黄汤改善氟康唑不良反应的临床观察．福建中医药，2010，41（1）：13 - 14]

3. sjjogren's 综合征　用冬地三黄汤合沙参麦冬汤加减，药用：沙参、玄参、石斛、生地、黄芩、麦冬、天花粉、茯苓、党参、丹参、首乌、当归、赤芍等，连服 2 周，12 例中治愈 2 例，好转 8 例，2 例无效。[薛惠芬．中西医

结合治疗 sjjogren's 综合征. 贵州医药, 1987, 11 (4): 19 - 20]

【临证提要】本方滋阴清热,主治肺、小肠燥热小便不利。今临床常用于皮肤病、肺白色念珠菌感染、sjjogren's 综合征、流行性出血热少尿期肾衰、胃炎等的治疗。

本方从甘苦合化立法,以甘寒之品益肺以助水之源,佐以苦寒清热,是清源洁流的一种治法。方中苦寒之品量小均用 1 钱;甘寒之品量重,达 4~8 钱之多,此为甘苦合化法的组方剂量特点。

小陷胸加枳实汤

【来源】《温病条辨》卷二中焦篇。

【组成】黄连二钱　瓜蒌三钱　枳实二钱　半夏五钱

【用法】急流水五杯,煮取二杯,分二次服。

【功效】清热化痰。

【主治】面赤身热头晕,不恶寒,但恶热,渴欲凉饮,饮不解渴,得水则呕,按之胸下痛,小便短,大便闭,舌上黄滑苔,脉洪滑。

【方解与方论】本证因痰热结胸,气机阻滞所致,故用瓜蒌、半夏除痰散结,黄连清热,枳实行气,能通降开结。

吴鞠通云:"以黄连、瓜蒌清在里之热痰,半夏除水痰而强胃。加枳实者,取其苦辛通降,开幽门而引水下行也。"

【验案精选】

1. 幽门梗阻　常某,男,38 岁,工人,1995 年 4 月 5 日就诊。病史:上腹部疼痛,进食后缓解已 3 年,春秋时节反复发作。经省人民医院 X 光钡透确诊为十二指肠球部溃疡。曾服用"胃必治、丽珠得乐"等胃药,症状逐渐改善。3 天前因工作劳累,饮酒较多后,上腹部痞满疼痛,呕吐,进水则吐,经某医院诊断为十二指肠球部溃疡合并幽门梗阻,建议手术治疗。患者不同意手术遂来门诊治疗。检查:体温 36.8℃,呼吸 16 次/分,脉搏 72 次/分,血压 12/9.5kPa (90/71mmHg),神清,检查合作,急性面容,略见消瘦,舌红苔黄腻,脉象弦滑。心肺听诊正常,腹部触诊平坦,心窝部硬满,按之疼痛,叩之有振水音,肝脾未触及。诊断:结胸证。处方:黄连15g,瓜蒌50g,清半夏20g,枳实20g,3 付水煎服。服药 3 付后,呕吐停止,有饥饿感,可进半流质饮食,上腹部胀闷减轻,脉象仍弦滑,舌红苔黄腻,心窝部较硬满,按之疼痛减轻。湿热痰浊渐除,胃失和降好转。拟以黄连10g,瓜蒌25g,清半夏、枳实、陈皮、厚朴各15g。服药 3 付后诸症消失,经随访 1 年未见复

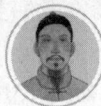

发。[骆宏石.小陷胸加枳实汤治疗幽门梗阻案例.中医药学报，1997，（1）：30]

2. 腹痛 吴某，男，48岁。1982年8月20日就诊。患者嗜酒、腹痛经年，发无定时，甚者1月数发。常因饮酒或食生冷而发病。近月余常见腹泻，一日前腹痛剧。症见腹痛喜按，胃脘痞闷胀痛，喜呕，神疲气短，口干不欲饮，大便溏薄，舌苔黄白微腻，脉沉细而滑。证属脾胃虚弱，湿热结滞。治以辛开苦降，健脾和胃：黄连、干姜、砂仁、木香各10g，瓜蒌壳、党参各15g，制半夏、白术、枳实各12g，甘草6g，蜀椒5g，饴糖30g。服药3剂，诸症俱减，再2剂遂愈，后以六君子汤调理，身健复原，至今未发。[黄世明.小陷胸加枳实汤合理中汤临证治验.陕西中医，1987，（7）：322]

【临证提要】本方具有辛开苦降、化痰清热散结之功，主治结胸呕、痛、便秘等症。现代临床可用于幽门梗阻、胃痛、嗳气、反胃、腹痛等。

三石汤

【来源】《温病条辨》卷二中焦篇。

【组成】飞滑石三钱　生石膏五钱　寒水石三钱　杏仁三钱　竹茹二钱，炒　银花二钱，花露更妙　金汁一杯，酒冲　白通草三钱

【用法】水五杯，煮取二杯，分二次温服。

【功效】清解暑湿。

【主治】暑湿蔓延三焦，舌滑微黄。

【方解与方论】本证因湿热弥漫三焦所致，故用石膏、寒水石清泻内蕴之热，滑石、通草清利湿热，杏仁宣气分，金银花、金汁清解热毒，竹茹清热透络。本方以辛寒清热利湿为主，佐以苦降肺气，芳香宣透，故属于"微苦辛寒兼芳香法"。

吴鞠通云："三石……清热退暑利窍，兼走肺胃者也。杏仁、通草，为宣气分之用，且通草直达膀胱，杏仁直达大肠。竹茹以竹之脉络，而通人之脉络。金汁、银花，败暑中之热毒。"

【验案精选】

1. 湿温 陈某，女，27岁。因发热头痛14天于1989年7月13日入院。曾按感冒医治无效。住院9天来，发热少汗，汗出热不退。体温稽留在38.5℃~39.5℃，脉搏96~106次/分。相关临床检查均属正常。西医试用多种抗生素及能量合剂，中医按暑温施以新加香薷饮，虽汗出但热不减，反现午后热重。7月24日会诊症见头痛耳鸣，渴不欲饮，腹胀胸闷，纳呆便软、尿黄短少，面红唇干，神疲少语，肤干灼热，舌红润，苔厚黄，脉滑数。审

察证情诊为湿温（气分湿热型）。治宜清热解毒，淡渗利湿。投自拟加味三石汤（黄芪、板蓝根、连翘各25g，生石膏、金银花各20g，寒水石、滑石、杏仁各12g，竹茹、白通草、丝瓜络各7g）1剂。药后患者尿频量多，腹胀胸闷减轻，体温38℃。复投上方2剂。再诊时已热退身凉，诸症缓解。再服2剂，诸症悉除。改服生脉散合四君子汤调护。3剂。1989年8月2日痊愈出院。

[苏继焕.自拟加味三石汤治疗湿温.广西中医药，1990，13（6）：21]

2. 便秘 王某，男，8岁。2003年6月30日就诊。患儿从3岁起手足心热，夏季尤甚，每每需用冰敷方能入睡，且平素大便干，汗多。患儿已经过多家诊治，效不显。……素体属热，于夏季则内外之热邪充斥三焦，故出现此症。当用三石汤加减清热退暑利窍，兼清肺胃大肠。药用：石膏30g，滑石30g，寒水石30g，金银花15g，香薷6g，黄连5g，灯心草6g，杏仁6g，白薇15g，地骨皮15g，青黛（另包）12g。予6剂，日1剂煎服。2003年7月6日再诊，诉手足心热减轻，但仍需用冰敷方能入睡，大便软，汗减。上方去香薷、灯心草、白薇、地骨皮，加水牛角15g，生地12g，鳖甲10g。予8剂，日1剂煎服。2003年7月11日三诊：患儿上述症状基本消失。上方减生地为6g，继服5剂。[孙香娟，张玲，佘姝娅.常克主任中医师运用三石汤经验评析.中医药学刊，2004，22（10）：1792]

3. 遗尿 刘某，男，7岁。2003年7月13日就诊。患儿睡中遗溺，不易唤醒，每夜1次，尿色黄。用三石汤加减清热利湿止遗。药用：石膏30g，滑石30g，寒水石30g，通草6g，麻黄12g，桔梗10g，韭子15g，白芍20g，桂枝6g，菖蒲12g。予7剂，日1剂煎服。2003年7月20日再诊，诉睡中遗溺次数减少，不易唤醒，尿色黄。上方去桔梗、桂枝，加老鹤草15g，石兰藤15g。予7剂，日1剂煎服。2003年7月27日三诊，患儿偶有遗溺。上方加藿香12g，佩兰6g。继服5剂。[孙香娟，张玲，佘姝娅.常克主任中医师运用三石汤经验评析.中医药学刊，2004，22（10）：1792]

4. 过敏性紫癜 尹某，女，13岁。2003年5月4日就诊。患儿双下肢紫癜密集，舌质红，苔黄白，脉弦数。用三石汤合化斑汤加减药用：石膏30g，滑石30g，寒水石30g，水牛角15g，玄参10g，茯苓20g，猪苓20g，通草10g，石韦15g，黄药子15g，丹皮15g，紫草15g。予7剂，日1剂煎服。2003年5月11日再诊：患儿双下肢散在紫癜，舌质红，苔黄白，脉弦数。上方去水牛角、玄参，加生地15g，鱼腥草30g。予7剂，日1剂水煎服。2003年5月18日三诊：患儿双下肢紫癜消失。[孙香娟，张玲，佘姝娅.常克主任中医师运用三石汤经验评析.中医药学刊，2004，22（10）：1792]

5. 磨牙 魏某，男，4岁。2003年5月13日就诊。患儿夜间磨牙，睡卧不安，爱揭衣被，舌质红，苔黄腻，脉数。用三石汤加减。药用：石膏20g，滑石15g，寒水石20g，知母12g，防风10g，钩藤15g，远志6g，菖蒲12g，夜交藤20g，茯苓20g，甘草3g。予4剂，日1剂煎服。2003年5月17日再诊，患儿上症减轻，纳差。上方改石膏、寒水石各15g，加淮山药15g，白扁豆12g，隔山撬15g。予7剂，日1剂煎服，以调理脾胃。[孙香娟，张玲，佘姝娅．常克主任中医师运用三石汤经验评析．中医药学刊，2004，22（10）：1792]

6. 温病耳聋 吴某，男，31岁，农民，患者于1994年9月3日始觉恶寒，发热，间有几声咳嗽。第2天在聚餐回家渴饮凉开水2碗后觉腹部隐隐不适，每天发热，下午及夜间较高，近几天身热持续不退，体温在39℃左右。9月8日患者腹痛加剧前来就诊，诊见：腹部疼痛（以脐周为主），上脘痞塞感，高热（体温39.2℃），面红而垢，心烦胸闷，耳鸣耳聋，口干但不欲多饮，咳嗽痰黄，大便稀烂，黄褐色，2~3次/日，小便黄少，舌红、苔黄腻，脉滑数。诊为湿温，证属热重于湿，湿势弥漫三焦。治宜清利三焦湿热，方选三石汤加减：滑石30g，生石膏30g（先煎），寒水石15g，北杏仁12g，竹茹15g，金银花12g，通草10g，黄芩12g，大腹皮12g，枳实10g，木香10g（后下），车前草20g。服药3剂后，发热、耳鸣耳聋减轻，胸闷、心烦。好转，效不更方，守上方去竹茹、通草，加石菖蒲12g、胆星10g，继服3剂。前后服药12剂，诸恙悉除。[史志云．温病耳聋治验3则．河南中医，2000，20（2）：64]

【临床应用】

1. 夏季重症流感 高热39℃以上，方药：生石膏30~50g，滑石20g，寒水石15g，葛根20g，板蓝根、银花、连翘、荷叶各15g，杏仁、白芷各10g，通草6g，甘草3g。另紫雪丹1支，羚羊散2支，每日2次口服。32例痊愈12例，显效12例，有效6例，无效2例。[王亚敏，宁淑珍．三石汤加减治疗夏季重症流感．中国中医急症，1997，6（2）：97]

2. 各种发热 包括颅脑术后发热、各种肿瘤发热、上呼吸道感染发热、风湿病发热、乙脑等，总有效率92%。基本方为：生石膏（先煎）30g，寒水石（先煎）30g，滑石（包煎）30g，竹茹10g，通草5g，生甘草6g，丹皮15g，栀子15g，羚羊角粉（冲服）0.6g。[王岩．丹栀三石汤治疗湿热发热200例临床观察．北京中医，2007，26（9）：597-598]

3. 小儿过敏性紫癜 总有效率为90%。药用：石膏、寒水石、滑石各30g，通草10g，藿香20g。若关节肿痛加栀子15g，薏苡仁30g，防风10g，黄柏、川牛膝各12g，苍术6g。腹痛加丹参15g，檀香、砂仁各6g。便血加用槐花散，赤石脂30g，防风10g，栀子、槐花、炒地榆、侧柏炭各15g。尿血加栀子、石韦各15g，白茅根30g，防风10g。水肿溺短者加猪苓、茯苓、泽泻各15g，防风10g，桂枝6g。2周为1个疗程。[佘姝娅，常克．三石汤加味治疗小儿过敏性紫癜皮肤型30例．辽宁中医杂志，2004，31（9）：765]

【临证提要】本方具有清热利湿之功，用于暑湿、湿温病湿热弥漫三焦重证。今用于各种发热、紫癜、腹泻、便秘等。使用时注意：方中金汁今多不用，可根据病情选用丹皮、栀子、羚羊角等清热药物替代；热毒重者可用板蓝根、连翘；湿热重者可合用三仁汤、藿朴夏苓汤，增加清热祛湿之力。本方使用的要点是舌诊，多见舌红苔腻厚。

杏仁滑石汤

【来源】《温病条辨》卷二中焦篇。

【组成】杏仁三钱　滑石三钱　黄芩二钱　橘红一钱五分　黄连一钱　郁金二钱　通草一钱　厚朴二钱　半夏三钱

【用法】水八杯，煮取三杯，分三次服。

【功效】清热燥湿，理气开痞。

【主治】暑温伏暑，三焦均受，胸痞闷，潮热呕恶，烦渴自利，汗出溺短，舌灰白。

【方解与方论】本证因湿热并重、弥漫三焦所致，故以杏仁、滑石、通草宣肺利湿，橘红、半夏、厚朴苦温燥湿，黄连、黄芩清热燥湿，郁金芳香开闭。全方用苦、辛之品开上、畅中、渗下而达分消走泄湿热之效，用寒凉之品清湿中之热，故为"苦辛寒法"。

注：本方与三仁汤不同，三仁汤以祛湿为主而偏温；本方祛湿与泄热并重，故方中用芩、连、郁金之寒凉清热。

【验案精选】

1. 肾病综合征　曲某，男，22岁，2001年3月30日初诊。主诉：下肢水肿反复发作20个月，发热、咽痛反复发作近1个月。患者于1999年8月冷水浴后出现咽痛、下肢水肿，在当地医院查尿蛋白（++++）。经住院治疗静脉点滴泼尼松60mg，维生素C、先锋必等药10天后，肿消，尿转阴。9月底后开始反复发作，尿蛋白（++）。1999年12月21日协和医院肾穿示：微小病变肾病，肾病综合征。曾用泼尼松、雷公藤、环磷酰胺……近1个月以来反复感冒，发热、咽痛。现症见：口干苦，渴欲饮水，体温正常，咽不痛，身痛，乏力，基本无汗，纳差，轻度恶心，尿量500ml/24h，色黄。患者呈急性病面容，精神不振，满月面，颜面、后背、胸部可见较为密集的痤疮，腹部可见妊娠纹，全身高度水肿，下肢按之如泥，口唇干燥皱揭。舌质红绛，舌苔黄厚腻，脉沉濡。……2001年3月30日查：尿蛋白（++++）、ERY

（＋＋＋＋），镜检：红细胞 1～2/HP、白细胞 1～2/HP。病属湿热弥漫三焦。治以宣气、化湿、清热。方用杏仁滑石汤加味。处方：杏仁 10g，滑石 30g，薏苡仁 30g，炒黄芩 10g，黄连 6g，厚朴 6g，法半夏 10g，通草 3g，生石膏 20g，郁金 10g，橘红 10g，白蔻仁 6g，西洋参 1g（单服竹叶 10g）。9 剂，水煎服，日 1 剂。2001 年 4 月 9 日二诊：上方服用 2 剂后，肿减，纳增，精神好转，身不痛，恶心、胸闷明显减轻，便干好转，可侧卧，口仍苦，唇略干。尿量增至 4000ml/24h。舌质稍黯红，舌苔薄白，脉左细弦，右沉细。上方加生地黄 12g，牡丹皮 10g，西洋参改 2g（单包），10 剂。［马晓北．许家松运用杏仁滑石汤经验举隅．中国中医药信息杂志，2002，9（4）：72，74］

2. 泄泻 王某，男，1 岁半，1982 年 3 月 12 日就诊，腹泻 3 天伴发热、咳嗽，经青霉素、四环素治疗，症不减。症见：发热（肛温 38.5℃）、大便质稀色黄，形似蛋花汤，日行十余次，肛门红，尿黄短赤，偶有咳嗽，舌红，苔黄腻、纹紫。此证为湿热伤及胃肠，试拟本方（杏仁 5g，滑石 10g，黄芩 5g，黄连 3g，陈皮 5g，法半夏 3g，郁金 2g，木通 5g，厚朴 4g）加石膏 10g，前胡 5g。1 剂后症状好转，续进 1 剂，诸恙悉除。［苏林．杏仁滑石汤治疗小儿湿热泄泻．四川中医，1984，2（3）：204］

3. 钩端螺旋体病 方某，男，23 岁。患者因发烧，头痛，全身肌肉酸痛，伴口渴，乏力 2 天，而于 1990 年 7 月 29 日入院。患者于 2 天前下午突然出现发热，恶寒，头痛，全身肌肉酸痛以小腿为甚并感乏力，口渴，尿赤，胸闷，纳呆。查体：T 39.3℃，痛苦面容，两眼结膜充血，腹股沟淋巴结肿大，有压痛，腓肠肌压痛明显。舌质红，苔黄腻，脉濡数。白细胞 $12×10^9$/L，中性粒细胞 0.78，尿常规检查：蛋白（＋）。西医诊断为钩体病（伤寒流感型），中医辨证为暑温挟湿。治疗用杏仁滑石汤加减［杏仁 6g，滑石 30g，黄连 6g，佩兰 12g，厚朴 8g，银花 12g，木防己 12g，晚蚕沙 15g（包）］以清暑解毒化湿，西药用青霉素。服上方 2 剂后，次日早上体温即已正常，头痛身痛明显减轻，饮食增加，精神好转，再服 2 剂，症状体征消失，然后用清暑益气汤合参苓白术散调理，共住院 4 天痊愈出院。［周明贤，蒋裕乐．清暑解毒化湿法为主治疗钩端螺旋体病 85 例报告．江西中医药，1992，23（5）：20］

4. 肠伤寒 洪某某，女，63 岁。1989 年 4 月 7 日诊。素体虚寒，宿有痰喘。因发热恶寒，无汗，身重，医投温散，热势渐高，午后热重，遍体酸楚。继而痰嗽气促，目黄身黄，神志昏昧，大便溏秽自遗，尿失禁。发病第 9 天住某县医院内科，查血常规、嗜酸细胞直接计数、肥达反应、血培养等，诊断肠伤寒、革兰阴性杆菌败血症，经氨苄青霉素、庆大霉素、复方新诺明等治疗 5 天，体温波动于 38.7℃～39.8℃。病家急来邀诊。查见神识不清，目黄，汗出，痰声吱吱，身热不扬，两便自遗，舌红，苔薄黄腻滑，脉濡数。

病至极期，险象环生，湿热夹痰，阻遏气分，弥漫三焦，内陷包络，再三思量，断然投予清化湿热痰浊，宣窍利气达邪。处杏仁滑石汤合至宝丹加减：杏仁、碧玉散、黄芩、黄连、橘红、郁金、厚朴、石菖蒲、青蒿、至宝丹（化冲）。清水煎，频频饲服。连夜服完1剂，至晨神识转清，续进1剂，下午最高体温38.4℃，目黄较退，两便渐调，仍见痰嗽喘鸣，自动出院来诊。改处已椒苈黄丸加半夏、杏仁、橘红，1剂，痰喘显减。再予杏仁、滑石、黄连、黄芩、橘红、半夏、丹参、白薇、白前、通草，3天后身热退尽，诸症向安，继续调理而愈。[吴允耀. 肠伤寒一方主病三期辨治法. 江西中医药，1991，22（3）：35－36]

5. 痿证 潘某某，女，48岁，1977年8月中旬来诊。至来诊时已病半年余，于应化所医院住院治疗无效，求治于中医而来诊。患者气病状如感冒，发热恶寒，后恶寒渐解，而发热加重，大抵每日上午37.5℃～38℃，下午39℃左右，夜间可达40℃以上。体温虽高但口不渴而黏腻，身重，脘腹痞满，饮食减少，时有恶心，小便黄赤短涩而热，住院后曾用各种方法治疗，而发热始终不退，逐渐出现下肢麻木，行动不便，软弱无力，而终至不仁不用。……其舌质红绛，苔黄白而黏腻，此乃湿遏热伏，湿热并重之证。以化湿清热法治之，用三仁汤合杏仁滑石汤加减：杏仁15g，白蔻仁15g，薏苡仁50g，陈皮15g，半夏10g，厚朴15g，石菖蒲15g，滑石15g，淡竹叶5g，通草5g，黄芩10g，黄连10g，郁金10g，水煎服。3剂后，体温夜间降至39℃左右，又用3剂，体温又降，脘腹痞满渐舒，食欲有增，……考虑湿热成痿，应以三妙散为主方，故于上方加苍术25g，黄柏15g，牛膝15g。[肖永林，苏瑞君. 高热、下肢麻木不仁、不能行走. 中国乡村医生杂志，1989，(11)：18－19]

【临床应用】

1. 慢性肾衰竭并肺部感染 治疗组方药：杏仁10g，滑石15g（包），黄连6g，黄芩10g，郁金12g，厚朴10g，橘红10g，半夏15g，贝母10g，瓜蒌蒌皮15g，甘草5g。以10天为一疗程。若见咽红咽痛，可加连翘20g，牛蒡子10g；浮肿较甚，则加车前子15g（包）、茯苓皮30g。总有效率94.4%。[朱利文. 加味杏仁滑石汤治疗慢性肾衰竭并痰热壅肺证36例临床观察. 中医药研究，2002，18（4）：19－20]

2. 钩端螺旋体病 基本方：杏仁6g，滑石30g，黄连6g，佩兰12g，厚朴8g，银花12g，木防己12g，晚蚕沙15g（包）。恶心呕吐者加半夏、竹茹，大便泄泻者加藿香、大腹皮，黄疸者加茵陈、栀子、白茅根，脑膜炎型合白虎汤。连服4剂为1个疗程。所有患者，均在短期内治愈。[周明贤，蒋裕乐. 清暑解毒化湿法为主治疗钩端螺旋体病85例报告. 江西中医药，1992，23（5）：20]

【临证提要】 杏仁滑石汤化湿清热并重，用于治疗湿热交阻，蔓延三焦热、痞、呕、尿短之证。今常用于泌尿系统疾病如慢性肾炎、肾盂肾炎、肾病综合征、肾衰等，以及多种传染病的治疗。此外湿热痿证、泄泻等也可使用本方治疗。

半苓汤

【来源】《温病条辨》卷二中焦篇。

【组成】半夏五钱　茯苓五钱　川黄连一钱　厚朴三钱　通草八钱，煎汤煮前药

【用法】水十二杯，煮通草成八杯，再入余药，煮成三杯，分三次服。

【功效】清热燥湿。

【主治】足太阴寒湿，痞结胸满，不饥不食。

【方解与方论】本证脾胃寒湿所致，故用半夏、厚朴行气和胃化湿，茯苓、通草渗利湿邪，黄连清热。

吴鞠通云："半夏、茯苓培阳土，以吸阴土之湿，厚朴苦温以泻湿满，黄连苦以渗湿，重用通草，以利水道，使邪有出路也。"

【验案精选】

胃切除术后　陈某，男，43岁，2004年6月25日来我科就诊。患者因胃溃疡反复出血，药物治疗效果不好，于2004年6月14日在某医院行胃大部切除术，术后伤口愈合良好，但舌苔厚腻，伴见腹胀，恶心欲呕，不思饮食，大便秘结，舌质淡红，苔白厚腻，脉弦缓，证属胃肠食滞，湿浊中阻所致。药用：法半夏12g，茯苓18g，白蔻9g（另包后下），通草9g，藿香15g，莱菔子12g，厚朴10g，瓜蒌仁15g，炒山楂15g，建曲15g。上方连服3剂，舌苔正常，呕恶腹胀消失，饮食大增，大便畅通，改用六君子汤化裁调理。[陈纪铣.半苓汤加味治疗术后苔腻症临床疗效观察.四川中医，2007，25（8）：70]

【临证提要】本方有和胃化湿之功效，用于寒湿阻滞中焦所致痞满、纳差、呕逆等，今用于胃手术后苔白腻，伴有呕恶，腹胀纳呆，便秘或腹泻等术后反应有效。脾虚者去黄连加白蔻，呕恶加藿香、苏梗，纳差加炒山楂、鸡内金、炒谷芽或麦芽。

蜀椒救中汤

【来源】《温病条辨》卷二中焦篇。本方又名救中汤。

【组成】蜀椒三钱炒出汗　淡干姜四钱　厚朴二钱　槟榔二钱　广皮二钱

【用法】水五杯，煮取二杯，分二次服。

【功效】温中散寒，行气止痛。

【主治】眩冒欲绝，腹中绞痛，欲吐不得吐，欲利不得利，甚则转筋，四肢欲厥，脉沉紧而迟，甚则伏。

【方解与方论】本证因卒中寒湿、秽浊所致，故用川椒、干姜温中散寒止痛，厚朴、陈皮、槟榔行气止痛。全方苦辛温通，"急驱浊阴，所以救中焦之真阳也"。

【验案精选】

1. 胃、十二指肠球部溃疡　张某，男，47岁，教师。1989年9月7日诊。因胃脘部疼痛反复发作，嗳气胀满，口淡无味就诊，经某医院钡餐透视检查，确诊为"胃、十二指肠球部溃疡"。服甲氰咪胍等西药3月多，效果不明显，改用中药30余剂，仍不见效。刻诊：自诉空腹胃痛，时轻时重，胀痛拒按，喜食热饮，口淡不渴，食欲欠佳，嗳气冒清水。察舌质淡，苔白腻，脉沉迟。审是脾胃虚寒，用理中汤加味治疗半月多，罔效。后从寒湿阻中诊治，用救中汤加味。处方：蜀椒9g，干姜、厚朴、槟榔各12g，广皮、九香虫各10g，半夏5g，甘草6g，守方共进5剂，疼痛胀满消失，后以香砂六君子汤加味调理。[肖善平. 救中汤的临床新用. 四川中医，1998，16（5）：56]

2. 腹痛　戴某某，女，26岁，毕运司职工，于1963年2月患急腹痛，送某某医院急诊室就诊，打针、输液不效，经外科会诊，确定翌日晨早行腹部探察术，因家属不同意手术，改中医诊治。诊其脉，细弱无力，舌无苔白润而滑。眼下有蟹腹纹状。……诊断为胃寒兼虫痛。投以：炮姜20g，炙甘草20g，草蔻20g，藿香20g，厚朴20g，榔片20g，木香20g，川椒15g，药进即安，1剂而愈。[刘宗明. 腹痛重证治验. 贵阳中医学院学报，1984，（1）：49]

【临证提要】本方即《金匮要略》大建中汤去人参、胶饴，加厚朴、槟榔、广皮而成，具有温中泻浊、行气止痛功效，用于寒湿秽浊积滞所致的各种脾胃病，今用于多种消化道疾病，包括溃疡、胆道蛔虫症、肠滴虫等。吴鞠通加减法："兼转筋者，加桂枝三钱，防己五钱，薏苡仁三钱，厥者加附子二钱。"

人参泻心汤

【来源】《温病条辨》卷二中焦篇。

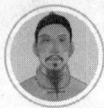

【组成】人参二钱　干姜二钱　黄连一钱五分　黄芩一钱五分　枳实一钱　生白芍二钱

【用法】水五杯，煮取二杯，分二次服，渣再煮一杯服。

【功效】补中温里，清热导滞。

【主治】神识如蒙，舌滑，脉缓。

【方解与方论】本证因中气不足，上焦湿热内陷所致，故用人参、干姜健脾补中，黄连、黄芩清热燥湿，枳实行气导滞，白芍养阴。全方辛开苦降，使内陷之湿热得除，佐以甘补健脾，属于"苦辛寒兼甘法"。

吴鞠通曰："里虚故用人参以护里阳，白芍以护真阴；湿陷于里，故用干姜、枳实之辛通；湿中兼热，故用黄芩、黄连之苦降。此邪已内陷，其势不能还表，法用通降，从里治也。"

【验案精选】

暑温　某男，暑温症。开始曾服白虎汤加苦寒之品，大队骤进，石膏用至数斤，犀角用至数两，反而高热不退，神识如蒙，腹满下利，舌白，尿不利。此为热邪内陷，凉遏冰伏，太阴被困，中阳受伤，先以加减人参泻心汤去枳实之苦降，加半夏之辛通。1剂而热退出汗，溲行利减，但患者肤冷息微，脉微舌淡，四肢厥逆，如真武证，此热通而阳气衰微，非参附不足以回阳，非龙牡不足以固阴，遂用参附汤加龙牡，少佐麦味，寓生脉散之意。盖此病后的生命之机，有赖参附回阳，阳回则生，阳不回则脱。肢冷转温，汗亦减少，2剂阳气回复，神气始清。终以三才汤调理，护阳和阴，日渐康复。［王发渭，于有山，薛长连.高辉远临证妙用附子撷拾.湖北中医杂志，1992，14（3）：2-3］

【临证提要】人参泻心汤具有补中益气、清热燥湿之功，主治湿热神蒙。本方的衍生方有加减人参泻心汤（卷二中焦篇）：组成为人参（二钱），黄连（一钱五分），枳实（一钱），干姜（一钱五分），生姜（二钱），牡蛎（二钱）。用法：水五杯，煮取二杯，分二次温服。主治胃逆不降，不饥不饱，不食不便，渴不欲饮，味变酸浊。本证属于中虚郁热气逆所致，故用人参、干姜健脾补中，生姜、枳实和胃降逆，黄连清热，牡蛎敛肝降逆。全方辛苦通降、咸寒敛肝，甘温补中，以达阳明、厥阴两和之效，属于"苦辛温复咸寒法"。

三香汤

【来源】《温病条辨》卷二中焦篇。

【组成】瓜蒌皮三钱　桔梗三钱　黑山栀二钱　枳壳二钱　郁金二钱　香豉

二钱　降香末三钱

【用法】水五杯，煮取二杯，分二次温服。

【功效】宣清上焦。

【主治】不饥不食，机窍不灵。

【方解与方论】本证因湿热内阻，机窍不灵，故用瓜蒌壳、桔梗、枳壳微苦微辛以开上，栀子寒以清热，淡豆豉、郁金、降香芳香开郁。故为"微苦微辛微寒芳香法"。

吴鞠通曰："蒌皮、桔梗、枳壳微苦微辛开上，山栀轻浮微苦清热，香豉、郁金、降香化中上之秽浊而开郁。"

【验案精选】

（一）消化系统疾病

1. 小儿厌食症　何某，男，9岁，2002年9月10日上午来诊。其母代述：厌食，每食则泡汤，稍食则饱，盗汗，多动，消瘦，口干，精神状况良好，舌红，苔薄白，脉细数。此系长期厌食，脾胃阴虚，当以三香汤合沙参麦冬而治。处方：麦冬20g，沙参20g，降香10g，郁金10g，栀子10g，枳壳10g，瓜蒌壳15g，桔梗6g，香豉5g，3剂水煎。5月后，因皮肤病求诊于笔者，见个子长出许多，精力旺盛，问其食欲佳。[钟吉明.三香汤加减治疗小儿厌食症临床体会.中国医疗前沿，2007，1（3）：96]

2. 慢性萎缩性胃炎　谢某，男，45岁，农民。1989年6月18日诊。患慢性萎缩性胃炎2年余，屡服中西药物，未见明显效果。症见胃脘部灼热疼痛，无饥饿感，食量明显减少，心烦口渴，偶有呃逆或干呕见症。察其舌质红干，苔黄微腻，脉弦数。审是湿热中阻，胃气郁闭之候，治宜芳香化湿，清热和胃，方用三香汤加味。处方：瓜蒌壳、栀子、郁金各12g，桔梗、枳壳、降香、淡豆豉各10g，麦门冬、半夏各15g，甘草3g。服上方3剂后，症状明显减轻，食量有所增加，后守方去半夏加沙参15g，共进10余剂，诸症悉除。[周天寒.三香汤临床应用举隅.实用医学杂志，1993，9（2）：34]

3. 急性传染性肝炎　蒲某，男，17岁，学生。1990年5月8日诊。因素蕴郁热，又饮食不慎，致双目发黄，发热口渴，口苦心烦，不思饮食，小便黄赤短少。肝功能检查：黄疸指数18单位，锌浊15单位，谷丙转氨酶180单位，尿二胆：阳性。诊断为急性传染性黄疸型肝炎。除西药保肝治疗外，加用中药治疗。初诊为肝胆湿热，用茵陈蒿汤加味治疗效差，诸症如故。察其舌质红，苔黄腻，脉弦数有力，知为湿热中阻，胆热内郁之候，治宜芳香化湿，清热利胆。改用三香汤加味：瓜蒌壳、桔梗、枳壳各12g，栀子、郁金各15g，降香、淡豆豉各10g，茵陈30g，板蓝根18g。服上方2剂后症状减轻，8

剂后黄疸基本消失，后守方去淡豆豉、降香，酌加沙参、麦芽、丹参等，共进 15 剂，诸症皆失，肝功复查正常。[周天寒.三香汤临床应用举隅.实用医学杂志, 1993, 9 (2)：34]

4. 慢性胆囊炎 滕某，女，55 岁，干部。1990 年 6 月 23 日诊。因退休不适应，情绪消沉，性躁善怒，凡事不如意，即抑郁于心，因而肝气不舒，常见胸胁胀满疼痛，尤以右侧为甚，伴口苦心烦，失眠多梦，厌油食差，小便黄赤，B 超检查诊断为"慢性胆囊炎"。前医多次用柴胡舒肝散、逍遥散等治疗效果不佳，来我处就诊。察其舌质红，苔黄微腻，脉弦数。证属热郁肝胆，气机失畅之候，治宜清热解郁，疏肝利胆，方用三香汤加味：瓜蒌壳、栀子、枳壳、郁金、桔梗各 12g，降香、淡豆豉各 10g，白芍、柴胡各 15g。守方加减共进 8 剂，胁痛消失，精神转佳，食量倍增。后以一贯煎加减，续服半月，遂告无恙。[周天寒.三香汤临床应用举隅.实用医学杂志, 1993, 9 (2)：34 - 35]

（二）心脑血管系统疾病

1. 高血压 杨某某，女，71 岁，1983 年 19 月 15 日就诊。患者头晕目眩，心跳心累两年余。手足麻木 10 入院。胸透提示：心界阴影明显增大，心电图检查 V_1、V_3ST 段抬高 0.1 ~ 0.2mm。双室肥大伴劳损，西医诊断为"高血压心脏病"。用西药对症治疗 3 天后病情有所缓解。但血压仍为 240/110mmHg。改服中药三香汤加减，停用西药降压药，处方如下：瓜蒌 15g，桔梗 15g，栀子 15g，枳壳 15g，郁金 15g，降香 15g，生地 15g，大黄 15g，牛膝 15g，黄芪 60g。上方连服 6 剂，血压降至 130 ~ 140/80 ~ 90mmHg。患者述心悸头晕，腹胀便溏。改用参苓白术散加减，续服 4 剂诸症悉平。另开杞菊地黄丸 3 瓶回家服用以巩固疗效。[周京述.三香汤加减治疗心血管疾病的体会.成都中医学院学报, 1984, (2)：28 - 29, 44]

2. 冠心病心绞痛 孙某某，男，48 岁，干部，1983 年 8 月 24 日就诊。半月前左胸刺痛憋闷伴窒息感，呼吸不畅，约 10 分钟作一次深呼吸或长叹一声始觉心情舒畅，左肩亦有酸痛麻木感，全身乏力，胸脘痞闷，纳食不香。舌质红苔白腻微黄，口微苦渴不多饮。心电图检查"右室支完全阻滞"。经某地区医院全面检查，确诊为"冠心病心绞痛"，建议适当休息中药治疗。此湿热遏阻中焦，胸阳不振，心脉闭阻之症也。用三香汤加羌活、红花、桂枝、丹参。处方：瓜蒌 15g，栀子 15g，豆豉 15g，桔梗 15g，郁金 15g，枳壳 15g，桂枝 15g，红花 3g，羌活 10g，甘草 3g，降香 15g，丹参 15g。上方略有增损连服 6 剂，诸恙悉减。惟头晕气短乏力。改用三香汤加黄芪 30g，白术 15g，柴胡 6g，升麻 3g。再服 8 剂，心胸开阔，饮食如常恢复上班。[周京述.三香汤

加减治疗心血管疾病的体会. 成都中医学院学报, 1984, (2): 28 - 29, 44]

3. 中风（脑血栓形成） 刘某, 男, 62 岁。1964 年 3 月 4 日诊。患者有烟酒嗜好, 有高血压史。昨晚睡时自觉发寒热, 头晕痛。醒来语言不利, 口眼㖞斜, 左半身偏瘫, 肌肤不仁, 神智尚清, 小便黄, 苔黄腻, 脉弦滑。血压不高, 体温 37.8℃。初步诊断：脑血管意外（脑动脉血栓形成）。属湿热外侵, 气滞血瘀, 风中经络。药用：瓜蒌壳、降香、桑叶、菊花各 15g, 枳壳、桔梗、栀子、香豉、薄荷各 10g, 郁金、丹参、地龙各 25g, 僵蚕、蝉蜕各 35g。服 2 剂发寒热消失, 余症轻减。前方去桑叶、菊花、薄荷, 加全蝎 10g, 桃仁 20g, 服 5 剂诸症大减。后将第二方去僵蚕、蝉蜕, 加黄芪 100g, 菖蒲 15g, 远志 12g 为基础方, 增减调治 3 月基本治愈。随访 3 年未见复发。
[陶平. 三香汤的临床应用. 陕西中医, 1986, 7 (1): 24 - 25]

（三）眩晕（梅尼埃病）

黄某, 女, 40 岁。1975 年 6 月 4 日诊。患者素体较胖, 3 天前开始发寒热, 头晕痛重如裹, 纳差, 恶心呕吐, 胸闷脘痞, 眼花头晕不能站立, 耳鸣。西医诊为梅尼埃病, 经服用西药效果不显。小便黄少, 面浮, 苔白黄腻, 脉弦滑。风湿热外袭, 痰浊中阻, 清浊不分。处方：瓜蒌壳、枳壳、藿香各 15g, 桔梗、生姜各 10g, 栀子、郁金、竹茹各 25g, 香豉、降香、半夏、木通各 12g, 车前子、薏苡仁各 35g, 葱白 7 枚。服 3 剂发寒热呕吐消失, 余症大减, 去半夏、生姜、葱白, 加菖蒲 20g, 茯苓 20g, 石决明 35g, 服 5 剂症状消失, 改服六合定中丸 1 周巩固。随访 3 年未复发。[陶平. 三香汤的临床应用. 陕西中医, 1986, 7 (1): 25]

（四）肺痈（肺炎、右肺脓肿）

刘某, 男, 35 岁。1963 年 6 月 2 日诊。患者患肺炎后继发右肺脓肿已半月, 见面赤身热, 烦渴喜饮, 大便结滞, 咳吐脓血痰, 腥臭异常, 胸中烦满而痛。舌苔黄腻、质红, 脉弦数。X 线摄片见右肺阴影和液平面, 血常规：白细胞 20×10^9/L, 中性粒细胞 0.80。乃湿热痰内蕴, 化热成痈, 血败为脓。药用：瓜蒌壳、桔梗、栀子、郁金、银花、鱼腥草、败酱草、薏苡仁各 35g, 枳壳、香豉、生大黄各 10g, 降香 6g, 杏仁 12g, 葶苈子 15g, 生石膏 45g。上方加减服 80 余剂, 临床症状消失, X 线摄片右肺阴影和液平面消失, 自觉身软纳差, 动则汗多, 改用生脉散加四君汤和谷芽、木瓜、建曲以调理善后。
[陶平. 三香汤的临床应用. 陕西中医, 1986, 7 (1): 24]

（五）暑温（流行性乙型脑炎）

孙某, 男, 5 岁。1978 年 6 月 20 日诊。患儿 3 天前突然恶寒发热头痛, 呕吐, 继则出现精神萎靡, 嗜睡, 抽风, 颈项强直, 腹壁反射消失, 体温

39.5℃。血检：白细胞 $15 \times 10^9/L$，中性粒细胞 0.80；脑脊液检查：压力（卧位）60 滴/分，外观透明无色，细胞数 $0.24 \times 10^9/L$，蛋白定性阳性（＋），蛋白定量 126mg%，糖 70mg%，氯化物 720mg%。细菌：革兰染色未见肾形双球菌。西医诊为流行性乙型脑炎，已采取治疗措施，现邀中医参加治疗。见身热不扬，午后尤甚，头重痛如裹，全身酸楚，汗出不畅，胸闷恶心，腹胀，大便溏，小便浑黄，苔白黄厚腻，脉濡数。治宜清暑化湿、透营解毒。处方：瓜蒌皮、桔梗、栀子、郁金、藿香、黄芩、菖蒲、佩兰各 10g，枳壳、降香各 3g，香豉 5g，板蓝根、大青叶、滑石、薏苡仁各 15g，生石膏35g，吞服神犀丹。2 剂后诸症轻减。上方加减交替吞服紫雪丹和神犀丹 6 剂热退症除，改用竹叶石膏汤加减调治半月痊愈。[陶平. 三香汤的临床应用. 陕西中医，1986，7 (1)：25]

【临床应用】

1. 胸胁挫伤 药用：全瓜蒌 12g，降香 10g，郁金 10g，炒栀子 6g，香豉8g，桔梗 6g，枳壳 8g，三七 4g。疼痛加元胡、制乳没；嗳气加香附；咳嗽加杏仁；瘀血加桃仁、红花。24 例痊愈 18 例，显效 5 例，无效 1 例。[文晖. 加味三香汤治疗胸胁挫伤 24 例小结. 中医杂志 1986，(1)：29]

2. 咽源性和喉源性咳嗽 三香汤加味：降香、法半夏、桔梗各 12g，香豉、瓜蒌皮、郁金、黑栀子、射干各 9g，木蝴蝶 1g，生甘草 6g。总有效率88.5%，疗程最短 3 天，最长 38 天。[陈晓林，程海鹰. 中西医结合治疗咽源性和喉源性咳嗽 35 例. 泸州医学院学报，1995，18 (2)：137－138]

【临证提要】三香汤清宣痰热、化湿开郁，用于上焦痹阻证。今主要用于消化系统疾病、心血管系统疾病以及脑病的治疗。目前认为，吴鞠通所谓"机窍不灵"不仅指胃气不开，也指心窍、脑窍。总之，凡湿热痹阻肺、胃、上中焦，皆可选用本方，轻清宣散，开窍通痹。

一加减正气散

【来源】《温病条辨》卷二中焦篇。

【组成】藿香梗二钱　厚朴二钱　杏仁二钱　茯苓皮二钱　广皮一钱　神曲一钱五分　麦芽一钱五分　绵茵陈二钱　大腹皮一钱

【用法】水五杯，煮取二杯，再服。

【功效】芳香化湿，行气消食，渗利湿浊。

【主治】脘连腹胀，大便不爽。

【方解】本证因湿邪阻滞中焦气机，故用藿香芳香化湿，厚朴、陈皮、大腹皮燥湿理气，神曲、麦芽健脾和胃，佐以杏仁肃降肺气，茵陈疏肝理气，并用茯苓皮以利湿。

吴鞠通云："以藿香化浊，厚朴、广皮、茯苓、大腹泻湿满。加杏仁利肺与大肠之气，神曲、麦芽升降脾胃之气，茵陈宣湿郁而动生发之气。"

【验案精选】

1. 头痛 马某某，女，36岁，农民，1990年9月初诊。头痛如裹，尤以右侧为重，已半月有余，痛甚恶心呕吐，彻夜难眠，并伴有脘腹胀闷，二便不爽。就诊前曾按偏头痛对症治疗，症不缓解，舌白、脉缓。用正气散法加减。藿香10g，厚朴10g，陈皮10g，茯苓15g，茵陈15g，荷叶10g，杏仁10g，神曲10g，麦芽10g，白芷10g。服药3剂，症情大减，再进3剂而愈。[李世增.试论加减正气散及运用.北京中医杂志，1993，(1)：45-46]

2. 病毒性肝炎 某某，男，3岁。患儿精神萎靡已3天，现发低热，呕吐，不欲食，小便深黄，舌苔白、厚腻，脉濡缓。肝功SGPT 58单位，ZnT.T 10单位，尿胆红素阳性。诊断：病毒性肝炎。辨证：寒湿痹阻脾胃。治宜芳香化浊。方用加减正气散化裁：藿香10g，大腹皮6g，杏仁6g，陈皮6g，神曲20g，莱菔子20g，山楂30g，厚朴6g，甘草6g，茵陈10g。水煎服2剂。复诊：患者巩膜及全身开始发黄，大便灰白色，小便浓茶色。恶心、呕吐症状消失，余证同前。用前方加茵陈至10g，栀子10g，郁金6g，水煎服，4剂后又诊：患者巩膜及全身黄疸已于昨日褪尽，体温正常，精神有所好转，舌苔薄，脉缓。前方茵陈减至10g，加五味子10g。水煎服2剂后，诸症大部消失，但纳差。用前方加白术10g，砂仁6g，连服10剂后患儿食欲正常，余症皆消失。复查肝功SGPT 15单位，ZnT.T 2单位。乃愈。[张厚雄.加减正气散治疗病毒性肝炎.四川中医，1984，2(2)：55]

【临证提要】 本方具有芳香化湿，宣畅气机之功。主治中焦湿郁，升降失调，脘腹胀满，大便不爽等症。

二加减正气散

【来源】《温病条辨》卷二中焦篇。

【组成】藿香梗三钱　广皮二钱　厚朴二钱　茯苓皮三钱　木防己三钱　大豆黄卷二钱　川通草一钱五分　薏苡仁三钱

【用法】水八杯，煮三杯，三次服。

【功效】化湿和中，利湿除痹。

【主治】脘闷便溏，身痛舌白，脉象模糊。

【方解】本证因湿热蕴结中焦，阻滞经络所致，故用藿香芳香化湿、醒脾和胃，薏苡仁利湿健脾、舒筋除痹，大豆黄卷分利湿热，防己祛风除湿、通经活络，佐以陈皮、厚朴燥湿除满，茯苓皮渗湿健脾，通草清热利湿。

【验案精选】

身疼痛　万某，女，43 岁，1998 年 9 月就诊。诉 1 周前冒雨后起病，现发热虽退，但全身疼痛难忍，午后为重，脘腹胀闷，大便不畅，苔白腻，脉濡缓。拟予二加减正气散健脾利湿，理气消闷通利经络。处方：藿香、厚朴、陈皮、木防己、羌活、苍术、通草各 10g，茯苓 12g，薏苡仁 30g。服药 3 剂，而告病愈。[赵龙. 五个加减正气散证治浅析与验案举隅. 中医药导报，2005，11（2）：44－45]

【临证提要】本方有芳香化湿，舒通经络之功。主治湿邪留阻经络所致身痛。便溏、身痛、脉象模糊为二加减正气散使用要点。

一加减、二加减的区别，吴鞠通指出："一以升降为主，一以急宣经隧为主。"

三加减正气散

【来源】《温病条辨》卷二中焦篇。

【组成】藿香三钱，连梗叶　茯苓皮三钱　厚朴二钱　广皮一钱五分　杏仁三钱　滑石五钱

【用法】水五杯，煮二杯，再服。

【功效】祛湿理气。

【主治】脘闷，舌黄。

【方解】本证因湿郁化热、湿重于热，故用藿香醒脾和胃、芳香化湿，杏仁利肺气、开水之上源，滑石清湿中之热，茯苓皮健脾利湿，佐以陈皮、厚朴调理中焦气机。

【验案精选】

1. 月经不调　王某，女，40 岁，2003 年 7 月就诊。诉月经不调半年，前后无定期，量少质淡，精神抑郁，胸脘满闷，经来加重，甚则四肢发凉。时有白带。服调经药不效，苔腻微黄，脉沉缓。治用三加减正气散化裁，处方：藿香、厚朴、陈皮、杏仁、佛手、竹茹各 10g，茯苓、郁金、滑石各 12g，以芳香开泄，宣利气机，使水道通调，湿热下达。共进药 6 剂而病愈。[赵龙. 五个加减正气散证治浅析与验案举隅. 中医药导报，2005，11（2）：44－45]

2. 慢性浅表性胃炎　刘某，男 30 岁。初诊日期 2002 年 9 月 27 日。患者

脘腹疼痛胀满1年，曾于市某医院就诊，胃镜提示：慢性浅表性胃炎（糜烂型）。给予口服阿莫仙胶囊、多潘立酮、香砂养胃丸、三九胃泰，症状时轻时重。1周前因饮白酒后出现脘腹胀满加重，纳呆不饥，呃逆，口苦口黏，口干不欲饮水，大便不爽，小便色黄，舌红苔白、根部黄，脉滑。诊断：胃脘痛。辨证：湿热中阻，胃失和降。治法：祛湿除热，调畅气机。方药：三加减正气散加味。藿香9g，杏仁6g，茯苓皮9g，陈皮5g，焦神曲10g，炒麦芽10g，茵陈12g，生薏苡仁15g，姜半夏10g，白术10g，滑石15g。5剂，水煎服，每日1剂。药后患者脘腹胀满减轻，食欲好转，时有呃逆、恶心。上方加竹茹10g，继续服7剂后症状全无，大便恢复正常。又嘱患者每周服药3剂以巩固疗效。3个月后患者告之胃镜复查结果：胃窦部糜烂已消失，黏膜基本正常。［赵宇昊，马林．三加减正气散治疗慢性浅表性胃炎20例．北京中医，2004，23（2）：110－111］

【临床应用】

慢性浅表性胃炎　组成：藿香9g，茯苓皮9g，厚朴9g，杏仁6g，陈皮5g，滑石15g。脘腹胀满甚者加枳壳10g，郁金10g；呃逆、恶心重者加竹茹10g，半夏10g，大便溏泄者加白术10g，苍术10g，生薏苡仁15g。15天为1个疗程。有效率90%［赵宇昊，马林．三加减正气散治疗慢性浅表性胃炎20例．北京中医，2004，23（2）：110－111］

【临证提要】　本方有芳香开泄，清利湿热之功。用于湿邪化热，脘闷、苔黄证。今用于湿热型慢性胃炎等。

四加减正气散

【来源】《温病条辨》卷二中焦篇

【组成】 藿香梗三钱　厚朴二钱　茯苓三钱　广皮一钱五分　草果一钱　楂肉五钱炒　神曲二钱

【用法】 水五杯，煮二杯，渣再煮一杯，三次服。

【功效】 化湿和胃，理气消食。

【主治】 秽湿着里，邪阻气分，舌白滑，脉右缓。

【方解】 本证因中气素虚，湿从寒化，寒湿阻滞所致，故用藿香芳香化湿、醒脾和胃，草果燥湿温中，楂肉、神曲消食，佐以陈皮、厚朴理气燥湿，茯苓健脾利湿。

【验案精选】

腹泻　周某，女，42岁，1999年6月就诊。诉腹泻3天，伴头身困重，脘腹胀闷。患者于 3 天前因过食生冷而致腹泻，日数 10 次，大便水样，经当地医院输液、止泻及服香砂养胃丸等，腹泻次数虽减，但仍大便溏泻。脘腹胀闷，头身重浊。苔白滑，脉濡缓。治宜芳化秽浊，理气渗湿。方用四加减正气散，处方：藿香 15g，厚朴 10g，茯苓 12g，陈皮 10g，神曲 10g，山楂 12g，草果 10g。仅服 2 剂而病愈。[赵龙.五个加减正气散证治浅析与验案举隅.中医药导报，2005，11（2）：44-45]

【临证提要】 本方有芳香化湿，温中健脾之功。主治秽湿着里，邪阻气分，脘腹胀闷，纳呆，大便不爽或溏泄，或身重浊，舌白滑，脉缓者。

五加减正气散

【来源】《温病条辨》卷二中焦篇。

【组成】 藿香梗二钱　广皮一钱五分　茯苓三钱　厚朴二钱　大腹皮一钱五分　谷芽二钱　苍术一钱

【用法】 水五杯，煮二杯，日再服。

【功效】 化湿理气和胃。

【主治】 脘闷、便泄。

【方解】 本证因湿邪中阻，脾胃不运，故用藿香化湿和胃，苍术燥湿健脾，陈皮、厚朴、大腹皮燥湿除满，茯苓利湿健脾，谷芽健脾开胃。

【验案精选】

1. 胃痛 李某，男，29 岁，2004 年 5 月 17 日诊治。诉胃脘隐痛，胀闷不适，胸腹痞满，腹中有振水声，食欲不振已周余，伴头晕身困，大便稀溏，舌苔白腻。经 B 超检查："有胃液潴留"。证属寒湿阻滞，湿浊伤脾。治当健脾化湿。拟投五加减正气散，处方：藿香 12g，厚朴 10g，陈皮 10g，茯苓 15g，苍术 12g，法半夏 10g，谷芽 12g，大腹皮 12g。水煎服，4 剂而愈。[赵龙.五个加减正气散证治浅析与验案举隅.中医药导报，2005，11（2）：44-45]

2. 腹泻 周某，男，36 岁。1983 年 11 月 13 日诊。夏居园圃湿地，食凉饮冷而发寒湿下利，日行十余次，昼夜登厕，大便细软伴有白黏液，肠鸣，腹隐痛，便后稍缓。病已近月，日趋加重，脉沉，舌淡红，治宜苦辛温法：苍白术各 12g，茯苓 30g，陈皮 10g，厚朴花 10g，干姜 6g，肉蔻 6g，木香 10g，藿香 12g，泽泻 12g，神曲 12g，甘草 6g，生姜 3 片，大枣 3 枚。上方服 6 剂，大便日行二三次，白黏液已无，症近愈，上方去肉蔻、藿香，加炒白芍 18g、党参 10g，又服 6 剂，诸症消失，告愈停药。[孙彦章.五加减正气散管见.山东中医杂志，1987，（6）：5-6]

【临证提要】本方有芳香开泄，健脾化气之功。主治湿郁中焦，寒湿伤脾之脘闷便泄等。

五加减正气散为宋代《局方》藿香正气散的演变方，五方均用藿香、陈皮、厚朴、茯苓四药。藿香芳香化浊，茯苓健脾利湿，厚朴、陈皮行气消胀。四药合用，则具化湿醒脾，行气畅中之功。

一加减正气散，加大腹皮、神曲、麦芽、茵陈、杏仁等，属于苦辛微寒法。以升降脾胃之气为主，用于三焦湿郁，升降失常，脘腹胀闷，大便不爽者。

二加减正气散，加木防己、大豆卷、通草、薏苡仁等，属于苦辛淡法。以宣通经隧为重，用于湿郁三焦，脘闷便溏，身痛舌白，脉象模糊者。

三加减正气散，加滑石、杏仁，属于苦辛寒法。用于湿蕴酿热，气机不宣，舌黄脘闷。

四、五加减正气散以温运脾胃为主，四加减正气散加草果、楂肉、神曲，五加减正气散加苍术、谷芽，属于苦辛温法。用于湿困日久，脾胃本虚显现，舌白滑，脉缓，脘闷便泄，食入不化者。

五加减正气散所治病位均以中焦为主，使用之时首先要分辨阴阳二大端，即湿热、寒湿。湿热者用一、二、三方，寒湿者选用四、五方，其辨证要点是舌苔，苔白为湿重，苔黄是化热之象。

黄芩滑石汤

【来源】《温病条辨》卷二中焦篇。

【组成】黄芩三钱　滑石三钱　茯苓皮三钱　大腹皮二钱　白蔻仁一钱　通草一钱　猪苓三钱

【用法】水六杯，煮取二杯，渣再煮一杯，分温三服。

【功效】清利湿热。

【主治】身痛，渴不多饮，或竟不渴，汗出热解，继而复热，舌淡黄而滑，脉缓。

【方解与方论】本证因湿热胶结所致，故用黄芩、滑石清湿热，白蔻仁芳香化中上焦之湿，大腹皮畅中焦气机以行水湿，茯苓、通草、猪苓淡渗利下焦之湿。

注：三仁汤、甘露消毒丹、黄芩滑石汤三方均属于分消湿热之方。其中，三仁汤清热药仅有竹叶，故偏于治疗湿重于热者。甘露消毒丹有连翘、贝母、

射干、黄芩，善于清化上焦之热，偏于治疗湿热并重或热重于湿，治疗湿热咽喉肿痛等。黄芩滑石汤与甘露消毒丹均有黄芩、滑石、白蔻仁、通草，但本方有大腹皮、茯苓、猪苓，善于渗利下焦，用于湿热并重或热重于湿而见小便不利者。

【验案精选】

1. 暑病

（1）湿温（肠伤寒）　患者，黄某，女，22岁，汉族，未婚，农民，住平坝县十家乡青山村民组。患者因发热1周，伴咳嗽，痰多3天，大便稀溏2天。于1989年元月18日下午3时入院。入院时T39.8℃，P108次/分，R24次/分，BP14.7/9.2kPa（110/69mmHg），咽充血，右扁桃体肿大，顶部可见脓点，悬雍垂红肿，直抵舌根，双肺呼吸音粗糙。入院诊断：上呼吸道感染，支气管炎，伤寒？元月19日肥达试验确诊为伤寒。入院后予青霉素、氨苄青霉素、氯霉素、氢化可的松等静脉滴注，肌内注射氨基比林，服中药柴葛解肌汤合银翘散、达原饮等治疗5天，除上呼吸道感染症状减轻外，余症未见缓解。元月23日诊见：药后汗出热退，旋即高热，体温达41.5℃，恶寒身痛、头痛、全身困重，表情淡漠，口渴而不多饮，便溏，舌红舌苔黄厚腻。辨病为湿温，湿热并重，停用抗生素、激素及氨基比林，拟中药黄芩滑石汤加味：基本方（黄芩15g，滑石30g，茯苓皮12g，通草6g，大腹皮6g，白蔻仁6g）加生石膏60g，知母20g，山药15g。1日1剂，水煎服。药进1剂，体温逐渐下降，热型由持续高热转为寒热往来，最高时体温39.6℃，舌转淡嫩，苔黄，脉由弦数转为弦缓，再于上方加柴胡24g，法半夏10g，再进2剂，体温恢复正常，诸症消失，继进2剂，症无反复，拟竹叶石膏汤3剂，嘱出院调理。[徐永德.黄芩滑石汤治疗肠伤寒60例.实用中医杂志，1998，14（2）：17]

（2）暑温　钟某，男，25岁。1980年7月因发热7日，曾在某医院急诊室留诊观察，经用青霉素、链霉素、红霉素、激素、输液等治疗而热不退，体温持续在39℃～40℃左右，自动出院，转求先生治疗。患者在发病前有饮冷贪凉史，现发热上午轻，下午重，黄昏后热度更高。神志清，头晕身痛，四肢无力，上身有汗，下身无汗，汗出热解，继而复热，口渴但不多饮，脘闷不饥，腹胀微痛，大便3日未解，小便不畅，灼热感，舌苔白腻，脉沉滑而缓。此因外受风寒，内蕴暑湿，湿遏热伏，湿热阻气，郁而化热。处方：黄芩12g，滑石15g，藿香10g，白蔻仁3g，通草6g，茯苓皮10g，生薏苡仁15g，连翘10g，青蒿10g，制大黄9g，竹叶9g。水煎服，每日1剂。服上方2剂后，遍身微微汗出，大便通，体温降至37℃，身酸体困，脘闷腹胀轻；3剂后发热全退，惟感头晕神倦，肢体疼痛，口干欲饮，舌质红，苔白润，脉弱缓。再予清热化湿，以蠲余邪。拟方：黄芩 10g，滑石 15g，竹叶 9g，藿香 10g，佩兰 10g，茯苓 12g，厚朴 10g，扁豆 10g，神曲 10g，鲜荷叶一角（后下）。连服 3 剂，诸症告愈。[廖佐芹. 赖香和老中医治疗暑病经验. 四川中医, 2006, 24（3）：4 - 5]

（3）暑泻　陈某，男，14 岁。1982 年 7 月初诊。高热，泄泻已 2 天，曾服葛根芩连、白虎汤等均无效验。现症：壮热，口渴，腹痛，恶心呕吐，泻下如注，稀水无便，臭秽，次数频多，小便短涩而痛。舌质红，苔厚腻，脉滑数。患者每日放学回家，都要到村中的池溏里游泳。赖老诊后说"此正是吴鞠通先生所谓的'阳明温病，纯利稀水无粪者，谓之热结旁流'。"选用调胃承气汤加黄连、白头翁、竹叶等，冀其热从下解，以通止泻。不料服药 1 剂，便下臭杂，量多次减，体温确已下降，但是小便即由涩痛不畅进而转成点滴不通，呕恶更甚，烦躁，食欲不振，倦怠身重。改投黄芩滑石汤加味：黄芩 10g，滑石 15g，茯苓皮 15g，通草 6g，白豆蔻 3g，竹叶 6g，川黄连 5g，青蒿 9g，藿香 9g，杏仁 6g，桔梗 6g，鲜葱白 3 根（后下）。1 剂后，小便即通。3 剂后，热退泻止，病情遂告痊愈。[廖佐芹. 赖香和老中医治疗暑病经验. 四川中医, 2006, 24（3）：4 - 5]

2. 遗尿　黄某，男，6 岁，因夜间遗尿 1 年就诊。其母述小儿尿床，每夜 1～2 次，尿味臭，色黄量多。唤之难醒，神志朦胧，眠中梦语，纳食尚调，大便干，日一行，舌红，苔黄腻，脉滑。诊断为遗尿（湿热证），采用清热利湿法，方药：黄芩 10g，滑石 12g，猪苓 10g，土茯苓 12g，大腹皮 10g，通草 6g，白蔻仁 6g，石菖蒲 6g，郁金 10g，蝉蜕 6g，瓜蒌仁 10g。5 剂，日 1 剂，并嘱咐家长忌给小儿生冷油腻食品。二诊：小儿夜间能自己醒来解 1 次小便，未尿床。守方加减，再进 5 剂。2 月后其母来电话告知小儿未再遗尿。[徐正莉，吴力群，陈爱兰. 从湿热论治遗尿. 四川中医, 2007, 25（4）：22 - 23]

3. 小儿急性肾炎　李某，女，8 岁。因颜面及全身浮肿 6 天于 1995 年 4 月 8 日入院。患者于半月前患感冒，畏寒发热，全身不适，继而出现颜面浮肿，很快延及全身。小便量少，曾于当地服中西药治疗效果不佳而来住院。体查：血压 13/9kPa（97/67mmHg），咽微赤，扁桃体 I 度肿大。颜面及下肢浮肿明显，心肺无异常，腹稍胀，肝脾未及。小便常规检查尿蛋白（＋＋），镜检红细胞（＋＋＋），颗粒管型 2～5/HP。诊断为急性肾炎。处黄芩滑石汤（黄芩 6g，滑石 10g，茯苓 10g，木通 2g，银花 10g，白术 6g，桑白皮 6g，陈皮 10g，砂仁 6g，麦冬 10g）3 剂，并嘱患者卧床休息，低盐饮食。服药 6 剂后，患儿浮肿全部消退，诉食量增加，又继服上方 3 剂后查血常规及小便常规均正常，痊愈出院。随访 2 年，未再复发。[蒋玉明. 黄芩滑石汤治疗小儿急性肾炎 30 例. 河南中医杂志. 1997, 13（5）：93 - 94]

4. 恶露 苏某，女，26岁，已婚，1988年8月3日初诊。患者于今年7月15日人流后，阴道出血，时多时少，至今19天不净。服生化汤、四逆散加味未效。诊时阴道出血较多，小腹微痛，腰痠，口渴，舌红、苔黄腻，脉弦软滑。妇检：可见血液由宫内流出，子宫后位，大小正常，轻触痛，双侧附件（－）。B超提示：宫腔积血。刘老辨为冲任损伤，复感时邪，湿热入血之恶露不绝。治宜清热利湿、止血。用黄芩滑石汤加减。处方：黄芩、猪苓、茯苓皮、苍术、黄柏、牛膝各9g，滑石30g，白蔻仁、通草各6g，贯众炭15g。3剂，水煎，日1剂，分2次服。8月6日复诊：昨日血止，今日仅感小腹隐痛，舌红、苔黄、厚腻转薄，脉弦软。遂以清热利湿、疏肝活血之剂调治旬余，月经来潮，量中等，5天净。净后妇检和B超复查，子宫及双侧附件未见异常。[冯宗文．刘云鹏用温病方法治疗妇科疾病的经验，新中医，1994，(4)：1-2]

5. 鼻渊 梁某某，女，17岁，学生，自诉：近3年来，鼻塞流脓涕而量多，舌红，苔黄腻，嗅觉消失，头晕胀痛，近1月来加重，伴腹胀纳呆乏力，脉滑数。平素临睡前，需经常使用麻黄滴鼻剂来改善鼻通气功能，才能入睡。近日夜间出现鼻呼吸困难，须张口呼吸。查：鼻黏膜充血，色紫，又中甲肿胀较甚，下道积脓。证属鼻渊（湿热困脾型）。治以清泄湿热，芳香化浊。方用黄芩滑石汤加味（黄芩、滑石、通草、猪苓、茯苓、甘草、大腹皮、茵陈、陈皮、石菖蒲、藿香、佩兰、白豆蔻、鱼腥草）。服5剂后，自觉鼻脓性涕减少，通气改善，头晕胀痛，明显减轻。继服5剂后，自觉症状完全消失。查：鼻腔黏膜色正常，中甲收缩，观察半年，无任何不适感。[宋桂林．浅谈鼻渊证治．中医药研究，1997，13(3)：37-39]

6. 肾移植术后蛋白尿 沈某，男，43岁。肾移植术后12月，口服环孢素、骁悉、泼尼松三联抗排斥治疗。常规化验时发现尿中蛋白（＋＋），24小时尿蛋白2.6g，肝肾功能正常，血环孢素谷浓度220ng/ml。就诊时诉口苦，大便偏干。舌质红、边有瘀点、苔黄腻，脉弦滑。属于湿热之证。予黄芩滑石汤加减，药用：黄芩、丹参、滑石各15g，茯苓、猪苓、大腹皮、川芎各12g，蔻仁3g，金钱草、茵陈各30g，制大黄6g。服药14剂后，尿常规定性检查蛋白（＋），24小时尿蛋白1.1g。原方减大黄再进14剂，尿常规定性检查蛋白阴性。[胡岗，徐再春．清热利湿法治疗肾移植术后蛋白尿20例疗效观察．浙江中医杂志，2006，41(8)：463]

7. 乳蛾 吴某，女，10岁。1985年9月2日就诊。患者自8月25日起，始觉咽喉不利，渐见畏寒发热，发热午后为甚（T39.5~40.5℃），身热不扬，汗出不解，咽喉肿痛，吞咽为甚，双侧乳蛾Ⅲ度肿大，色灰白，稍红，口苦渴不欲饮，纳呆不思饮食，大便不爽，小便黄赤，脉濡数。证属湿热搏结，咽喉不利。主以黄芩滑石汤：黄芩7g，滑石18g，僵蚕13g，薄荷8g，苍术

5g，六神丸一支，犀黄丸 8 粒，猪苓 10g，通草 8g。服上药，热尽，4 剂诸症悉平。[马哲河. 乳蛾治验撷英. 新疆中医药，1993，(3)：61 – 62]

8. 肺炎 赵某某，男，58 岁，干部，1986 年 7 月 8 日初诊。因发热咳嗽来院西医就诊，诊断为右下肺炎，因青霉素过敏转中医治疗。主诉：发热咳嗽 2 日，微恶风寒，无汗，胸闷气短，痰色白中夹黄，稠黏难出，厌食倦怠。查体：体温 38.7℃，胸透：右下肺片状模糊阴影；查白细胞 $19 \times 10^9/L$，中性粒细胞 0.82，淋巴细胞 0.18，舌红苔黄而腻，脉滑数。辨为温热犯肺，肺失清肃，予辛凉解毒，清肺止咳方药治疗。2 日后复诊，药后汗出热退不恶寒，旋即发热又作，并周身疲懒，不思饮食，二便不畅，咳嗽如故。查体温 38.4℃，白细胞 $21 \times 10^9/L$，中性粒细胞 0.5，淋巴细胞 0.19。舌红苔黄腻，脉滑略数。时值长夏，降雨甚多，气候闷热，本病证状与吴鞠通所述"脉缓身痛，舌淡黄而滑，渴不多饮，或竟不渴，汗出热解，继而复热"类似，故不可拘于肺炎发热而辨为温热之邪，而以湿热论治更为贴切。投以黄芩滑石汤与千金苇茎汤合方。方药：黄芩 9g，滑石 24g，茯苓皮 12g，猪苓 9g，通草 6g，大腹皮 9g，白蔻仁 3g，芦根 30g，杏仁 9g，生薏苡仁 30g，冬瓜仁 9g，3 剂。药后复诊，述服 1 剂后尿多热退，3 剂服尽，咳嗽大减、痰少。查白细胞 $7.1 \times 10^9/L$，中性粒细胞 0.56。效不更方，仍守前法，继投七剂，1 周后胸透复查两肺未见异常而痊愈。[陈立. 黄芩滑石汤临证举隅. 北京中医杂志，1988，(2)：53]

9. 多发性牙龈脓肿 薛某，女，34 岁，干部，初诊日期：1986 年 4 月 6 日。主诉：牙龈肿痛反复发作 2 月余。现病史及主证：2 个月来牙龈红肿疼痛，伴低热，体温 37.4℃ ~38℃，口腔科诊为"多发性牙龈脓肿"。注射青、链霉素因耳鸣停药。前医亦用大量清热泻火解毒药，症状未见好转，反而增加恶心欲吐症状。查患者牙龈红肿疼痛，伴有低热，体温 37.4℃，口干不欲饮，有恶心，溺赤，大便不爽，舌红苔黄腻，脉滑，白细胞 $23.2 \times 10^9/L$，中性粒细胞 0.84，两颌下淋巴结肿大。患者苔虽黄却不燥，口干但不喜饮，发热总在 38℃ 以下，脉滑而不数，提示并非单纯胃火炽盛，而是湿热内蕴中焦。用药不可纯用苦寒，正如吴鞠通所说"徒清热则湿不退，徒祛湿则热愈炽"。故选用清热祛湿的黄芩滑石汤加味治疗。处方：黄芩 9g，滑石渣 24g，茯苓皮 12g，猪苓 6g，通草 6g，大腹皮 6g，白蔻 6g，连翘 15g。服药 3 剂后症状明显缓解，先是热退，继而牙龈肿痛大减。白细胞 $6.4 \times 10^9/L$，中性粒细胞 0.50，再进 5 剂后痊愈。[陈立. 黄芩滑石汤临证举隅. 北京中医杂志，1988，(2)：53]

【临床应用】

1. 小儿急性肾炎 治愈率为 100%。药物组成：黄芩 6g，滑石 10g，茯苓 10g，木通 2g，银花 10g，白术 6g，桑白皮 6g，陈皮 10g，砂仁 6g，麦冬 10g。

加减：尿短赤者加黄柏、知母；咽喉肿痛者加薄荷、牛蒡子；血尿明显者加仙鹤草、茅根；血压高者加菊花、珍珠母；伴呕吐者加藿香、竹茹。[蒋玉明.黄芩滑石汤治疗小儿急性肾炎30例.河南中医杂志.1997, 13 (5)：93-94]

2. 婴幼儿病毒性肠炎 总有效率91.67%。药物组成：炒黄芩6g，茯苓皮6g，猪苓6g，白豆蔻6g（后下），白通草5g，炒银花6g，六一散10g（布包）。加减：有流涕、喷嚏、咳嗽等表证加藿香、佩兰、荆芥；伴呕吐者，加半夏、砂仁，大便次数多，暴迫下注加炒黄连、炒车前子、煨诃子。[姚梦华.加减黄芩滑石汤治疗婴幼儿病毒性肠炎48例.江西中医药, 2008, (11)：38]

【药理研究】

1. 解热、抗内毒素、改善胃肠功能 黄芩滑石汤能明显加快小鼠血中碳粒清除速度，减轻 ET 所致小鼠肺水肿，对 ET 所致的白细胞及血小板的变化也有影响。黄芩滑石汤能明显降低 ET 所致家兔发热模型的体温。黄芩滑石汤能明显加快胃排空，而抑制肠推进速度。[赵国荣，贺又舜.黄芩滑石汤祛湿热畅中焦机制的实验研究.湖北中医杂志, 1993, 9 (1)：50-52]

2. 抗菌 黄芩滑石汤对伤寒杆菌、金黄色葡萄球菌、大肠杆菌有抗菌活性。[赵国荣.温病病因辨证的物质基础—黄芩滑石汤与黄连解毒汤体外抗菌活性的初步研究.湖南中医杂志, 1986, (6)：7-9]

【临证提要】 黄芩滑石汤清热利湿，主要用于湿温病发热。本方适用于治疗湿热证热重于湿者，辨证要点为舌红苔黄而滑，渴不多饮，脘痞，便溏，小便不利。治疗泄泻，腹痛加木香、白芍。腹胀加炒枳实、厚朴等。治疗慢性肾炎等肾脏疾病，血尿加白茅根、炒小蓟、炒蒲黄、石韦等。治疗湿温发热，可加黄连、青蒿，湿重者加苍术。

宣痹汤

【来源】《温病条辨》卷二中焦篇。

【组成】 防己五钱 杏仁五钱 滑石五钱 连翘三钱 山栀三钱 薏苡仁五钱 半夏三钱醋炒 晚蚕沙三钱 赤小豆皮三钱

【用法】 水八杯，煮取三杯，分温三服。

【功效】 清热利湿。

【主治】 湿痹，寒战热炽，骨骱烦疼，舌色灰滞，面目萎黄。

【方解与方论】 本证因湿热蕴结、阻于经络所致，故用汉防己祛风湿、清热、通络止痛，杏仁降气化湿，薏苡仁、赤小豆、蚕沙渗湿除痹，连翘、栀子、滑石清热利湿，半夏燥湿化痰。方中药物辛味宣散，苦味降泻，能清除湿热、宣通经络，故为"苦辛通法"。

吴鞠通云："此条以舌灰目黄，知其为湿中生热；寒战热炽，知其在经络；骨骱疼痛，知其为痹证。若泛用治湿之药，而不知循经入络，则罔效矣。故以防己急走经络之湿，杏仁开肺气之先，连翘清气分之湿热，赤豆清血分之湿热，滑石利窍而清热中之湿，山栀肃肺而泻湿中之热，薏苡淡渗而主挛痹，半夏辛平而主寒热，蚕沙化浊道中清气。"

【验案精选】

1. 痹证 宣痹汤加减治疗痹证有效，药物组成：防己15g，炒杏仁15g，滑石粉15g，连翘10g，山栀子10g，薏苡仁15g，清半夏10g，晚蚕沙10g，赤小豆10g。加减：痛甚者加片姜黄、海桐皮、细辛；红肿者加红花；走窜疼痛者加防风、秦艽、川芎，下肢加牛膝。

典型病例：李某，女，52岁，永年下堤人，1990年10月24日初诊。主诉：双下肢膝踝关节间断痛5年，近日由于受潮湿，关节疼痛加剧，活动不便，曾口服强地松、消炎痛等药，效果不佳，舌苔薄黄腻，舌体红，脉濡。查：双膝及双踝关节轻度发热、肿大，化验血沉33mm/h，证属痹证中湿痹化热范畴，治宜清热祛湿通络，用宣痹汤全方及用量加海桐皮12g，用药5剂，症状明显好转，又服3剂，疼痛止，局部症状消失，复查血沉12mm/h，为巩固疗效，又服上方3剂，随访2年本病未发复。[孙美云.宣痹汤加减治疗痹证60例.光明中医杂志，1994，(6)：24]

2. 腰腿痛 宣痹汤加减对腰腿痛的疗效较好，药物组成：防己、杏仁各15g，连翘12g，栀子9g，薏苡仁24g，赤小豆9g，地龙18g，黄柏10g，木瓜20g，三七粉7g（冲服）。腰痛甚者加川续断、桑寄生、秦艽；风胜者加防风、五加皮；病程日久，瘀血较重者加三棱、莪术、五灵脂，或稍许加大三七粉用量；剧痛难忍者加乳没、海桐皮等。结果总有效率达96.15%。

典型病例：杨某，男，43岁，1989年12月20日初诊。主诉：左臀部及左腿后侧间歇疼痛、发凉、麻木半年，加重伴屈伸困难半月。半年来，多方求医均诊为坐骨神经痛，治疗罔效。近半月来，因受凉疼痛加剧，左小腿后外侧及足部疼痛尤甚，左下肢活动行走障碍，并感全身倦怠无力，纳食不香，口渴不欲饮，大便不畅，小便短赤，后延转余诊。诊见：左下肢跛行，左足不敢用力着地，左下肢坐骨神经循行部位有明显压痛，且向远端放射。左直腿抬高试验20°，加强试验（+），交叉直腿抬高及屈颈试验（-），跟腱反射消失，腰椎X线无异常发现，舌红，苔薄黄微腻，脉沉涩。辨证为湿热蕴结经络，不能宣行。治以清热利湿，宣通经络。方用宣痹汤加减。处方：防己、杏仁、连翘各18g，栀子9g，地龙、木瓜、怀牛膝各12g，法半夏7g，乳没、海桐皮各15g，薏苡仁24g，滑石30g。每日1剂，水煎服。服药5剂后，

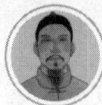

左侧下肢疼痛明显减轻，睡眠尚可。守上方继进 5 剂，纳食觉味，能独立步履，但时感左下肢麻木胀痛，效不更方，守继进 5 剂，诸症若失，恢复正常工作，随访 1 年未见复发。[王光浩，黎志远. 宣痹汤加减治疗腰腿痛 104 例. 湖北中医杂志，1993，25（3）：26～27]

3. 红斑性肢痛症　廖某，男，17 岁，中学生。因右足疼痛难忍 2 天，于 1997 年 3 月 2 日初诊。足底前端及足趾疼痛剧烈，跛行，诊时见患部轻度肿胀，皮色红，扪之有灼热感。建议到某医院做实验室检查，检验结果排除了风湿性、类风湿关节炎、痛风及化脓性炎症。舌质红、苔薄黄，脉滑数，余无其他异常表现。诊断为红斑性肢痛症，属中医的热痹。治宜清热除湿，祛风通络，方用宣痹汤加减。处方：木防己 12g，连翘 10g，山栀子 10g，薏苡仁 15g，赤小豆 15g，晚蚕沙 10g，姜黄 6g，海桐皮 10g，苍术 10g，黄柏 10g，牛膝 10g，麻黄 6g。3 剂，每日 1 剂，水煎，分 2 次服。药后疼痛减轻，局部红肿消失。效不更方，继服 3 剂。共服 6 剂后，诸症悉平，行走自如。[王家炎. 宣痹汤加减治疗红斑性肢痛症 5 例体会. 江西中医药，2002，33（1）：51]

4. 痛风性关节炎　朱某某，男，41 岁，工程师。1996 年 9 月 12 日初诊。患者自诉患痛风 11 年，反复发作数次，每次因饮酒与食豆制品而发作，已在某医院服保泰松、消炎痛等 3 天，效果不显，因胃肠道出现不适而停药。刻诊：患者足趾关节与足跟红肿热痛，任地困难（由他人扶持来诊），伴有身热、心烦、口苦、胃脘痞闷、纳呆、大便微溏、小便黄少，舌质红、苔黄腻，脉濡数，T38.5℃。实验室检查：白细胞 $8.5×10^9$/L，中性粒细胞 0.80，血沉 41mm/h，血尿酸浓度 714μmol/L。X 线检查：关节面附近的骨骺部出现圆形缺损。中医诊断：湿热深入骨骺，经络阻滞，瘀热内盛。治宜除湿清热，化瘀通络止痛。方选加味中焦宣痹汤（木防己、杏仁、滑石、连翘、栀子、半夏、乳香、炒甲珠、川牛膝、赤芍各 10g，赤小豆、银花各 30g，薏苡仁、晚蚕沙（包煎）、丹参各 15g）加木香、生青蒿各 10g，鸡内金、生石膏各 15g。每日 1 剂，水煎日服 3 次，服 2 剂后，诸症明显减轻，体温恢复正常，已能行走。前方去生石膏、生青蒿，再进 3 剂诸症消失，血象、血沉恢复正常，血尿酸浓度 535.5μmol/L。[张勇. 加味中焦宣痹汤治疗急性痛风性关节炎 50 例. 四川中医，1999，17（2）：32]

5. 强直性脊柱炎　柳某，男，36 岁，农民，于 5 年前无明显原因，出现双下肢关节疼痛、僵直，晨起较重，活动后可减轻，诸医按风湿性关节炎治疗效差，渐渐出现腰骶部疼痛，气候剧变或劳累后加重，腰脊活动受限，脊背部疼痛，活动耐量明显下降，后在西安某院住院诊治，诊断为强直性脊柱炎，口服消炎痛，双氯酚酸钠及柳氮磺氨吡啶等药后，上述症状稍有好转，但仍不能参加体力劳动。2003 年 6 月邀我诊治，症见腰背部疼痛、强直，有灼热感，双下肢关节红肿疼痛，兼有恶风，口渴，烦燥，舌红苔，黄燥，脉滑数。X线摄片显示：骶髂关节和脊柱呈竹节样改变，抗"O"、类风湿因子、C反应蛋白均阴性，血沉40mm/h，HLA-B27（＋）。治以清热通络，活血祛风，益肾强筋。处方：生黄芪20g，防己、木瓜、蚕沙、桑枝各10g，连翘、滑石、知母、桑寄生、薏苡仁、狗脊、独活、赤小豆、威灵仙、牛膝各15g。连服1个疗程后，诸症状明显缓解，再1个疗程后，X线显示骨质病变有所改善，查血沉20mm/h，HLA-B27（－），随访2年病情未再复发，能参加一般体力劳动。[王惠民，吴定怀，闫肃．宣痹汤加减治疗强直性脊柱炎30例．陕西中医，2007，28（8）：1005－1007]

6. 多发性神经根炎 杨某某，女，7岁半，1992年5月21日初诊。患儿于半月前，因受凉感冒后，遂见双下肢肌肉疼痛，不能行、立，即四处求医，辗转于区卫生院、县医院，经作血常规、X片等检查，未见确切病灶，县医院诊为"多发性神经根炎"，经治15天无效。诊见：午后发热，双下肢痿软，不能行立，肌肉疼痛，抚摸更甚，食欲不振，小便黄赤，舌苔黄厚且腻，舌质红，脉濡微弦。再查血常规：Hb 10.5/L，RBC 3.6×10^{12}/L，WBC 12.1×10^9/L，N 0.62，L 0.36，E 0.02。据此脉症，属中医痿痹，为湿郁中焦，热蒸湿动，湿热郁阻，营气不布，气血瘀滞所致，治以清热化湿，宣痹止痛。予吴氏中焦宣痹汤加味：防己、杏仁、连翘、山栀子各10g，滑石、薏苡仁、蚕沙、赤小豆各15g，郁金、通草、木瓜各5g，海桐皮12g，银花藤30g。嘱服2剂，另用嫩桑枝500g煎水，先熏后洗疼痛部位。5月27日复诊：经上法治疗，诸症大减，痛止能立，但不能行，若行则需人扶助。效不更方，予前方去薏苡仁，加乳没各3g，以活血行滞，助营气之布达。5剂。6月9日再诊，扶之能行，余无不适，改用房念东氏之痿证方加味：黄芪、杜仲各9g，当归、生地、牛膝、知母、苍术各6g，黄柏、姜黄各3g。嘱服5剂。尽剂来诊，能行，无痛，饮食如常。上方为丸与服，随访1年，无任何不适。[曾万玲，刘刚．吴氏中焦宣痹汤治痿痹18例．江西中医药，2000，31（2）：28]

7. 心悸（房性早搏） 张某某，男，47岁。农民。1986年8月4日就诊。自述心悸不宁反复发作1月，近日病情加剧，前来我处就诊。刻诊：面色萎黄，心悸心慌，头晕乏力，食少胸闷，午后身热，心烦眠差，小便时清时黄，脉结而濡数。舌质红，苔黄腻。心电图报告：频发性房性早搏。此为湿热阻闭心气之证，予宣化湿痹之法。用宣痹汤原方。药用：防己15g，杏仁12g，赤小豆30g，前仁10g，栀子12g，蚕沙15g，连翘15g。服此方1剂心悸消失，余证减轻，2剂心烦及午后身热消失。3剂而诸症消失，追访1年，未见心律不齐复发。[黄仁礼．宣痹汤治心悸．成都中医学院学报，1990，13（3）：38－39]

8. 隐性冠心病 任某某，女，43岁。1984年3月6日初诊。患者头面、四肢浮肿、胸闷、短气6年。2周前，因生气而加重。6年前，患者头面、四肢突然浮肿，在某医院治疗后减轻（但未确诊）。此后，每逢劳累、生气，即浮肿、胸闷、气短。用利尿药则症状减轻。1984年元月在某大医院作系统检查，肝功、尿常规、肌酐、尿素氮、血脂等未见异常，心电图提示：冠状动脉供血不良。诊为"隐性冠心病"。初诊时，头面、四肢浮肿，胸闷，气短，汗出不畅，汗出则舒，纳谷不馨，小便黄，脉濡，稍数，舌质暗红，苔腻略黄，诊为湿痹，证属湿热阻滞经络，肝气失于条达。治宜清化湿热、宣通经络、疏肝理气，方用宣痹汤加减：杏仁10g，薏苡仁20g，防己10g，通草6g，晚蚕沙15g，片姜黄10g，泽泻6g，桔梗10g，前胡10g，柴胡10g，黄芩10g，白蒺藜15g，服3剂后，汗出较畅，身感轻松，又服5剂，汗出自然，精神明显好转，又服5剂后，改为隔日1剂，直服至5月23日。服药期间，浮肿未作，胸闷、气短亦消失。[赵崇学.宣痹汤之临床应用.北京中医杂志，1989，（2）：32-33]

9. **咳嗽** 陈某某，女，60岁，1999年7月7日初诊。患者于1月前因受凉后出现咳嗽、发热、身强，经服中药（不详）3剂治疗后热退，继而咳嗽加重、咯多量黄稠痰、气喘、身强痛而重、口干不欲饮水、厌食、尿黄灼热、大便软日1次。服多剂中药效不佳。舌红苔腻而黄，脉濡数。属湿热咳嗽、湿热并重之证。给予加味宣痹汤：防己、晚蚕沙、桑皮、黄芩、百部各12g，薏苡仁30g，杏仁、京半夏、山栀、川贝、麻绒、木通各10g，连翘、赤小豆各15g，甘草3g。3剂。7月10日二诊：气喘、身强痛明显好转，口干、咳嗽减轻、痰减少，尿灼热消失，尿长色转淡黄，仍口苦无味，厌食，舌红苔腻黄（腻苔稍变薄）。继用7月7日方4剂。7月15日三诊：气喘、身强痛消失，仅晨起咳几声、咯少许痰液、双侧胸胁有轻微紧绷感，纳食增加、二便调畅，舌淡红苔薄腻微黄，脉濡。给予防己、杏仁、山栀、京半夏、川贝、郁金各10g，薏苡仁30g，滑石18g，连翘、赤小豆、晚蚕沙、桑皮各12g，甘草3g，3剂痊愈。随访1周未复发。[谭光彦.加味宣痹汤治疗少见湿热咳嗽25例.四川中医，2002，20（3）：36]

10. **黄疸** 顾某，女，25岁。1978年7月13日诊。1周来自觉全身酸楚，四肢乏力，胸闷恶心，恶寒发热，初按感冒治疗3天，寒热不解，体温37℃，饮食减少，右胁疼痛，腹胀厌油腻，巩膜、皮肤轻度黄染，溲赤便干，苔白腻根微黄，脉弦稍数。尿化验：胆红素（+++）。肝功检查：黄疸指数12，谷丙转氨酶160单位，麝浊16单位，脑絮（+）。证属黄疸。治以利湿消黄、兼解表邪。投宣痹汤加减：杏仁、滑石、连翘、防己、山栀、制半夏、晚蚕沙各10g，薏苡仁、茵陈、车前子各15g，麻黄5g，赤小豆30g。水煎服，日1剂。另用肝炎冲剂、板蓝根冲剂，每次各1包，日服2次，交替服。服药5

剂，体温正常，黄疸渐退。宗原方去麻黄，连服 25 剂，黄疸消除，诸症若失，肝功正常。[谢兆丰. 宣痹汤的临床妙用. 吉林中医药, 1990, (4): 29]

11. 风水浮肿 陈某，女，15 岁，1982 年 5 月 7 日就诊。1 周来，发热身痛，无汗，眼睑浮肿，继则遍及颜面及下肢，晨起较甚，伴有咳嗽，纳呆，舌质红，苔薄腻，脉浮数。体温 38.5℃，血压 16.0/10.0kPa（120/75mmHg）。尿常规：蛋白（＋＋），红细胞少许，颗粒管型少许。X 线透视：肺纹理增粗。乃风邪犯肺、通调失司、卫气壅遏所致。治以疏风解表、宣肺利水。用宣痹汤加减：防己、杏仁、滑石、连翘、山栀、半夏、晚蚕沙各10g，麻黄、生姜皮各5g，薏苡仁20g，赤小豆30g。先后调服 17 剂，汗出肿消。后以胃苓汤加减，巩固疗效。[谢兆丰. 宣痹汤的临床妙用. 吉林中医药, 1990, (4): 29]

12. 黄带（宫颈糜烂、滴虫性阴道炎） 唐某，女，45 岁，1978 年 7 月24 日诊。患者 3 个月来，带下如淋，色黄质黏稠，气味臭秽，阴部瘙痒，伴有心烦，口苦，精神不振，腰酸、溲赤，舌苔薄黄而腻，脉细滑。妇检：宫颈糜烂，滴虫性阴道炎。证属湿热下注。法当利湿清热止带。方用宣痹汤加味：防己、杏仁、滑石、连翘、山栀、半夏、晚蚕沙、黄柏、墓头回各10g，龙胆草6g，薏苡仁、赤小豆各20g。另配外洗方：蛇床子、槟榔、黄柏、苦参、枯矾各10g，每日煎水熏洗 2 次。共服药 12 剂，带下已除。[谢兆丰. 宣痹汤的临床妙用. 吉林中医药, 1990, (4): 29]

13. 痛经 崔某，女，34 岁，已婚，1985 年 4 月 13 日初诊。患痛经 3年，每届经期，全身胀痛，有"每条血管都充满血液而失流动"之感，继之经来，血行不畅，腹中作痛，经血畅流痛即减。曾在某医院多次检查、化验、未见异常，经多方治疗，效果不佳。患者面色灰滞，如涂垢脂，眼睑微肿，目眶色暗，肌肤干涩，口干，舌燥，但不欲饮，胸闷脘胀，纳谷不馨，大便干燥，然稍进泻剂，则腹泻不止，脉濡弦，舌暗红，苔厚腻，色稍黄。性素急躁易怒，病情每因情志不畅而加重。初诊为肝气不畅，气滞血瘀，治以柴胡疏肝散加味，十余剂后，痛经如前。又以当归龙荟丸，泻肝火，行气血，通大便。翌日，大便泻，日四五行，泻后精神倦怠，不思饮食，因嘱停药。2周后，患者复诊。述其病情，谓痛经之症，不限于腹，并以周身疼痛为著，余恍然有悟，窃谓此乃气血痹阻于经络，经络痹阻，累及冲、任，乃致腹痛。又思其面垢，眼睑浮肿，口干不欲饮，胸闷脘胀，纳谷不馨，大便干但服泻剂即泻不止，脉濡舌腻皆湿阻之兆。乃断此病经络湿阻为本，冲、任血滞为标，治当宣通经络湿痹，湿痹开而血自畅，血畅则痛经自止。处宣痹汤加味：杏仁10g，薏苡仁15g，栀子10g，半夏10g，晚蚕沙10g，防己10g，通草10g，片姜黄10g，海桐皮10g，上方服 5 剂，精神明显好转，纳谷大增，大便稍润，又服 5 剂，月经来潮，经行甚畅，周身肢节、腹中均无疼痛。又服 10 剂，半年后随访，月经来时，再无疼痛，肌肤亦渐润泽，面色亦转红润，大便通调。[赵崇学.宣痹汤之临床应用.北京中医杂志，1989，(2)：32-33]

14. 带状疱疹 魏某，男性，47 岁，1998 年 3 月 23 日初诊。患者 5 天前身感疲乏，伴轻度发热，继后腰胁部出现黄豆大水疱，疼痛难忍。某医院诊断为带状疱疹，经中西药治疗效果不显。刻诊：腰胁部水疱排列成束带状，灼热刺痛，夜难成寐，心烦口苦，小便黄少，舌质略红，苔黄厚腻，脉弦数。此为湿热内盛，经络阻滞，瘀热鸱张。治以除湿清热、化瘀通络止痛。方选中焦宣痹汤加味：连翘、焦栀子、杏仁、木防己、滑石、京半夏、生蒲黄、全蝎（研粉吞服）、青黛（布包）、赤芍各 10g，赤小豆、薏苡仁各 30g，蚕沙（布包）20g。每日 1 剂，水煎，日服 3 次。6 剂后症状消失而病愈。[张勇.中焦宣痹汤在急症中的运用.中国中医急症，2004，13 (1)：56-57]

15. 视直如曲 张某，男，32 岁，1992 年 7 月 20 日初诊。诉右眼视物昏蒙。变形 3 天。右眼于 3 天前突觉视物昏蒙，且觉物体弯曲变形。伴神倦，胸闷纳呆，口干不欲饮。检查：右眼视力 0.6，左眼视力 1.5。右眼底视乳头、血管未见异常，黄斑部明显水肿，黄斑中心反射微弱，可见数个点状黄白色渗出物。舌红，苔腻微黄，脉弦滑。诊断：右眼视直如曲。证属痰湿结聚型。治以清利湿热，宣通经络。方药：宣痹汤加味，药物组成如下：防己 15g，杏仁 15g，滑石 15g，连翘 10g，栀子 10g，薏苡仁 15g，法半夏 10g，蚕沙 10g，赤小豆 12g，柴胡 10g。5 剂。7 月 25 日二诊：自述视物稍有改善，查右眼视力 0.8，眼底情况大致同前。守上方 5 剂。8 月 1 日三诊：视物变形减轻，查右眼视力为 0.8，黄斑部水肿较前减轻，仍见黄白色溢出物。守上方加枳壳。10 剂。8 月 13 日四诊：自觉视力明显好转，视物已无变形。查右眼视力 1.0，眼底黄斑部水肿消退，黄斑中心反射正常，渗出物较前缩小。守上方化裁。15 剂。随访 1 年未见复发。[薛光.宣痹汤加味治疗视直如曲 12 例.广西中医药，1996，19 (4)：30-31]

【临床应用】

1. 痛风性关节炎 总有效率 73.3%，能缓解关节肿痛，降低血尿酸水平。基础方：薏苡仁 30g，萆薢、防己、赤小豆、连翘、栀子、滑石各 15g，苦参、牡丹皮各 12g，2 周为 1 个疗程。[黄成.宣痹汤化裁治疗痛风性关节炎 60 例临床观察.河南中医，2010，30 (6)：609-610]

2. 膝关节滑膜炎 治愈率为 92%。药物组成：防己 15g，连翘 10g，栀子 9g，薏苡仁 20g，蚕沙 9g，半夏 9g，泽泻 10g，川牛膝 10g。疼痛甚者可加姜黄、海桐皮；病程较长者加穿山甲。5 天为 1 个疗程，治疗 1 个疗程不愈者增加 1~2 个疗程。[陈世柱，王勇刚，昝强.宣痹汤治疗膝关节滑膜炎的临床分析.甘肃

中医学院学报，2007，24（2）：33－34]

3. 弱精子症（湿热型） 药物组成：粉防己、炒杏仁、滑石、薏苡仁各15g，连翘、山栀子、法半夏、晚蚕沙、赤小豆各10g，水蛭（吞服）5g。1个月为1个疗程。一般连续2个疗程。总有效率83.3%。[温泉盛，陈代忠. 宣痹汤加味治疗湿热型弱精子症48例. 浙江中医杂志，2005，40（10）：438]

【药理研究】

1. 抗风湿 宣痹汤能降低大鼠关节炎指数，减轻炎症细胞浸润、滑膜细胞增生、纤维组织增生程度。[刘成德，李淑莲，梁雪. 宣痹汤对大鼠佐剂性关节炎模型滑膜病理形态学的影响. 黑龙江中医药，2006，（2）：36－38] 其机制包括：①抑制过高的炎性细胞因子 TNF-a 和 IL-1β 分泌而发挥抗炎和免疫调节作用。[刘成德，王振宇，李淑莲，等. 宣痹汤对佐剂性关节炎大鼠下丘脑和血清中 TNF-α 和 IL-1β 含量影响. 中医药学报，2009，37（6）：27－28] ②降低大鼠关节组织 VEGF 表达，从而阻断血管内皮细胞有丝分裂增殖，阻止血管新生和血管翳形成。[黄颖，周刚，谢婷，等. 宣痹汤对Ⅱ型胶原诱导的关节炎大鼠关节组织 VEGF 的影响. 安徽中医学院学报，2008，27（2）：27－29]

2. 肾保护 宣痹汤能降低 IgA 肾病大鼠尿红细胞和尿蛋白，减轻炎症状态，减少肾组织中 IgA 的沉积，改善肾功能。[李建英，孙云松，胡维华，等. 宣痹汤治疗 IgA 肾病大鼠的实验研究. 中国中医急症，2011，20（9）：1435－1436]

【临证提要】 本方清湿热除痹，主要用于痹证。今之痛风性关节炎、类风湿关节炎、膝关节滑膜炎等均可以使用本方治疗。吴鞠通加减法："痛甚加片子姜黄二钱，海桐皮三钱。"姜黄、海桐皮均有通络止痛之功，可参考使用。病程较长者加穿山甲、露蜂房等通络止痛之品。

吴鞠通指出本方能"循经入络"，因此本方对湿阻经络，气血受阻所致的内伤杂病有效，如心悸、心衰、冠心病、咳嗽、痛经、黄疸等，宣痹汤可使蕴结之湿热解除，周身气血流畅。心悸兼气阴两虚之证合生脉散，咳嗽可加川贝、桑皮、瓜蒌、百部、前胡等。

薏苡竹叶散

【来源】《温病条辨》卷二中焦篇。

【组成】 薏苡仁五钱　竹叶三钱　飞滑石五钱　白蔻仁一钱五分　连翘三钱　茯苓块五钱　白通草一钱五分

【用法】 共为细末，每服五钱，日三服。

【功效】 利水渗湿，辛凉清解。

【**主治**】身热身痛，汗多自利，胸腹白疹。

【**方解与方论**】本证因湿热郁于皮肤经络所致，故用竹叶、连翘辛凉透表，白蔻、薏苡仁、茯苓、滑石、通草化湿利湿。

吴鞠通："此湿停热郁之证，故主以辛凉解肌表之热，辛淡渗在里之湿，俾表邪从气化而散，里邪从小便而驱，双解表里之妙法也。"

【**验案精选**】

1. 发热

（1）潮热 李某，男，3岁。其母述：20天来，身热（午后尤剧）时作时止，口不渴，乳食减少。经检查，诊为"无名低热"，服扑热息痛等退热剂，汗后仍不解。诊见：消瘦、神疲、胸背部有12粒散在疱疹（有3处小结痂）。此乃湿热郁蒸，内外合邪，白疹内发之证。治宜辛凉甘淡之品，用薏苡竹叶散：薏苡仁5g，竹叶3g，滑石5g，白蔻仁5g，连翘5g，茯苓5g，通草2g，水煎服。3剂后，身凉，疱疹破溃呈结痂，病向愈。继投参苓白术散，以善其后。[张育德.薏苡竹叶散的临床应用.吉林中医药，1985，（1）：23]

（2）手足心热 向某某，女，38岁，农民，1987年9月14日就诊。患者自1985年8月上旬，始觉心胸及两手足心烦热，屡投清骨散、秦艽鳖甲散、青蒿鳖甲汤、知柏地黄汤、大补阴丸、丹栀逍遥散等方乏效。近2月来心烦不宁，胸中闷热，手足心如火灼状，午后尤甚，脘满纳呆，口渴不多饮，小便黄，舌质红，苔黄腻厚，脉细滑数。证属湿郁热蒸，灼心窜肢。治宜化浊利湿，宣郁泄火。用薏苡竹叶散加味：薏苡仁15g，连翘、茯苓、大豆卷各12g，淡竹叶、山栀子皮、白薇各6g，通草、白蔻壳各3g，郁金、佩兰、滑石各9g。服10剂后，心胸间时烦热，手足心微热，食后脘满，精神疲倦，面色淡黄，舌淡红，苔黄滑，脉滑略数。乃邪未清彻，脾胃虚馁，治宜清理余邪，补脾健胃。拟方：大豆卷12g，佩兰、扁豆、薏苡仁、麦芽各9g，黄连2g，青蒿6g，芦根15g，甘草3g。服6剂，烦热消退。[彭述宪，彭巍.薏苡竹叶散治验举隅.北京中医，1998，（3）：34]

2. 重症水痘 内服薏苡竹叶散配合外敷法治疗重症水痘，药物组成：薏苡仁、滑石、鸭跖草各15g，茯苓12g，连翘9g，通草4g，黄芩、淡竹叶、紫草、牛蒡子各6g，鲜空心苋50g。加减：伴咳嗽痰多加桔梗、鱼腥草、杏仁，神昏抽搐加紫雪丹。77例均全部治愈，退热时间为1.3天，平均治愈时间为4.7天。

典型病例：陈某，女，6岁。1996年9月20日诊。3天前发热（T39.2℃）咳嗽，虽经他医治疗，但未见好转，2天前发现发际及胸背部散在红色斑丘疹及水疱，且渐趋密集并遍及躯干和四肢，发展迅速，伴纳呆，便结尿赤，夜寐不安。诊见体温39.5℃，神清而烦，全身遍布水泡，晶莹透

亮，间或见淡红色斑丘疹，少数水泡已干瘪并结痂，左侧颈项和上腹部可见 2
处各 2cm×3.5cm 及 2cm×3cm 的大泡，咽红，颊及唇黏膜可见 3 处淡黄色溃
疡灶。舌红唇赤、苔黄厚腻，脉滑数。两肺听诊呼吸音粗，右下肺闻及少许
细小湿性啰音。胸片提示：支气管肺炎。血常规：白细胞 $13.4×10^9/L$，中性
粒细胞 0.78，淋巴细胞 0.22。诊为重症水痘合并支气管肺炎。予常规补液支
持治疗，薏苡竹叶散加味：薏苡仁 20g，滑石 15g，茯苓、连翘各 9g，竹叶、
牛蒡子、杏仁、紫草各 6g，鲜鸭跖草、鲜空心苋各 50g，通草 4g，黄芩 5g。
水煎服，外用新鲜空心苋如上法制备后涂患处。2 日后，热退身凉，咳嗽减
轻，疱疹多数干瘪结痂，胃纳有增，前方去鸭跖草，加谷芽 12g，白蔻仁 5g，
续进 3 剂，疱疹全部结痂脱落，守方合参苓白术散出入善后。[李桂芳. 中药内
服外敷治疗小儿重症水痘 45 例. 浙江中医杂志，1999，(6)：248]

3. 脾胃病

（1）胃脘痛　陈某，男，54 岁，干部。素喜烟酒，常胃脘不适。10 天
前，淋雨而感湿邪，致胃痛复发。初恶寒，后但热不寒（午后尤甚），身重，
乏力，口不渴，食少无味，小溲混浊，舌质红、苔黄腻，脉濡数。证属湿热
互结侵及脾胃，气机失职之胃脘痛。用薏苡竹叶散加减：薏苡仁 15g，滑石
15g，白蔻仁 20g，茯苓 10g，通草 15g，厚朴 10g，黄连 10g，水煎服。3 剂
后，胃痛大减，继进 3 剂，病愈，饮食、小溲均恢复正常。[张育德. 薏苡竹叶
散的临床应用. 吉林中医药，1985，(1)：23]

（2）痞满　皮某某，女，63 岁，退休教师，1994 年 12 月 21 日就诊。患
者湿热素盛，易发腹满、泄泻。从 12 月 7 日起觉胸脘痞满，服保和丸、木香
顺气丸、香砂平胃散未效，痛渐加重，胸中痞闷，脘部胀满膨大，闷热不舒，
纳少（日 2~3 两米饭），口苦，大便稀而不爽（日 2 次），小便色黄，舌红，
苔黄滑厚，脉滑数。证属湿热蕴结，壅遏气机。治宜清化湿热，宣展气机。
用薏苡竹叶散加味：薏苡仁、连翘、茯苓、厚朴、大腹皮各 12g，滑石 9g，白
蔻仁、通草、黄连各 3g，淡竹叶 6g，橘叶 5 片。服 6 剂，胸脘稍感痞满，饮
食略增，小便黄，舌红，苔黄滑，脉滑略数。乃湿热未彻，脾运不健。治宜
清利湿热，醒脾畅中。用小和中饮加味：化橘皮、厚朴、扁豆、佩兰、茯苓
各 12g，山楂、鸡内金各 6g，黄连 3g，甘草 2g。服 5 剂，诸症尽除。[彭述宪，
彭巍. 薏苡竹叶散治验举隅. 北京中医，1998，(3)：34]

4. 淋证（肾盂肾炎） 徐某，女，40 岁，营业员。2 年前，诊为"肾盂
肾炎"，经治疗病情好转。8 日前，因夜归受寒，引发旧疾。诊见：腰腿痛，
小溲淋漓涩痛，头重如裹，肢体沉重，脘痞纳呆，口不渴，舌质红、苔白腻，
脉濡缓。此乃外受风寒肺气不宣，不能通调水道，引发宿淋，湿热下注而致。
治宜清化湿热，通利膀胱，用薏苡竹叶散加减：薏苡仁 15g，竹叶 10g，滑石

15g，白蔻仁 10g，茯苓 15g，通草 15g，黄柏 10g，瞿麦 10g，水煎服。服药 6 剂，诸症消失，继投六味地黄丸，调理巩固。[张育德.薏苡竹叶散的临床应用.吉林中医药，1985，(1)：23]

5. 狂证 史某，女，28 岁，农民。1988 年 11 月 12 日初诊。患者 1987 年 6 月开始出现多疑，独自哭笑，幻听，失眠，出走，思维障碍，语无伦次，自知力差，生活不能自理，检查不甚合作。经 1 年多的中西药治疗，症状无好转，刻诊伴恶心，食欲不振，发热，头晕，心烦，小便短赤，舌尖红，苔黄腻，脉滑数。诊断：狂证。辨证分析：感受湿热，留连不去，故恶心，食欲不振，舌红苔黄腻，脉滑数；湿热上蒙清窍，心神被扰，故发为狂证；湿邪黏腻，故病程缠绵，久治不愈。治则：清热化湿，开窍醒神，用"轻以去实法"，方用薏苡竹叶散加减。处方：薏苡仁 15g，竹叶 15g，滑石 20g，白蔻仁 6g，连翘 10g，茯苓皮 15g，通草 10g，郁金 10g，蚕沙 15g，鲜荷叶 20g，每日 1 剂，水煎 2 次，共成 300ml，分 2 次服，30 天为一疗程。服上方 1 月，幻听减少，思维较连贯，自制力稍恢复，诸症减轻。续服至 3 个月时幻听消失，生活能自理，劳动力恢复，继续服原方半年后停药。1 年后生育 1 男婴，随访 10 年未复发。[胡益利.轻以去实法治疗狂证的体会.中医文献杂志，2000，21 (2)：14]

6. 皮肤病

（1）**扁平疣** 赵某某，女，25 岁。于 1973 年 5 月来诊。面部疣疹成群满布，颜面黑褐，双手腕及手背疣疹亦密集成群，已十余年，不痛，遇热时轻度瘙痒，曾经多方治疗，其效不显。余用薏苡竹叶散加味治之。处方：薏苡仁 24g，竹叶 9g，连翘 12g，白蔻 6g，茯苓 12g，滑石 15g，通草 6g，赤小豆 18g。水煎服，1 日 1 剂。服至 15 剂时，面、手疣疹全部消退，但吃辛辣海椒和生姜，其疣疹复出。乃嘱患者少吃椒姜。原方再服 7 剂后，面、手疣疹全部消失，皮肤红润。以后虽吃辛辣食品，亦不见疣疹复发，乃愈。[李昌立.中药治愈扁平疣.四川中医，1984，(3)：46]

（2）**皮肤瘙痒** 徐某某，男，62 岁，干部，1991 年 12 月 17 日就诊。患者全身皮肤瘙痒 2 月，以夜为甚，曾服清热散风，补血祛风，养血润燥等方不效，瘙痒与日俱增，抓之出血，夜难安寐，脘满纳少，小便短黄，舌红，苔黄滑厚，脉弦滑数。证属风湿热邪，郁遏肌肤。治宜清宣渗湿，祛风止痒。用薏苡竹叶散加味：薏苡仁 15g，淡竹叶、滑石、茯苓、白菊花、白蒺藜各 9g，连翘、大青叶各 15g，白蔻仁 3g，蝉蜕、通草各 6g。服 6 剂，皮肤仅有微痒，胃脘稍满，小便淡黄，舌红，苔黄滑，脉弦滑略数。以原方去白蔻仁，加丹参 12g，麦芽 9g，续进 5 剂而愈。[彭述宪，彭巍.薏苡竹叶散治验举隅.北京中医，1998，(3)：34]

7. 痄腮 尹某某，男，6岁，1991年12月2日就诊。素体湿盛，4天前，右侧腮部肿胀作痛，发热（38.7℃），服板蓝根冲剂无效，投普济消毒饮去升麻、马勃，加生石膏、丹皮，同时外敷草药，病反加重，胸脘痞闷，恶心呕吐，饮食少进，渴不多饮，心烦不宁，大便稀，日2次，小便黄，舌红，苔黄腻，脉小滑数。证属风温病毒，挟湿壅腮。治宜宣利湿热，解毒散结。用薏苡竹叶散加味：薏苡仁12g，淡竹叶2g，通草3g，金银花、连翘、大青叶各9g。服4剂，右腮部痛止、尚有微肿，热退，呕止，能进米粥。脘部闷，口干，小便黄，舌红，苔黄滑，脉滑略数。以原方去白蔻仁、黄芩，加神曲6g，甘草2g，续服3剂，腮肿全消。[彭述宪，彭巍．薏苡竹叶散治验举隅．北京中医，1998，(3)：34]

【临床应用】

1. 手足口病 56例，药物组成：薏苡仁15g，竹叶9g，滑石10g，连翘9g，茯苓10g，通草6g，金银花12g，板蓝根15g，白豆蔻5g。治愈率为100%。[周恒民．加味薏苡竹叶散治疗手足口病56例．河北中医，2000，22（8）：628]

2. 蛇串疮 脾经湿盛型，疗程为10天。方药组成：生薏苡仁30g，淡竹叶10g，滑石20g，白蔻仁10g，茯苓15g，连翘10g，通草6g。总有效率为92.9%，起效时间为1～2天，大部分患者5～6天基本痊愈。[周淑桂，高春秀．薏苡竹叶散加味治疗脾经湿盛型蛇串疮疗效观察．北京中医药，2008，7（5）：369-370]

【临证提要】 本方有清透湿热之功，用于治疗湿温病湿热郁于经络，身热，身痛，汗多，自利，胸腹白疹。今常用于消化系统疾病、皮肤病、胃脘痛、淋证以及发热类疾病的治疗。

杏仁薏苡汤

【来源】《温病条辨》卷二中焦篇。

【组成】 杏仁三钱 薏苡仁三钱 桂枝五分 生姜七分 厚朴一钱 半夏一钱五分 防己一钱五分 白蒺藜二钱

【用法】 水五杯，煮三杯，渣再煮一杯，分温三服。

【功效】 和胃化湿。

【主治】 咳嗽头胀，不饥，肢体若废，舌白。

【方解】 本证因感受风暑寒湿所致，故用桂枝、生姜、白蒺藜祛除风寒，杏仁、薏苡仁、防己清利湿热，厚朴行气调中，半夏燥湿和中。

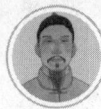

【验案精选】

1. 神经根炎 周某，男，54 岁。1987 年 10 月 15 日诊。病者于 13 天前，劳累后过量饮酒，一日晨起即足不能任地，乡医以"安乃近"等药片服之，病情加重。在县医院住院治疗 7 天，诊断为"神经根炎"，以泼尼松、能量合剂、辅酶 A 等治疗，效果不大，自动出院。诊查：双侧上下肢不能活动、肌力全无，无疼痛，知觉无障碍，语言流利，神志清楚，头痛咳嗽，饮食减少，溺少而黄，舌白脉濡。辨证为寒湿热邪、杂气感伤、经络痹阻，气机不宣。治以宣畅气机、温经通络。杏仁、半夏、生姜各 10g，桑寄生、薏苡仁各 30g，桂枝、厚朴各 5g，防己 15g，仙灵脾、白蒺藜各 20g。煎服 3 剂后，咳嗽头痛均无，上肢已能活动，穿衣持筷，下肢亦能站立、肌力已恢复到 2 级，惟步履欠稳。仍宗前方再进 5 剂，四肢活动如常而愈。［梁惠光．杏仁薏苡汤证治举隅．四川中医，1991，（6）：30－31］

2. 肩周炎 张某，女，47 岁。1988 年 1 月 12 日诊。病者右肩和肩脚疼痛连及肘尖、上举更甚，历时半载有余，经中西药物、针灸、按摩等法施治罔效。现手不能持物，夜间痛甚。诊查：肩关节按无痛点，活动受限、举抬痛甚，饥不欲食，口和不渴，大小便正常，舌质较红，苔白厚腻，脉濡而数。辨证为杂气感伤，关节不利。治法：宣气通痹，活络止痛。处方：薏苡仁、鲜桑枝各 30g，桂枝 5g，厚朴、海桐皮、川芎、羌活、杏仁、姜黄、半夏各 10g，白蒺藜 20g，木防己 15g。煎服 3 剂后，手肘疼痛消失，手可举至肩平。仍以原方加减，服药方 15 剂后，抬举过头亦无痛感。半年后携媳前来治病，问其原病，从未再犯。［梁惠光．杏仁薏苡汤证治举隅．四川中医，1991，（6）：31］

3. 感冒 刘某，女，27 岁，2006 年 7 月 27 日就诊。自诉恶风发热 3 天，打喷嚏，鼻流清涕，身痛，出汗，头重痛，口干口苦，喜冷饮，小便黄，大便不易解，舌红，苔淡黄厚腻，脉细。恶风发热，打喷嚏，清涕，身痛，汗出为风寒袭表，肺卫失宣。且患病正值酷暑之时，暑湿上袭，头目失清，引起头重痛；暑热内浸，伤津耗液，致患者口干苦，喜冷饮；小便黄，大便不易解也为一派暑热之象；暑湿内裹，苔见淡黄厚腻，脉见细脉。辨证为风寒暑湿杂感证。处方以杏仁薏苡汤：桂枝 15g，白芍 10g，杏仁 10g，薏苡仁 30g，白蒺藜 15g，法半夏 15g，防己 15g，羌活 10g，独活 15g，滑石 18g，黄芩 15g，通草 10g。患者服 3 剂后，诸症皆除。［许嗣立，严石林，黄禹峰，等．从温病两方探讨感冒复杂证型的辨证论治．四川中医，2010，28（9）：28－29］

【临证提要】 本方祛风寒、利湿热、畅气机、通经络，用于感受风寒暑湿证，上、中二焦气机失于宣畅，咳嗽，不饥，痿证。临床上治疗痿痹以及复杂型感冒。

加减木防己汤

【来源】《温病条辨》卷二中焦篇。

【组成】防己六钱　桂枝三钱　石膏六钱　杏仁四钱　滑石四钱　白通草二钱　薏苡仁三钱

【用法】水八杯，煮取三杯，分温三服。见小效不即退者，加重服，日三夜一。

【功效】清热祛湿除痹。

【主治】暑湿痹。

【方解】本证因湿热痹阻经络，故用木防己、薏苡仁、通草、滑石清湿热、止痹痛，桂枝温通经脉，石膏清热泻火，杏仁降气除湿。

【验案精选】

1. 急性痛风性关节炎　吴某，男性，61岁，2001年10月25日就诊。主诉：双膝下关节红肿疼痛半月。患者于半月前突感双膝以下关节红肿疼痛，活动有所受限，曾在某医院门诊部以风湿性关节炎治疗无好转，且逐渐加重，而来院求治。有吸烟酗酒史。查体：肥胖体型，心肺（－），腹软、肝脾未扪及，肾区无叩击痛。双侧踝关节、右脚第一跖趾关节红肿、灼热、活动受限，口渴欲饮，舌质淡红，苔黄厚腻，脉弦滑。血常规：WBC11.5×10⁹/L，中性粒细胞0.82，淋巴细胞0.18。尿常规：蛋白（－），RBC1～3个/HP。双踝关节、脚掌趾关节X片示：未见骨质破坏。血尿酸663μmol/L。诊断：急性痛风性关节炎。中医诊断：痹证。辨证：湿热痹阻经络。治疗：清热利湿，通络止痛。方用：木防己汤加减。木防己、石膏各30g，滑石、薏苡仁、海桐皮各20g，桂枝、杏仁、通草各10g，姜黄15g。7剂，水煎服，每日1剂，分3次服。1周后复诊：自述疼痛减轻，功能有所恢复，继以原方加炙甘草15g，7剂。2周后复诊，症状完全消退，血常规（－），血尿酸395μmol/L。至此病情完全得以控制，嘱其戒酒，限制高嘌呤饮食，减轻体重。[高成芬，刘咏梅.加减木防己汤治疗急性痛风性关节炎55例.四川中医，2003，21（2）：42]

2. 类风湿滑膜炎　张某，女，26岁，1999年5月7日初诊。患者5个月前无明显诱因出现双腕关节肿胀疼痛，服用消炎痛、瑞培林及祛风散寒类中药效果欠佳，病情进行性加重，连及双膝、踝、肘及手足小关节，晨起僵硬。检查见：四肢多关节肿胀压痛，肿痛处皮温较高，双膝浮髌征（＋），关节活动受限。舌质红，苔黄腻，脉滑数。化验：ESR62mm/h，RF（＋）。X线片示：双手及腕关节周围软组织肿胀，骨质疏松。诊断为类风湿滑膜炎。服用

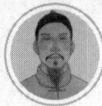

加减木防己汤（防己 15g，薏苡仁 30g，生石膏 30g，木通 10g，黄柏 10g，海桐皮 10g，桂枝 6g，独活 15g）20 剂，关节肿痛明显减轻，活动好转。继续巩固治疗 1 个月，肿痛及僵硬感消失，关节活动恢复正常而痊愈。随访 2 年，未见复发。[李现林. 加减木防己汤治疗类风湿性滑膜炎. 四川中医，2004，22（5）：57]

3. 红斑性肢痛症　李某，男，16 岁，高中寄宿生。因右足趾疼痛难忍 2 天，于 1997 年 2 月 20 日到校医室求诊。刻诊：足底前端及足趾疼痛剧烈，局部红肿灼热，足背动脉搏动增强。上课抬高患肢以缓解疼痛，晚上入睡裸露患肢才觉舒服，舌质红、苔薄黄，脉弦数。诊断为红斑性肢痛症（热痹）。治宜清热通络，疏风利湿，凉血散血。处方：木防己 20g，杏仁 10g，生薏苡仁 30g，生石膏 30g，滑石 10g，通草 6g，丹皮 10g，赤芍 10g，黄柏 10g，生甘草 6g。水煎 2 次，共得药液 400ml，早、中、晚分次温服，同时嘱患者以冷水浸洗患肢，治疗 4 天后，红肿热痛消失，行走自如。[王家炎. 加减木防己汤治红斑性肢痛症 120 例. 江西中医药，2000，31（5）：28]

【临床应用】

1. 急性痛风性关节炎　7 天为 1 疗程，连服 2～3 个疗程。加减木防己汤原方：防己 30g，滑石、薏苡仁各 20g，石膏 30g，桂枝、通草各 10g，杏仁 12g。疼痛剧烈加姜黄、海桐皮；热重加知母、桑叶；肿甚加草薢、苍术、甲珠；无汗加羌活、细辛；汗多加黄芪、炙甘草；兼痰饮加半夏、厚朴、广皮。总有效率 96.36%。[高成芬，刘咏梅. 加减木防己汤治疗急性痛风性关节炎 55 例. 四川中医，2003，21（2）：42]

2. 类风湿滑膜炎　疗程 3 个月，总有效率为 90.74%。方药：防己 15g，薏苡仁 30g，生石膏 30g，木通 10g，黄柏 10g，海桐皮 10g，桂枝 6g，独活 15g。[李现林. 加减木防己汤治疗类风湿性滑膜炎. 四川中医，2004，22（5）：57]

3. 糖尿病周围神经病变　药物组成：防己 15g，生石膏 30g，桂枝 10g，海桐皮 30g，薏苡仁 30g，通草 10g，滑石 30g，杏仁 15g。气虚明显者加党参、北黄芪；湿重者加苍术、玉米须；热甚者加山栀子、黄柏；伴燥结者加大黄；伴阴虚者加生地。总有效率达 76.1%。观察结果表明，加减木防己汤对神经传导速度的改善有较好作用，表现为外周神经运动与感觉传导速度均显著增快。[蒋丽霞. 加减木防己汤治疗糖尿病周围神经病变 70 例临床观察. 第三次全国中西医结合养生学与康复医学学术研讨会论文集，2002：127-129]

【临证提要】　加减木防己汤具有清热利湿、通络止痛之功，用于治疗湿热痹，乃治湿热痹之祖方。本方乃由《金匮要略》木防己汤加杏仁、薏苡仁、通草、滑石，减人参变化而来，今用于湿热痹如西医学之痛风性关节炎、类风湿关节炎以及糖尿病神经病变等。吴鞠通加减法："风胜则引，引者加桂枝、桑叶。湿胜则肿，肿者加滑石、草薢、苍术。寒胜则痛，痛者加防己、桂枝、姜黄、海桐皮。面赤口涎自出者重加石膏、知母。绝无汗者加羌活、苍术。汗多者加黄芪、炙甘草。兼痰饮者加半夏，厚朴、广皮。"

二金汤

【来源】《温病条辨》卷二中焦篇。

【组成】鸡内金五钱　海金沙五钱　厚朴三钱　大腹皮三钱　猪苓三钱　白通草二钱

【用法】水八杯，煮取三杯，分三次温服。

【功效】清湿热，退黄疸。

【主治】疸病。

【方解】本证因湿热阻滞发黄，故用海金沙、猪苓、白通草利湿清热退黄，鸡内金消积，厚朴、大腹皮行气燥湿。

【验案精选】

肝硬化腹水　衡某某，男，40岁，农民。1977年5月上旬初诊。主诉患"肝炎"2年，腹大胫肿1年余。2年前曾患"急性黄疸型肝炎"，经治疗后，黄疸消退，1976年12月跌入冬水田中，全身湿透，当晚即感头痛、身痛、发热、咳嗽。数日后，肝区疼痛，胸胁闷胀，四肢乏力，食量下降，不久出现下肢浮肿，渐至腹部肿大。某医院诊断为"肝硬化腹水"。治疗无效，遂来我院治疗。症见精神不振，而色萎黄，肌肤不荣，两目暗黄，腹大如瓮，青筋显露，脐心突起，下肢肿大，口唇青紫，舌苔粗白，舌中微黄，舌边有瘀点，语音低微，大便秘结，小便短少淡黄，两胁胀痛，纳差。脉弦细微数。诊断：肝硬化腹水气滞血瘀型。处方：二金汤加味。鸡内金15g，海金沙24g，厚朴18g，通草4g，猪苓12g，郁金12g，大腹皮12g，三棱6g，莪术6g，桃仁10g。服上方5剂后，食欲增进，腹水已去1/3。前方去猪苓、通草，加枳实10g，陈皮12g，防己10g，黄芪15g，嘱服15剂；另增香砂六君子丸每日2次，每次20克。服完上药后，腹水基本消尽，腹满胁痛均随之缓解，但舌光无苔，舌质红绛，脉象弦细而数。遂以固本为主，用一贯煎滋养肝、脾、肾。处方：生地30g，沙参15g，枸杞子12g，麦冬20g，当归12g，川楝子3个，制何首乌20g，丹参24g，醋炙鳖甲18g，牡蛎30g，白芍15g。共服40余剂而愈。后以滋水清肝饮10剂而收功。5年后访未见复发，能参加体力劳动。[杨洁清，杨永勤. 肝硬化腹水治验. 四川中医，1984，(5)：49]

【临证提要】二金汤具有清湿热、退黄疸、利气机的功效，用于黄疸，今用于肝硬化腹水有效。本方对腹水盛期效果好，挟气滞者加木香、槟榔，腹胀痛者加青皮、六胡、香附，偏热者加黄芩、黄连等，湿盛中满者加枳实、苍术，血瘀者加京三棱、莪术、桃仁等，虚者加党参、白术、黄精、黄芪等。使用时可合用六君子丸、一贯煎等顾护其本。

草果知母汤

【来源】《温病条辨》卷二中焦篇。

【组成】草果一钱五分　知母二钱　半夏三钱　厚朴二钱　黄芩一钱五分　乌梅一钱五分　天花粉一钱五分　姜汁五匙冲

【用法】水五杯，煮取二杯，分二次温服。

【功效】燥湿清热。

【主治】背寒，胸中痞结。

【方解与方论】本证因湿浊郁结脾胃所致，故用草果温散湿浊，厚朴、半夏、姜汁和胃化浊；知母、天花粉清泻胃火养阴，黄芩清肝泻火，乌梅敛肝生津，并防诸辛燥药之耗散阴津。

吴鞠通云："以草果温太阴独胜之寒，知母泻阳明独胜之热，厚朴佐草果泻中焦之湿蕴，合姜半而开痞结，花粉佐知母而生津退热。脾胃兼病，最畏木克，乌梅黄芩清热而和肝。"

【药理研究】

抗癫痫　草果知母汤（草果仁 12g、知母 10g、黄芩 12g、厚朴 8g、清半夏 8g、炙甘草 6g）提取液对 4 种癫痫模型有明显对抗作用，其中以对抗听源性癫痫大鼠发作最强，对抗戊四唑发作次之，对抗极量电休克惊厥稍弱。[贺娟，赵明瑞，王洪图，等. 草果知母汤抗癫痫模型的药效学实验研究. 北京中医药大学学报，1997，20（2）：37 – 39] 草果知母汤的抗癫痫机制与调节兴奋性氨基酸递质含量，以及提高 $GABA_A$ 受体、降低 NMDAR1 表达有关。[张礼萍，王丽. 草果知母汤抗痫作用的受体机制. 中国中西医结合杂志，2006，26（基础理论研究特集）：36 – 38；贺娟，梁怡，钱会南，等. 草果知母汤在阻断点燃模型形成过程中对 NMDA 受体及其 mRNA 的影响. 2001，24（1）：34 – 35，46]

【临证提要】此方由吴又可达原饮减槟榔、白芍、甘草，加半夏、天花粉、乌梅、姜汁变化而来，具有和胃化浊清热之功效，用于湿浊邪热郁结中焦之痞证。现代药理研究表明：本方有较强的抗癫痫作用，对大发作、小发作、精神运动性发作均有效。

<h1 style="text-align:center">青蒿鳖甲汤</h1>

【**来源**】《温病条辨》卷二中焦篇。

【**组成**】青蒿三钱　知母二钱　桑叶二钱　鳖甲五钱　丹皮二钱　天花粉二钱

【**用法**】水五杯，煮取二杯。疟来前，分二次温服。

【**功效**】透邪解热。

【**主治**】少阳疟偏于热重者，暮热早凉，汗解渴饮，脉左弦。

【**方解**】本证因暑热伤阴所致，故用青蒿芳香透邪，鳖甲滋阴退热，知母、天花粉清热生津，丹皮清血分之热，桑叶透少阳之邪。

注：本方与下焦青蒿鳖甲汤相比，方名相同，但药物组成和主治证有异。中焦方有桑叶、天花粉而无生地，偏于清透邪热。下焦青蒿鳖甲汤则养阴退热之力较强，侧重透达伏阴之热。

【**验案精选**】

1. 肺炎后期低热　唐某某，女，9 岁。1992 年 10 月 9 日诊。2 个月前患两肺肺炎在某医院住院治疗 15 天，低热起伏不退，家长自动要求出院，在外多处求治，体温仍在 37.2℃～37.8℃ 之间，乃来诊。症见：低热起伏，咳嗽痰黏，胸闷不适，咳引胸痛，面色白，渴而少饮，汗出乏力，神疲不振，消瘦纳呆，大便不调，舌偏红少苔，脉细数无力。检查：体温 37.6℃，二肺部少量啰音。X 线：两肺肺炎病灶。证属肺炎后期，阴虚肺热，气阴两虚。治宜养阴益气，清肺透热。方用青蒿鳖甲汤加减：青蒿、桑叶、天花粉、丹皮、郁金、瓜蒌皮、麦冬各 10g，鱼腥草 30g，太子参 15g，鳖甲 8g（先煎），橘络、川贝母、五味子各 5g，地骨皮 6g。服 5 剂后，低热减退，汗出减少，胃纳稍开。前法有效，原方继进 5 剂，低热除，胸舒嗽愈，胃纳健。为巩固之，前方去天花粉、地骨皮、川贝母、瓜蒌皮，加黄芪、淮山药、白术、生麦芽各 10g。调治数剂，胸透两肺清晰，精神充沛而告愈。[方正浩 . 青蒿鳖甲汤治疗小儿肺炎后期低热 . 四川中医，1993，(7)：45]

2. 阴虚感冒　李某，女，7 岁，1987 年 9 月 18 日诊。患儿 1 岁时曾染肺结核，愈后常患感冒而缠绵。此次于 2 天前起病，始微恶寒，继发热且午后转甚，干咳少痰，纳减，神倦。查体温 38.2℃，脉博 108 次/分，呼吸 27 次/分，血白细胞数 10.8×10^9/L（其中中性粒细胞 0.68，淋巴细胞 0.30）。胸部透视：两肺清晰，可见 TB 钙化点，心膈正常。诊为阴虚感冒。治以滋阴解表，标本兼顾，方用青蒿鳖甲汤加味：青蒿、桑叶、天花粉、知母、丹皮、菊花各 10g，鳖甲、太子参各 15g。煎服 2 剂后，诸症消失。嘱再进 2 剂并用黄芪甲鱼汤（黄芪 30g，甲鱼一尾炖汤）常服，以善其后。随访 3 年来未再感冒。[梁文学.青蒿鳖甲汤治疗阴虚感冒 75 例小结.国医论坛.1991,（2）：25]

3. 急性髓细胞白血病 钟某，男，39 岁。患急性髓细胞白血病 M5b 3 年余，化疗完全缓解后多次巩固化疗。6 月前于某医院 1 次化疗后持续发热 1 月余，体温在 38℃～39℃ 之间，经抗感染及对症治疗均未退热。诊见：弛张高热，多汗，纳呆，疲乏，头发全脱落，面色苍白，舌淡、苔白厚，脉弦细数。证属正虚邪伏阴分。治以清透阴分邪热。以青蒿鳖甲汤加减。处方：青蒿、鳖甲（先煎）、牡丹皮、金银花、女贞子、旱莲草各 15g，黄芩、桑叶各 12g，甘草 6g。服药 1 剂热减，续服 5 剂热退。复诊时继续给予滋阴益气解毒之剂及清毒片（山慈菇、重楼、白花蛇舌草、制大黄、胡黄连、大青叶等）、养正片（黄芪、人参、补骨脂、熟地黄、黄精、赤灵芝、女贞子、旱莲草等）口服。[黄礼明，胡莉文，丘和明.丘和明教授以青蒿鳖甲汤治疗血液病验案.新中医，2004，36（7）：7-8]

4. 更年期综合征 韩某，女，49 岁。因五心烦热、失眠 2 年，加重 1 月，于 2000 年 2 月 18 日入院。患者既往无结核、甲状腺功能亢进等慢性病史，经停 1 年。入院症见：失眠、五心烦热，自觉胸背灼热，手足心及头颈汗出，心中虚怯易惊，诸症以夜间为甚。体格检查：T、P、R、Bp 均正常，心肺（-），肝脾（-），神经系统检查无阳性体征。实验室检查：胸片、胸部 CT 检查无异常发现；内分泌检查，血雌二醇 36pmol/L，血卵泡刺激素 55U/L。入院诊断：更年期综合征。经尼维爱、谷维素、维生素等药物治疗 5 周，症状无明显改善，请余诊治。以上症状仍在，口干苦不欲饮，尿黄，舌红、苔黄厚腻。细问病史，患者病前一直从事野外工作，常经风冒雨，时年已近七七，精血已亏，外邪乘虚而入，又治疗不及时，致外邪深入阴分血络而有今日之所苦。故遵吴鞠通青蒿鳖甲汤意以搜阴络之邪。处方：鳖甲 15g（先煎），青蒿 9g，丹皮 9g，蝉蜕 9g，黄芩 9g，桑叶 9g，当归 9g，丹参 12g，知母 12g，山药 12g，扁豆 12g，炙甘草 5g。每日 1 剂，水煎 2 次分服。服本方 5 剂后，五心烦热、胸背灼热、心虚易惊等症有所改善。上方续进 5 剂，手足心汗出减少。前方加生龙骨、生牡蛎各 15g，枣仁 12g，继进 4 剂，诸症逐渐缓解，睡眠转佳。连续服用 10 余剂，临床症状明显改善而出院。[黄礼明.青蒿鳖甲汤的临床运用.江苏中医，2001，22（3）：34-35]

【临床应用】

阴虚感冒 总有效率为 93.3%。药物组成：青蒿 10～15g，鳖甲 15～30g，桑叶 10～12g，天花粉 10～12g，知母 10～12g，丹皮 10～12g。气虚明显者加太子参 20～20g；咳甚加川贝 10～12g，薄荷 6～10g；阴虚甚加白薇

10～15g，麦冬 10～20g；痰中带血加藕节 20g，生地炭 15～30g。［梁文学．青
蒿鳖甲汤治疗阴虚感冒 75 例小结．国医论坛．1991，（2）：25］

【临证提要】 本方滋阴清热、清透少阳，用于少阳暑热伤津之发热。今用
于炎症、血液病低热，以及更年期综合征。

加减芩芍汤

【来源】《温病条辨》卷二中焦篇。

【组成】 白芍三钱　黄芩二钱　黄连一钱五分　厚朴二钱　木香一钱煨　广
皮二钱

【用法】 水八杯，煮取三杯，分三次温服。忌油腻生冷。

【功效】 清热燥湿，行气缓急。

【主治】 滞下已成，腹胀痛。

【方解】 本证因肠间湿热，阻滞气血所致，故用黄芩、黄连清热燥湿，白
芍缓急止痛，厚朴、陈皮、木香燥湿行气止痛。

【临床应用】

肠易激综合征 7 天为 1 个疗程，用药 1～2 个疗程。结果 36 例治愈
81%，好转 14%，改善 5%。组成：黄芩 9～12g，白芍 15g，黄连 3g，木香
5g，枳实 10g，厚朴 6g，陈皮 6g，杏仁 10g，滑石 12～18g，当归 10～15g，甘
草 3g。腹痛腹泻者加神曲 10g，川芎 10g；大便秘结者加大黄 10g，肉桂 3g；
完谷不化者加白术 10g，山楂 10g，麦芽 30g；里急后重甚者加薤白 15g。［邱明
山，许松树．加减芩芍汤治疗肠道易激综合征 36 例．福建中医药，1999，30（6）：36］

【临证提要】 本方为《伤寒论》黄芩汤的加减方，具有清热燥湿、行气
止痛之功，主要用于滞下。今用于肠易激综合征的治疗有效。

吴鞠通提出本方的加减法："肛坠者，加槟榔二钱。腹痛甚欲便，便后痛
减，再痛再便者，白滞加附子一钱五分，酒炒大黄三钱；红滞加肉桂一钱五
分，酒炒大黄三钱，通爽后即止，不可频下。如积未净，当减其制，红积加
归尾一钱五分，红花一钱，桃仁二钱。舌浊脉实有食积者，加楂肉一钱五分，
神曲二钱，枳壳一钱五分。湿重者，目黄舌白不渴，加茵陈三钱，白通草一
钱，滑石一钱。"

滑石藿香汤

【来源】《温病条辨》卷二中焦篇。

【组成】飞滑石三钱　白通草一钱　猪苓二钱　茯苓皮三钱　藿香梗二钱　厚朴二钱　白蔻仁一钱　广皮一钱

【用法】水五杯，煮取二杯，分二次服。

【功效】利湿清热，行气导滞。

【主治】滞下红白，渴不多饮，小溲不利，舌色灰黄。

【方解】本证因湿热阻滞气机所致，故用藿香、厚朴、白蔻仁、广皮等辛香之品芳香化湿，滑石、通草、猪苓、茯苓等凉淡之剂渗湿清热。此吴鞠通所谓"辛淡渗湿宣气，芳香利窍"之法。

【验案精选】

1. 急性胃肠炎　某女，47岁，工人。1997年9月21日就诊。3天前下午突然呕吐、水泻，伴腹痛。当天午餐曾进鱼肉菜肴，餐后食柿数枚和梨。当即就医。体温36.8℃。血常规：白细胞4.6×10^9/L，中性粒细胞0.58。大便色黄，呈水样，白细胞0~1，红细胞0~2。血电解质：K^+ 3.4mmol/L，Na^+ 143mmol/L，Cl^- 101mmol/L。CO_2CP 27.4mmol/L。以庆大霉素静脉滴注，治疗2天，症状未见减轻。遂自行中止治疗，改服止泻药。刻诊日解溏便4~5次，色黄然不臭秽，伴脐腹痛，无里急后重，胸脘痞闷，恶心欲呕，不思饮食，口干而不欲饮，溲色深黄。体温37℃，脉搏86次/分，呼吸22次/分。舌质红、苔黄腻，脉濡滑。证属湿热阻滞脾胃，湿重于热。治宜淡渗芳化，佐以行气、消导。用滑石藿香汤[滑石15g，藿香梗10g，茯苓皮10g，猪苓10g，陈皮10g，白豆蔻5g（后下），厚朴5g，白通草5g]加广木香10g，焦楂麦曲各10g，5剂，日服1剂。并嘱注意饮食宜忌。随访得悉，服药2剂而呕恶、腹泻止，纳食知味，至4剂解正常大便，其他症状亦渐次消失。[周泽溥，王扣珍．滑石藿香汤治疗急性胃肠炎60例．江苏中医，1998，19（8）：27]

2. 口疮　某女，42岁。罹口疮达30年之久，每因饮食生冷或受凉而发病。历年服寒凉之剂，反复发作不辍。就诊时下唇内侧及舌两侧见溃疡数枚，灼痛不已，致使不能进食，说话受限。口苦黏腻，脘闷泛恶，口不渴，大便溏薄，小溲色黄。舌淡红、苔腻而微黄，脉象濡缓。证属湿热蕴滞脾胃，湿胜于热。治宜淡渗芳化。予滑石藿香汤[滑石15g，白通草、厚朴各5g，猪苓、茯苓皮、藿香梗、陈皮各10g，白蔻仁（后下）3g]去滑石加薏苡仁。5剂后口腔溃疡愈合，胃脘转舒，诸症消失。嘱忌生冷饮食，慎勿受凉。随访2

年，未见复发。[周泽溥．滑石藿香汤治疗口疮42例．浙江中医杂志，1997，（8）：352]

3. 习惯性便秘 某女，50岁。患习惯性便秘有年，不服通便剂则每解稀便。食欲不振，口内黏腻，胸脘不畅，口不渴，两下肢终年浮肿，夏季尤甚，小便色黄。脉细滑。舌苔黄腻，舌质红。湿热阻滞脾胃，气机不利，治宜淡渗芳化，以利气机，宗滑石藿香汤。藿香9g，猪苓9g，陈皮6g，白豆蔻3g，厚朴6g，白通草6g，生薏苡仁12g，杏仁6g，枳壳9g。服上方食欲得以改善，能正常解大便。[周泽溥．滑石藿香汤一方多用．上海中医药杂志，1992，（5）：30]

【临床应用】

1. 急性胃肠炎 药物组成：滑石15g，藿香梗10g，茯苓皮10g，猪苓10g，陈皮10g，白豆蔻5g（后下），厚朴5g，白通草5g，广木香10g，焦楂麦曲各10g。在5天疗程内观察疗效。滑石性属寒滑，素体脾虚者易薏苡仁15g为宜。治愈率95%。治愈时间平均3.7天。[周泽溥，王扣珍．滑石藿香汤治疗急性胃肠炎60例．江苏中医，1998，19（8）：27]

2. 口疮 服药5天为1疗程。经1个疗程治疗后，总有效率为92.9%。处方：滑石15g，白通草、厚朴各5g，猪苓、茯苓皮、藿香梗、陈皮各10g，白蔻仁（后下）3g。滑石性属寒滑，若脾虚便汤者当易薏苡仁15g。[周泽溥．滑石藿香汤治疗口疮42例．浙江中医杂志，1997，（8）：352]

【临证提要】 滑石藿香汤能芳香化浊，分利湿邪，主治湿热痢疾、小便不利者。今用于急性胃肠炎，以及脾胃湿热所致的口疮、便秘。使用时素体脾虚者，可用薏苡仁代滑石。本方尚可治疗因饮食不节，过食肥甘，而湿热内蕴致黄边黑腻苔者。

玉竹麦门冬汤

【来源】《温病条辨》卷二中焦篇。

【组成】 玉竹三钱 麦冬三钱 沙参二钱 生甘草一钱

【用法】 水五杯，煮取二杯，分二次服。

【功效】 滋阴润燥。

【主治】 燥伤胃阴。

【方解】 本证因胃阴不足所致，故用玉竹、麦冬、沙参养阴润燥，生甘草清热、调和药性。

【验案精选】

躁郁症口干 黎某，女，36岁，1987年8月14日入院。患者1983年首次发病，曾住某医院，诊断精神分裂症。1987年4月10日第3次发病，主要表现兴奋话多，好管闲事，精力充沛。于1987年8月14日来我院留医，诊断躁郁症。住院初期给予碳酸锂0.2g，日服8次，精神症状逐渐好转。当碳酸锂增至日量1.2g时，患者出现口干、烦渴、喜饮。有时夜间需起床饮水1~2次。患者舌质红，舌苔黄，脉数。中医诊断为胃燥热。治宜养阴润燥，清热生津。给予玉竹麦门冬汤加减（玉竹15g，麦冬15g，沙参12g，葛根12g，天花粉12g）煎服，每日1剂，分2次服。用药3剂后口干明显减轻，饮水次数减少。用10剂后，口干、烦渴、喜饮等症状全部消失。当碳酸锂剂量继续增加到日量1.5g时，再未出现口干、烦渴、喜饮症状。[谷植林，黎若云．玉竹麦冬汤加减治疗碳酸锂引起的烦渴30例．广西中医药，1988，（4）：46]

【临床应用】

碳酸锂引起的烦渴　总有效率96.6%。药用：玉竹15g，麦冬15g，沙参12g，葛根12g，天花粉12g，10~15剂。[谷植林，黎若云．玉竹麦冬汤加减治疗碳酸锂引起的烦渴30例．广西中医药，1988，（4）：46]

【临证提要】　本方滋阴润燥，用于燥伤胃阴烦躁、口渴的治疗。吴鞠通提出本方的加减法："土虚者，加生扁豆。气虚者，加人参。"

加减复脉汤

【来源】《温病条辨》卷三下焦篇。

【组成】炙甘草六钱　干地黄六钱　生白芍　麦冬五钱不去心　阿胶三钱　麻仁三钱

按：病重者，甘草可加至一两，地黄、白芍八钱，麦冬七钱。

【用法】水八杯，煮取八分三杯，分三次服。重者日三夜一服。

【功效】益气滋阴复脉。

【主治】身热面赤，口干舌燥，甚则齿黑唇裂，手足心热，甚于手足背者，脉虚大；心中震震，舌强神昏；少阴耳聋；劳倦内伤复感温病；温病误用升散，脉结代，甚则脉两至者；汗下后，口燥咽干，神倦欲眠，舌赤苔老，脉尚躁盛；热邪深入少阴或厥阴；肌肤甲错，欲作战汗。

【方解】本证因温热深入少阴、厥阴，阴液不足所致，故用地黄、阿胶、白芍、麦冬滋养肝肾之阴，炙甘草甘温益气，麻仁润燥。

【验案精选】

1. 冠心病　刘某，男，65岁，退休干部。2006年10月17日诊。患者确诊为冠心病已有8年，近年来时常出现胸闷不适、时有心悸烦热、口干咽燥、大便秘结，西药无法改善其阴虚燥热症状，遂来就诊。查其舌质光绛无苔、边有瘀点，脉沉细缓。辨证为心肾阴虚，气滞血瘀；治宜滋养心肾阴液，理气通络；方用加减复脉汤加味。处方：炙甘草10g，干地黄24g，生白芍15g，麦冬15g，阿胶10g（烊化冲服），麻仁10g，丹参15g，全瓜蒌24g。5剂。常法煎服。药后口干咽燥症状明显好转，大便通畅，胸闷得以舒缓，原方再进5剂，患者感觉舒适，诸症缓解。嘱其注意饮食清淡，适当活动，不定期服用本方，1年多来症状基本得以解除。[陈锦芳.加减复脉汤的临床应用.江苏中医药，2008，40（3）：12]

2. 呕吐 女，56岁，退休职工。因发热、头晕，心烦呕吐不止收住内科。经治疗后，高热已退，头晕稍好转，但纳差，心烦欲呕仍存在，面色萎黄，声音低弱，全身无力，倦卧于床，舌光红无苔，脉沉细数，手心发热，便秘溲黄，口干燥，渴不思饮，饮则即吐。辨证：胃热上逆，营阴被劫。治则：止呕降逆，滋阴润燥。方剂：加减复脉汤合二陈汤加味。党参20g，生地20g，白芍15g，麦冬15g，阿胶20g，麻仁15g，法半夏20g，陈皮6g，茯苓15g，焦山楂20g，炙甘草15g，代赭石20g。服法：先用生姜泡水或藿香正气水服用，待呕止逆消再用上方煎液小剂量进服，待胃气和以上方正常饮用，3次/天。经上方服用6剂后，患者精神稍好，可坐起，并可少量饮食，再以上方为主加健脾补气药，又服7剂之后痊愈出院。[曾恒香.试述加减复脉汤在临床上的运用.广东医学杂志.2002，23，（S1）：184]

【临床应用】

1. 病毒性心肌炎心律失常 总有效率98.8%，药用：炙甘草、生地黄、生白芍、麦冬、阿胶、麻仁。加减：气虚加人参或太子参，兼阳虚加桂枝、早搏加苦参、煅磁石，心动过速加柏子仁、煅龙骨，传导阻滞加制附子、细辛，夜寐不安麻子仁改为炒酸枣仁、加茯苓，胸闷重加瓜蒌、枳壳、郁金，外邪未尽加忍冬藤、连翘。30天为1个疗程。[栾光斗，曹忠义.加减复脉汤治疗病毒性心肌炎心律失常80例.山东中医杂志，1999，18（7）：299-300]

2. 小儿低热 药用：阿胶6g，炙甘草3g，麦冬8g，火麻仁8g，生地黄8g，白芍8g，银柴胡3g，青蒿3g，胡黄连3g。总有效率95.6%。[沈广水.加减复脉汤治疗小儿低热98例.广西中医药，1992，15（5）：14]

【临证提要】 加减复脉汤是由《伤寒论》炙甘草汤去参、桂、姜、枣加白芍组成，具有滋阴退热、养液润燥之效。《温病条辨》适应证有四：一是温邪伤阴，手足心热甚于手足背，脉虚；二是心阴受伤，心中震震，舌强神昏，脉结代；三是精脱耳聋；四是伤阴口燥咽干，神倦欲眠，舌赤苔老。今用于病毒性心肌炎、心律失常等。本方的加减方如下。

（1）加减复脉汤仍用参（卷三下焦篇）：即于前复脉汤内，加人参三钱。

用法水八杯，煮取八分三杯，分三次服。主治热入血室，邪去八九，右脉虚数，暮微寒热者。本证因气阴不足所致，故加人参益气扶正。

（2）救逆汤（卷三下焦篇）：即加减复脉汤内去麻仁，加生龙骨、生牡蛎。（详见后）

（3）一甲复脉汤（卷三下焦篇）：即于加减复脉汤内去麻仁，加生牡蛎。（详见后）

（4）二甲复脉汤（卷三下焦篇）：即于一甲复脉汤内加鳖甲。（详见后）

（5）三甲复脉汤（卷三下焦篇）：即于二甲复脉汤内加龟板。（详见后）

（6）大定风珠（卷三下焦篇）：三甲复脉汤加五味子、鸡子黄。（详见后）

救逆汤

【来源】《温病条辨》卷三下焦篇。

【组成】即于加减复脉汤内去麻仁，加生龙骨四钱，生牡蛎八钱。

【用法】水八杯，煮取八分三杯，分三次服。

【功效】滋阴复脉，敛汗安神。

【主治】温病误表，津液被劫，心中震震，舌强神昏，汗自出，中无所主。

【方解】本证因误汗损伤心气心阴，神无所主所致，故用加减炙甘草汤滋阴养液，去火麻仁之润下，加龙骨、牡蛎敛汗安神。

【验案精选】

1. 精神分裂症 黄某某，女，55岁。退休教师。于1990年7月20日初诊。患精神分裂症10余年，常自汗出，形体消瘦，彻夜难眠，烦躁不安，常以高声吵闹为快，心态失控，疑虑重重，口舌生疮，渴不多饮，纳差，便秘。舌质微红、苔薄黄干，脉弦数。诊为精神分裂症。证属心阴虚，心神不宁。治宜滋补心阴，重镇安神。方用救逆汤加味：龙骨、牡蛎各30g，生地、白芍、麦冬各15g，阿胶、焦三仙各10g，炙草6g，水煎服。服药10剂后，症状见减，原方继服50余剂后，情绪安定，睡眠好转，食欲增进，口腔溃疡亦见好转，守方减龙骨、牡蛎量为15g，加龟板、鳖甲各10g，调理2月余，症状缓解，判为临床治愈。次年秋季随访，再度发作，但症状较前为轻，予上方服药月余缓解，追访4年未见复发。[胡联中. 救逆汤临证举隅. 湖南中医杂志. 1994，10（6）：35 - 36]

2. 原发性高血压（Ⅰ期） 陈某某，男，50岁，高级工程师。于1989年3月8日初诊。患者嗜酒成癖，患原发性高血压已2年，服西药琉甲丙脯酸、尼群地平等可以控制，停药后血压复升如故，遂求余诊治。刻诊：形体丰腴，头晕眼花，失眠多梦，心烦不宁，性情急躁，口干口苦，或见心悸心慌，五心烦热不适，食纳一般，大便结、小便黄。查 Bp25/15kPa（187/112mmHg），舌质微红、无苔，脉弦数。诊为原发性高血压（Ⅰ期），证属心阴虚，心神不宁。治宜滋补心阴，重镇安神。方用救逆汤加味：龙骨、牡蛎、生地各 20g，白芍、麦冬各 15g，阿胶、龟板、胆草各 10g，水煎服，并嘱其戒酒，服药 21 剂后，自觉头晕减轻，已能入睡，余症均见减轻，血压降至 22/13kPa（165/97mmHg）。再服原方 14 剂后，症状基本消除，血压降至 20/12kPa（150/90mmHg），尔后，改用朱砂养心丸调理 3 月余，以巩固疗效，迄今 5 年未见复发。[胡联中．救逆汤临证举隅．湖南中医杂志．1994，10（6）：35－36]

3. 肺心病 张某某，男，63 岁。退休工人。患慢性支气管炎 27 年，并有肺气肿、肺心病，右心功能不全Ⅱ级，陈旧性骨盆骨折，右髋关节创伤性关节炎等病。咽干不适，动则气促已 6 年而入院。入院时，症见自汗出，形体极度消瘦，彻夜不眠，多梦易惊，气急，微咳，偶发烧心，咽干不适，纳差，不欲多饮，小便次数多，量少，色黄，夜尿不畅，查：气促，桶状胸，肋间隙增宽，心率 78 次/分，律齐，无杂音，腹平软，肝脾未及，双下肢不肿。舌质微红、苔干燥、脉弦。证属心肺阴虚，热扰神明。用救逆汤加味：麦冬、生地各 15g，牡蛎、龙骨各 30g，鳖甲、龟板各 10g，白芍、扁豆、玉竹、天花粉各 15g，枳壳、焦三仙各 10g，陈皮、甘草各 6g，水煎服，每日 1 剂。守方连续服药 2 月余，咽干口渴基本控制，体重增加，食纳、睡眠可，气急，心悸缓解，二便调，病情明显好转，现仍在调治之中，指日可愈出院。[胡联中．救逆汤临证举隅．湖南中医杂志．1994，10（6）：35－36]

4. 盗汗 李某某，男，43 岁，工人，1978 年 7 月 2 日初诊。外感表证高热 10 日，热已退，睡熟时汗出，醒后即收，收后不恶寒，反觉烦热，舌淡红，脉细数。诊断：阴亏盗汗。治则：滋阴止汗。方药：复脉汤加味，熟地 20g，杭芍 30g，麦冬 20g，炙甘草 30g，麻仁 6g，阿胶 15g，生龙骨 30g，生牡蛎 30g，五味子 10g，水煎服，3 付后汗止，连服 10 付诸症消失。随访 1 年未见复发。[谢天生．加减复脉汤临床运用一得．云南中医学院学报，1984，（1）：24－25]

【临证提要】 本方有滋阴复脉、安神敛汗之功，用于汗出、心动悸。病重者加人参，吴鞠通云："脉虚大欲散者，加人参二钱。"

一甲煎

【来源】《温病条辨》卷三下焦篇。

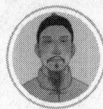

【组成】生牡蛎二两，碾细

【用法】水八杯，煮取三杯，分温三服。

【功效】敛阴安神。

【主治】下后大便溏甚，周十二时三、四行，脉仍数。

【方解】本证属于下后便泄伤阴，邪热未除，故用牡蛎敛阴、止泻、清余热。

【验案精选】

肠出血　靖某某，男性，18 岁，西刘村人，患者罹病已 16 日，经服中西药无效，近 2 天来病情加剧，于 1958 年 12 月 19 日邀诊。患者脉虚大，体温 39.5℃，头晕耳聋，口干舌燥，渴而不欲饮，手足心热，甚于手足背，大便稀黑，如柏油样，辨证为温病瘀血（肠伤寒出血），病势危笃，……拟以本方治疗：生牡蛎 90g，水八杯，煎水 3 杯，分 3 次温服。并嘱一夜将药服完，翌晨趋视，诸证悉减，乃喜出望外，连服 4 剂，基本痊愈，继服一甲复脉汤数剂，巩固疗效。[杨合卿. 一甲煎临床运用经验. 中医杂志，1965，(12)：19-20]

【临证提要】本方具有敛阴止泻清热之功，用于下后便泄不止、发热不除者。

一甲复脉汤

【来源】《温病条辨》卷三下焦篇。

【组成】即于加减复脉汤内，去麻仁，加牡蛎一两。

【用法】水八杯，煮取八分三杯，分三次服。

【功效】滋阴敛阴安神。

【主治】下后，脉仍数，大便不溏者。

下焦温病，但大便溏者。

【方解与方论】本证温热伤阴，兼大便溏，故于救阴之中加敛阴止泻，用加减复脉汤滋阴，牡蛎敛阴止泻，吴鞠通云："复阴之中，预防泄阴之弊。"

【验案精选】

1. 腹痛（慢性结肠炎、浅表性胃炎）　张某某，男，40 岁，工人，1976 年 5 月 10 日初诊。下利 10 天后，腹常隐隐作痛 20 天，经常解赤色黏液便、潮热、口干、盗汗、舌红无苔、舌中部裂纹、脉虚大无力。诊断：胃阴亏虚腹痛（慢性结肠炎、浅表性胃炎）。治则：滋养胃阴。方药：复脉汤加味，熟地 30g，杭白芍 30g，麦冬 10g，阿胶 15g，煅牡蛎 30g，玉竹参 15g，白头翁

10g，甘草 6g，水煎服。连服 6 付痛减，共服 20 余剂，诸症消失。1 年后随访未见复发。[谢天生．加减复脉汤临床运用一得．云南中医学院学报，1984，(1)：24-25]

2. 耳聋　卢某，女，70 岁，农妇，1990-4-7 就诊。初患感冒高热，经治热退，但耳聋耳鸣半月余，耳内、脑内气塞感，伴头晕，口干，便秘，舌红少苔，脉细数无力。证属热烁阴液，肾水不能上承，治以甘寒养阴，加减复脉汤化裁。麦冬 15g，生地 15g，白芍 15g，阿胶 10g，火麻仁 10g，甘草 10g，山药 15g，女贞子 20g，牡蛎 15g。2 剂耳聋耳鸣证减，守方继服 7 剂诸症愈。[余策群．加减复脉汤治疗热病后耳聋耳鸣 17 例．黑龙江中医药，1991，(1)：12]

【临证提要】本方滋阴敛涩并用，用于阴虚便溏。今用于阴虚便泄腹痛，以及阴虚耳窍失充之耳聋。

青蒿鳖甲汤

【来源】《温病条辨》卷三下焦篇。

【组成】青蒿二钱　鳖甲五钱　细生地四钱　知母二钱　丹皮三钱

【用法】水五杯，煮取二杯，疟来前分二次温服。

【功效】滋阴退热。

【主治】夜热早凉，热退无汗，热自阴来者。

【方解与方论】本证因阴虚内热所致，鳖甲养阴退热，青蒿芳香解热，细生地滋阴清热，丹皮清热凉血，知母清热生津。

吴鞠通云："鳖甲蠕动之物，入肝经至阴之分，既能养阴，又能入络搜邪。以青蒿芳香透络，从少阳领邪外出。细生地清阴络之热。丹皮泻血中之伏火。知母者知病之母也，佐鳖甲、青蒿而成搜剔之功焉。再此方有先入后出之妙：青蒿不能直入阴分，有鳖甲领之入也。鳖甲不能独出阳分，有青蒿领之出也。"

【验案精选】

（一）发热

1. 阴虚发热　刘某，男，38 岁，于 2010 年 5 月 20 日就诊。自觉发热 1 月余，每日入暮至夜半，自觉全身发热，手足心热甚（体温波动在 37.8℃ ~ 38℃），心烦少寐，口干咽燥，舌质偏红、少苔，脉细略数。患者曾就诊于某西医院，经骨髓象及各项理化检查未查明病因，用西药（药物不详）治疗无明显效果而出院。辨证此为典型的阴虚发热，给予青蒿鳖甲汤：鳖甲（先煎）30g，青蒿、牡丹皮各 10g，生地黄 20g，知母 10g，3 剂。3 日后患者复诊，诉发热及全身症状明显改善，原方再服 3 剂以巩固疗效。[王慧芬，钞建峰，周华．青蒿鳖甲汤加减治疗发热体会．西部中医药，2011，24（11）：68－70]

2. 急性发热　蒋某某，男，18 岁，2000 年 5 月 12 日就诊。无明显诱因发热 6 天，体温波动在 38.7℃～39.5℃之间，伴轻微头痛，稍咳，无恶寒，无汗出，不渴。曾用青霉素、激素、复方氨基比林肌内注射治疗 2 天，热势不退，改用氯霉素、头孢拉定静脉滴注及银翘散、白虎汤加减治疗，用药后发热暂退，2 小时后即又发热而收入住院，入院时患者发热不退，表情淡漠，面色不红，虽高热数日而不渴，食欲稍差，大便无干结，小便略少，伴轻微头痛，咳嗽，无吐痰。体温 39.2℃，咽部轻度充血，扁桃体不肿大，心肺正常，腹部无异常，舌质稍红，苔薄白，脉沉稍数；血常规：Hb 110g/L，WBC 8×10^9/L，N 0.7，L 0.3。肥达反应："H"凝集效价 1：160，"O"凝集效价 1：80，胸透正常。中医诊断：温病（邪热伏于阴分）。西医诊断：发热原因待查。治宜清热透络，引邪外达，方用青蒿鳖甲汤加减。青蒿 30g，鳖甲 5g，知母 15g，丹皮 15g，生地 15g，桔梗 10g，大青叶 15g，生甘草 5g，玄参 15g。每日 2 剂，分 4 次口服。5 月 14 日患者体温降至 38.3℃，药证相合，守方继服，改为每日 1 剂；5 月 16 日患者体温 37.2℃，诸症消除，惟感精神疲倦。血常规及肥达反应均正常。[陈卫平．青蒿鳖甲汤治疗急性发热 32 例．湖南中医杂志，2002，18（6）：37]

3. 顽固发热　孙某某，男，35 岁。1993 年 7 月 26 日初诊。患者系司机，3 年前出车回来后，天热周身汗出，为即刻解热，便以冷水洗浴。是夜患者寒战高热，体温达 41℃，服用解热止痛片后，无汗出，体温有所下降，但不就复升高。曾先后两次在北京某医院住院治疗，诊为"败血症"，予大量抗生素及肾上腺皮质激素、消炎退热栓等治疗，好转出院。但几日后，又出现上述症状。3 年来反复高热，平日全靠予退热栓缓解几小时。曾服中药数百剂，仍未见效。诊视患者时，患者仍高热寒战，口渴，饮水后，大汗出后体温有所下降。纳差，时有恶心欲吐，大便干，数日一行，夜寐差，自汗盗汗，面色苍白，爪甲无华，但口唇紫暗，舌体胖大，舌边有齿痕，舌质红，舌苔中部略厚，脉寸关大数，尺脉弱。腹诊：肝脾大。此为邪郁血分，气阴两虚。治以清营解热，凉血透达，待症解后，再予固气养阴。方药：青蒿鳖甲汤合清营汤加减：青蒿 15g，鳖甲（后下）15g，地骨皮 10g，牡丹皮 10g，银柴胡 10g，紫草 10g，玄参 12g，白薇 12g，金银花 30g，连翘 15g，生牡蛎（后下）30g。7 剂后，有 4 天不热，在发热的 3 天内，发热时间缩短，温度下降，在 38℃～39℃，且恶寒消失，自汗、盗汗停止。效不更方，再服 7 剂。药后体温降至 37℃～37.5℃。症状较前明显减轻，已有食欲，无恶心，全身状况大见改善，治法改以固护气阴为主，凉血透邪为辅，上方加北沙参 30g，麦冬

15g，五味子 10g。7 剂后体温正常，面色转润，无其他不适。已正常上班 3 个月，未再发热，特来告之病愈。嘱其注意饮食清淡，应忌食大鱼大肉。[张维广，宋文芳，李建，等. 顽固发热三年治验. 上海中医药杂志，1994，(11)：17]

（二）心血管系统疾病

1. 高血压 徐某，男，37 岁。于 2005 年 10 月就诊。患高血压病 5 年余，服用卡托普利等药，可使血压稳定在 140/90mmHg 左右，并间断性服用盐酸氟桂嗪，但近月余眩晕频作，多普勒提示：左侧大脑中动脉供血不足，血管痉挛。眼底检查示：视网膜动脉硬化。刻诊：眩晕月余，已影响正常生活，甚则卧床休息，不欲视物，小便频而赤，有尿等待症状，舌质红赤，苔薄干腻，舌后呈花剥样脱苔；脉象弦紧细。证属肝肾阴虚，湿热浸润，法当滋养肝肾，清化湿热。方取青蒿鳖甲汤合滋肾通关丸加味。青蒿、杭菊花、茺蔚子各 15g，鳖甲 30g（先煎 30 分钟）、白茅根各 30g，干生地、知母、牡丹皮、黄柏、生甘草各 10g，肉桂 5g，水煎服。二诊：上方服用 7 剂，眩晕有所减轻，但两眼仍不欲视物，加草决明 30g。三诊：继服 7 剂，眩晕已去大半，舌苔后部薄润，但服后大便稀薄，一日 3 次，减草决明为 15g，并加生山楂、马齿苋各 30g。四诊：继服 7 剂，眩晕已除，两眼视物正常，二便已无异常。后以左归丸合石斛夜光丸巩固之。[毛峥嵘. 青蒿鳖甲汤治验 3 则. 陕西中医，2008，29 (10)：1402-1403]

2. 病毒性心肌炎后遗症 王某，女，17 岁。于 2004 年 5 月就诊。于半年前患病毒性心肌炎，经住院治疗月余临床控制而出院。出院后 1 个月，恢复上学，由于学习紧张，不能很好休息，自感心悸，胸闷，并有食欲差，失眠，疲倦感。心电图提示：窦性心动过速，心率 104 次/分。心脏彩超：无异常发现，心肌酶谱测定：在正常范围内。舌质嫩红、苔薄黄，脉象细数。脉证合参，系阴虚热伏，痰热内扰。治以滋阴清热，化痰和胃。方用青蒿鳖甲汤合黄连温胆汤加味。青蒿 15g，鳖甲（先煎 30 分钟）、炒枣仁各 30g，牡丹皮 15g，干生地、茯神、知母、竹茹、生甘草各 10g，黄连、橘红、炒枳实各 6g，生姜 5g，水煎服。二诊：上方服用 7 剂，心悸、失眠好转，但他症如故，舌脉同前。上方去竹茹，加鸡内金 20g，仙鹤草 30g。三诊：继服 7 剂，饮食增加，精神振作，睡眠安然，舌苔转为薄白，脉细，心率 92 次/分。加生麦芽 30g。四诊：服 10 剂，心悸、胸闷已失，身感有力。改生脉饮口服液（含西洋参）以善后，2 个月后随访，生活、学习正常，无不适之感。[毛峥嵘. 青蒿鳖甲汤治验 3 则. 陕西中医，2008，29 (10)：1402-1403]

3. 肺心病、心衰 白某，男，61 岁。以发作性咳嗽、气喘 10 天，加重 3 天为主诉入院。入院时症见：喘满咳逆不能平卧，吐白沫痰，动则喘息，伴发作性胸闷，心慌，失眠，发热（T38.4℃～39℃），恶寒，纳差，小便频数清长，大便稀溏，日 3 次。既往曾患慢性支气管炎，病情反复发作已 40 余年，肺气肿 30 余年，发现肺心病 10 余年，每至冬春复发。查体：胸廓对称呈桶状，心浊音界缩小，心率 120 次/分，肋间隙增宽，双肺叩诊呈过清音，双肺底部可闻及干、湿性啰音，肝脏肋下 2cm 可及，质韧，颈静脉怒张，脾未及，肾区无叩击痛。血常规：Hb 85g/L，WBC 21.65×10^9/L，N 0.92，L 0.08。心电图：①窦性心动过速；②心肌缺血改变（可见肺型 P 波），尿常规及肝功、肾功无异常。入院中医诊断：喘证（肺肾虚，风寒侵袭）。西医诊断：①慢支、肺气肿、肺心病并感染，②心衰。入院后给予间断吸氧，静点川芎嗪注射液、生脉注射液、双黄连注射液，同时给予中药青蒿 30g，鳖甲 10g，知母 6g，生地 10g，丹皮 6g，细辛 3g，五味子 10g，炙麻黄 10g，杏仁 10g，附子 6g，肉桂 6g，茯苓 15g，白芍 5g，生姜 10g。药进 3 剂，患者发热恶寒症状消失，心慌、胸闷、咳嗽、气喘改善。上方加砂仁 10g，薏苡仁 20g，又进 3 剂后，已不用输氧、输液，其心慌、胸闷消失，咳嗽、气喘明显改善，原方继服 10 剂，诸症消失，经调理后出院。[谢东霞，廖俊旭. 青蒿鳖甲汤配合经方治肺心病急性发作 64 例. 国医论坛，1997，12（1）：41]

（三）慢性浅表性胃炎

陈某某，男，36 岁，1999 年 1 月 21 日初诊。上腹部隐痛反复发作 1 年。曾用制酸剂及胃动力调节剂治疗，症状无明显好转。B 超检查肝、胆、脾、胰无异常。胃镜检查提示：胃窦部黏膜表面呈红白相间，无出血点及糜烂点，表面尚平滑，诊为慢性浅表性胃炎。诊见：上腹部隐痛、口干、大便干结、舌质红、苔少而干、脉细数。证属胃阴亏虚，宜滋阴降火，养阴益胃。处方：青蒿 15g，鳖甲（先煎）25g，知母 10g，生地 20g，丹皮 12g，沙参 15g，麦冬 15g，百合 10g，石斛 12g，甘草 4g。每日 1 剂，水煎服。连服 1 周，上腹部隐痛症状缓解，加鲜莲子 15g，鸡内金 15g，茯苓 20g，再服 7 天，症状消失，复查胃镜，见窦部黏膜表面红相明显减少，提示炎症好转，随访 1 年，症未复发。[赵坚. 青蒿鳖甲汤临床应用举隅. 广西中医学院学报，2001，18（1）：35－36]

（四）慢性肾功能衰竭

张某某，女性，45 岁，因双侧腰痛 5 年，少尿 1 月入院。5 年前患慢性肾小球肾炎。入院时症见全身浮肿，颜面尤甚，尿少，双侧腰痛，恶心呕吐，身体倦怠，纳呆，舌红苔腻微黄，脉滑数。体格检查：T37℃，P89 次/分，R25 次/分，BP22/14KPa（165/105mmHg）；全身浮肿，睑结合膜苍白，双肺（－），心界左下扩大，二尖瓣听诊区闻及三级收缩期吹风样杂音，不传导，双肾区叩痛。实验室检查：血常规：WBC 5×10^9/L，RBC 40×10^{12}/L，Hb

98g/L, N 0.60, L 0.38, M 0.02；尿常规：黄少，蛋白（＋＋），细胞管型 3～5 个/Hp，RBC（＋）；血清肌酐 630μmol/L，血清尿素氮 60mmol/L，CO_2CP 17mmol/L。入院诊断：慢性肾小球肾炎，慢性肾功能不全尿毒症期。经中药（大黄、龙骨、牡蛎）煎液灌肠、利尿、纠正酸中毒、降血压等治疗月余，诸症未见好转，肾功能检查也无改善，邀余诊治。舌脉症俱同前，参病家久病，乃邪毒入络，与血互结。仿吴鞠通青蒿鳖甲汤法，直入阴络搜剔邪毒，处方：鳖甲、青蒿、丹皮、蝉蜕、半枝莲、紫花地丁、猪苓、薏苡仁各 12g，地龙、丹参各 20g，藿香、佩兰、荷叶、荆芥各 9g，炙甘草 5g。鳖甲先煎，青蒿、蝉蜕、荷叶后下，水煎服，日 1 剂。服药中根据患者舌脉及恶心呕吐等症变化，后四味药量酌情加减。患者久病伤肾，加服金匮肾气丸调补肾气，10 粒/次，3 次/日。余治疗同前。连续服用 35 剂，诸症消失，精神较佳，食欲恢复，肾功能检查血尿素氮 15mmol/L，血肌酐 295mmol/L。再巩固治疗半月出院。[黄礼明.青蒿鳖甲汤在慢性肾功能衰竭中的运用.四川中医，2002, 20（12）：74]

（五）血液病

1. 特发性血小板减少性紫癜　迟某，男，5 岁。因双下肢皮肤反复出现红色瘀点 6 个月，于 1989 年 9 月 10 日来诊。患儿半年前感冒经治而愈，10 天后皮肤出现红色的瘀点，四肢较多，无痛痒，夜间烦躁。曾在外院检查血小板为 6.8×10^9/L，诊为原发性血小板减少性紫癜，给予泼尼松口服治疗，症状减轻，但每当泼尼松减量至每日 5mg 时，皮肤即出现新的瘀点，反复发作。查体全身皮肤可见散在的、针尖大小的红色和紫色瘀点，双下肢较多，并有数处瘀斑，压之不褪色，面颊潮红。舌质红有裂纹、舌尖红赤，脉细数。听诊心肺正常，触诊肝脾不大。血液检查血常规正常，血小板 7.0×10^9/L，出血时间延长，凝血时间正常。辨证为阴虚火旺，灼伤脉络，治宜滋阴降火、清热凉血。方用青蒿鳖甲汤加味：鳖甲、青蒿各 10g，生地 12g，知母、茜草、小蓟各 9g，丹皮 8g，当归 5g，阿胶（烊化）、柴胡、栀子、甘草各 6g。4 剂，水煎服，2 日 1 剂。药后皮肤出血点减少，未见新的出血点。续服上方 4 剂，皮肤出血点消失，查血小板 12×10^9/L，出血时间正常，患儿一般情况可，舌质稍红，脉细稍数。上方去柴胡，加首乌 12g，以滋阴养血，巩固疗效，服 4 剂而获痊。随访 1 年，未再复发。[朱淑琴，李玉英.青蒿鳖甲汤治疗激素依赖性特发性血小板减少性紫癜.浙江中医杂志，1994, 29（1）：19]

2. 恶性淋巴瘤发热　金某，女，61 岁。发现霍奇金淋巴瘤 6 年，持续发热 1 个月。6 年前诊断为霍奇金淋巴瘤，曾接受放化疗治疗。近 1 个月来反复出现发热，体温高达 39℃～40℃，以夜间为主。发热时使用地塞米松或消炎痛栓，体温可降至正常，但第 2 天体温又升高。入院后应用广谱抗生素和抗真菌治疗无效，患者细菌培养示正常菌生长，停用抗生素，因一般情况差，不能耐受强化疗，给予一般支持治疗及 COP 方案小剂量化疗，其中 CTX（环磷酰胺）0.4 单位、d1，VCR（长春新碱）2mg、d1，Predson（泼尼松）15mg tid、d1 ~ d5。舌质淡苔白厚，脉细数。证属正虚邪伏阴分。治以入络搜邪，养阴透热。方用青蒿鳖甲汤加减。青蒿 15g，知母 15g，炙鳖甲（先煎）15g，丹皮 9g，女贞子 15g，旱莲草 15g，白花蛇舌草 30g，大青叶 20g，半枝莲 15g。每日 1 剂，水煎服。不再用退热西药。服中药 2 剂后热减，7 剂热退。改用黄精 15g，黄芪 20g，党参 30g，女贞子 15g，旱莲草 15g，炙鳖甲（先煎）15g，当归 12g，白花蛇舌草 15g，山慈菇 15g。水煎服，每日 1 剂。[罗文纪. 青蒿鳖甲汤加减治疗血液病临床体会. 实用中医药杂志，2007，23（9）：590 - 591]

3. 急性淋巴细胞白血病多汗　俞某，男，50 岁。发现急性淋巴细胞白血病 36 个月，巩固化疗入院。2003 年 2 月 25 日骨髓检查，原始淋巴细胞 + 幼稚淋巴细胞 11.5%，血常规检查 WBC 6.1×10^9/L，N 0.56，Hb 130g/L，PLT 137×10^9/L。3 月 13 日用 VMCP 化疗，即 VCR（长春新碱）2mg、d1、d8，诺肖林 20mg、d1 ~ d3，CTX（环磷酰胺）1.0 单位、d1、d8，Predson（泼尼松）20mg、tid、d1 ~ d14，同时水化、碱化、利尿、止吐及支持对症处理。化疗后骨髓抑制严重，3 月 24 日出现高热，白细胞最低 0.2×10^9/L，中性粒细胞 0，血培养肺炎克雷伯菌。用泰能、丁胺卡那霉素及吉粒芬等治疗，发热控制，白细胞上升。4 月 1 日骨髓检查原始淋巴细胞 2.5%，查 WBC 4.2×10^9/L，Hb 105g/L，PLT 238×10^9/L。出汗明显，盗汗更著，舌质淡红苔薄白干，脉濡细数。辨证为气阴两虚，邪毒内伏。治以益气养阴，扶正祛邪。方用青蒿鳖甲汤加味。青蒿 12g，炙鳖甲（先煎）15g，地骨皮 9g，知母 9g，丹皮 9g，乌梅 12g，生黄芪 20g，党参 30g，当归 12g，五味子 9g，浮小麦 30g，白花蛇舌草 15g，山茱萸 6g，生地 15g。每日 1 剂，水煎服。服 2 剂后汗即止，精神明显好转。[罗文纪. 青蒿鳖甲汤加减治疗血液病临床体会. 实用中医药杂志，2007，23（9）：590 - 591]

（六）横贯性脊髓炎

卢某，男，3 岁。1992 年 8 月 7 日诊。"感冒"后发热不退，伴肌肉疼痛，瘫痪不能坐立，肌力 1 级，胸口以下感觉消失，膝、跟腱反射亢进，踝痉挛（+），在某医院治疗半年未见效。近来体温 39℃ ~ 40℃，每于下午或夜间为甚，无汗出，晨起热退，胃纳可，口渴，尿多色黄，消瘦，极度疲倦，舌红而干、苔少，脉细数无力。西医诊断：横贯性脊髓炎。中医诊断：暑温（暑邪内伏，气阴两虚）。治则：清暑透邪，益气养阴。方选青蒿鳖甲汤合王氏清暑益气汤加减。处方：青蒿（后下）6g，丹皮6g，鳖甲（先煎）20g，生地15g，天花粉12g，秦艽12g，竹叶12g，知母10g，白薇10g，鲜荷叶2张，甘草5g，西洋参10g（另炖兑服）。日1剂，水煎分2次服。上方连服2周，病情大有好转，体温已降至37.5℃，微汗出，但仍倦怠无力，尿多，已能坐10多分钟，舌红、苔薄白而干，脉略数。效不更法，上方去生地加地龙、老桑枝、僵蚕等再进2周。药后，发热已除，能坐半小时，精神转佳，继续调治善后。[钟嘉熙，梁雪芬.青蒿鳖甲汤的临床应用.江苏中医药，2008，40（3）：10-11]

（七）皮肤病

1. 身痒 女性，53岁，主诉身痒7年。患者7年前出现身痒，先起于足部，后发展至全身，痒时全身出现红色风团，大小不一，形态各异，位置不定，出没迅速，痒退后不留痕迹，此症每年冬天稍轻，夏天加重，早晨稍轻，午后加重，与饮食、休息无关，但大便干，排便时间较长，近2年来时感潮热。查体未见异常体征，舌红，苔薄白，舌上有裂纹，脉弦细。处方：青蒿9g，鳖甲15g，生地12g，知母6g，丹皮9g，麻黄3g，白芥子6g，3剂。每日1剂，水煎，分2次服。再诊诉身痒较前缓解，继续给前方加银柴胡10g，胡黄连10g，再予3剂，水煎。嘱少食辛辣，以清淡饮食为主，调情志，并冲服蜂蜜，随访4个月不再身痒。[张军瑞，姚福东.青蒿鳖甲汤新用.湖南中医杂志，2008，24（6）：70]

2. 系统性红斑狼疮 毛某，女，32岁，已婚，1年前经市级医院检查确诊为系统性红斑狼疮，10天前因减泼尼松剂量至20mg/d，呈现不规则发热面红目赤，面部呈蝶形红斑，四肢远端大小不等的水肿性红斑，膝关节灼痛，补液近9天，加大泼尼松30mg/d，高热39.5℃不退，汗出热减后复热，来诊时体温39.7℃，舌质绛口干，渴不多饮，脉濡数，给以上方（青蒿、丹皮、地骨皮、板蓝根、鳖甲、川羌、独活、秦艽、玄参、生地、川牛膝、虎杖、薏苡仁、黄芩、甘草）煎服3剂后，体温恢复正常，关节疼痛减轻，红斑减退，水肿消失，嘱持方继服10剂后，躯体症状消失。减服泼尼松15mg，换丸剂缓服，2月后维持2.5~5mg泼尼松，追访3年无复发。[刘宪峰，王秀英.青蒿鳖甲汤加减治疗系统性红斑狼疮58例，2006，21（8）：44]

3. 白塞综合征 张某，男，43岁。2007年5月4日诊。口腔和阴囊龟头反复溃疡3年。发作时伴低热和四肢大小关节对称性肿痛，左下肢肌肉疼痛，四肢末端皮下出现黄豆大无痛性硬结节，潮热盗汗，腰膝酸软，口甜腻，舌红苔黄腻，脉濡数。有饮酒史。体检：上唇内黏膜多个溃疡，阴茎龟头黏膜脱落呈不规则红斑，有触痛。四肢末端皮下有黄豆大小结节，质较硬，滑动性差，无触痛，左膝、踝关节肿胀，右肘、肩关节活动受限，双手指关节梭形变。实验室检查：ESR 98mm/h，WBC 21.1×10^9/L，中性粒细胞 0.84，淋巴细胞 0.16。西医诊断：白塞综合征。中医诊断：狐惑病（阴虚湿热）。方选青蒿鳖甲汤加味。处方：青蒿（后下）10g，鳖甲（先煎）15g，水牛角（先煎）15g，生地 15g，丹皮 10g，秦艽 12g，海风藤 20g，玉米须 30g，旱莲草 30g，土茯苓 30g，女贞子 12g，甘草 6g，日 1 剂，常法煎服。服药 3 周后口腔黏膜及阴囊龟头溃疡逐渐缩小，关节肿痛和皮下结节减轻，5 周后症状基本消失，血沉恢复正常。随访 1 年未复发。[钟嘉熙，梁雪芬. 青蒿鳖甲汤的临床应用. 江苏中医药，2008，40（3）：10 - 11]

（八）Wissler-Fanconi 综合征

张某，男，32 岁，大学教师。2000 年 9 月 26 日诊。反复发热 40 余天。简要病史：无明显诱因出现发热、微恶寒，左髋关节痛，午后为甚，诊为"急性咽炎""风湿性关节炎"，经抗感染治疗热退出院，但 1 周后再度发热，体温 38.4℃，左髋关节痛，自服"利君沙"等无效，纳呆，口干、口苦，睡眠欠佳。实验室检查：ESR 85mm/h，ASO（＋），WBC 10.4×10^9/L，中性粒细胞 0.785。西医诊断：Wissler-Fanconi 综合征。中医诊断：伏暑（暑湿郁阻三焦），方选蒿芩清胆汤治疗。第 2 周仍低热不退，夜热早凉，热退无汗，肌肉酸痛，舌红少苔，脉细数。证属邪伏阴分，治以养阴透邪。方用青蒿鳖甲汤加减。处方：青蒿（后下）10g，鳖甲（先煎）30g，荷叶 30g，蝉蜕 6g，秦艽 10g，丹皮 6g，知母 10g，生地 15g，威灵仙 10g，甘草 6g，常法煎服。治疗 1 周诸症已退，未再复发。[钟嘉熙，梁雪芬. 青蒿鳖甲汤的临床应用. 江苏中医药，2008，40（3）：10 - 11]

（九）皮肌炎

梁某，男，14 岁，1993 年 2 月 12 日初诊。四肢无力伴疼痛、触痛 5 月，面部皮肤蝶形红斑 9 年。患者 5 岁时因发热后，左侧脸部近颧骨处皮肤出现一小红斑，无痛痒，未系统治疗。后渐向鼻梁两侧颜面扩展，7 岁时红斑已形成蝴蝶状。某医院皮肤科经血、尿等相关检查排除红斑狼疮病变。当年回乡下生活 20 余天，进食清凉之品，红斑曾一度消失，后又复发。1992 年 9 月发热（T38℃）后出现四肢无力，伴肌肉疼痛，登高困难，双腿疼痛。1993 年 1 月入住某医院，经检查诊为皮肌炎，并以激素治疗（泼尼松 15mg，每天 3 次），症状未改善，兼见颈肌疼痛，要求出院中医治疗。诊见：颜面对称性红斑，四肢肌力减弱，下蹲起立无力，需用上肢支撑，伴大腿肌肉疼痛，上楼困难缓慢，需双手攀扶扶栏，双大腿肌肉瘦削，四肢肌肉压痛，颈肌疼痛，低热，体重下降，舌嫩红、苔白厚，脉细稍数无力，实验室检查：血清抗核抗体阳性，补体 C_4 0.7g/l，血沉 34mm/h，心电图示：窦性心律不齐。肌电图示：肌源性损害。西医诊断：皮肌炎，中医诊断：肌痹。证属气阴两虚，湿热郁结肌肤，痹阻经络。治宜养阴益气，健脾祛湿，活络透邪。处方：青蒿、牡丹皮、知母各 10g，鳖甲（先煎）、地骨皮各 20g，太子参 24g，茯苓、白术各 15g，甘草 6g，每天 1 剂，水煎服。2 月 19 日二诊：自觉下蹲活动时腿部肌肉疼痛减轻，体力增加，能独自登上六楼，但感气促，大便每天 1 次，颜面部皮肤红斑色变浅。舌边嫩红、苔白稍厚，脉细重按无力，效不更方，守方，太子参、地骨皮、鳖甲用量增至 30g，白术减为 12g。3 月 12 日三诊：经 1 月治疗，面部红斑逐渐缩小、色变淡，双臂力及下肢肌力均增强，肌痛减，腿部肌肉增粗，惟下蹲稍乏力，泼尼松用量由半月前每次 15mg 减为 10mg，每天 3 次，现再减为早上 10mg，中午、晚上各 5mg。近 4 天来伴鼻塞、咳痰，舌嫩红、苔白，脉细右尺沉，左尺弱。守一诊方加杏仁 10g，桔梗、橘络各 6g。4 月 9 日四诊：上方加减治疗又服 1 月，面部红斑渐消失，肌肉复长，体重比入院时增加 7kg，肌力增强，下蹲时肌痛消失，动作灵便，行走不觉疲乏，泼尼松减至每次 5mg，每天 3 次。满月脸消减，半夜易醒，口干多饮，痤疮反复发作，舌略红、苔白，脉细尺弱。处方：青蒿、牡丹皮各 10g，鳖甲（先煎）20g，地骨皮、五爪龙、太子参各 30g，知母、生地黄、白术、茯苓各 12g，山药 18g，甘草 6g。6 月 19 日五诊：共服中药 133 剂，泼尼松减至每次 5mg，每天 1 次。肌肉疼痛及面部红斑消失，四肢肌力已恢复，体重 53kg（符合标准体重），惟面部痤疮较多，口干，梦多，舌淡红质嫩、苔白，脉细。复查血、尿常规及相关检查，除血沉 27mm/h 外，余未见异常。守一诊方去白术、茯苓，加紫草、旱莲草各 10g，女贞子 16g。以后患者坚持服四君子汤合青蒿鳖甲汤为基本方，酌加太子参、五爪龙以益气；何首乌、夜交藤、褚实子以养心、肝、肾；或佐以丹参、鸡血藤活血养血；暑天选西瓜皮、冬瓜皮、苦参、紫草解暑清热治疗痤疮、毛囊炎。服药至 1994 年 1 月 1 日，泼尼松停用，症状消失，无复发，病告痊愈。其父母恐复发，让患者间断治疗至 1996 年，曾做多项相关检查无异常。[邓中光. 邓铁涛教授治疗皮肌炎验案 1 则. 新中医，2002，34（12）：15 - 16]

（十）神经衰弱

蔡某，男，23 岁。于 2005 年 4 月就诊。蔡因考研而夜以继日的奔波、学习，考研后失眠、健忘，曾用镇静安神药睡眠好转，但因怕引起副作用而停用，致使失眠更严重，每夜仅能入睡 2～3 小时，并时有五心烦热，汗出。刻诊：精神憔悴，欲语又止，舌质红紫、舌面无苔、少津，脉象沉细带数。脉证合参，显系肾阴不足，虚火上越。治以滋阴补肾，潜阳安神。方取青蒿鳖甲汤合交泰丸加味。青蒿、生龙骨、生牡蛎各 15g，鳖甲 30g（先煎 30 分钟），干生地、知母、牡丹皮、川牛膝、生甘草各 10g，黄连 8g，肉桂 4g，水煎服。二诊：上方服用 5 剂，可入睡 5~6 小时，精神略有好转，舌面似有津液，加酸枣仁 30g。三诊：继服 7 剂，睡眠可保持在 6 小时，心情亦较稳定，表情有乐意。上方继服。四诊：继服 7 剂，睡眠可达 7 小时左右，但仍有夜汗出，上方加霜桑叶 30g。五诊：汗止病愈。为巩固疗效，予天王补心丹服之。[毛峥嵘. 青蒿鳖甲汤治验 3 则. 陕西中医，2008，29（10）：1402-1403]

（十一）更年期综合征

患者，女，49 岁，2010 年 7 月 10 日初诊，48 岁绝经后，反复出现潮热多汗，心烦不宁，心悸失眠，曾服用逍遥丸、更年康，未见缓解，且症状加重，遂来门诊诊治，现面色潮红，情志不宁，多汗，烦躁易怒，胸闷气短，善太息。二便尚可，舌红少苔，脉细数。证属肝肾阴虚，虚热上扰，以加味青蒿鳖甲汤（青蒿 30g，鳖甲 20g，生地 20g，知母 15g，牡丹皮 15g，当归 20g，地骨皮 20g，柴胡 20g，酸枣仁 20g，五味子 15g，麻黄根 20g，柏子仁 20g，龙骨 30g，牡蛎 30g）加瓜蒌 30g，佛手 30g，黄连 10g。日 1 剂，1 个疗程后症状减轻，药已对症，守方再进，共服用 3 个疗程，诸症悉除。嘱常服知柏地黄丸以固疗效。[徐玉伟. 加味青蒿鳖甲汤治疗更年期综合征 50 例. 中国社区医师，2011，13（25）：189]

【临床应用】

1. 老年社区获得性肺炎　总有效率达 88%。药物组成：青蒿 5g，鳖甲 20g（先煎），生地 15g，知母 10g，牡丹皮 10g，太子参 10g，玉竹 10g，紫菀 10g，款冬花 10g，浙贝母 10g。[郭娟，胡芳. 青蒿鳖甲汤加减治疗老年社区获得性肺炎 35 例疗效观察. 中国社区医师，2008，24（23）：40]

2. 肺心病急性发作　总有效率为 96.9%。组成：青蒿 30g，鳖甲 10g，知母 6g，生地 6g，丹皮 6g，炙麻黄 6g，杏仁 6g，石膏 20g，附子 6g，茯苓 10g，白芍 10g，炒白术 10g，生姜 10g。[谢东霞，廖俊旭. 青蒿鳖甲汤配合经方治肺心病急性发作 64 例. 国医论坛，1997，12（1）：41-42]

3. 支气管扩张咯血　方药：青蒿 6g，醋鳖甲、白及、旱莲草各 15g，生地、生代赭石各 30g，知母、丹皮各 9g，制大黄、黄芩各 10g，三七末 3g（分冲），北沙参 20g。加减：咳血较多，可加藕节、白茅根；肺热较盛，痰中脓血相兼者，加金荞麦、薏苡仁、冬瓜仁、鱼腥草；暴怒伤肝、气郁化火，症见烦躁易怒，胁肋引痛，脉弦数者，宜加黛蛤散；肝阳上亢，出现头痛眩晕，烦躁失眠耳鸣，伴血压增高，加石决明、菊花、钩藤；瘀血为患，咳血色紫成块，胸胁刺痛，加橘络、当归、牛膝。总有效率 96.3%。[王永林. 加味青蒿

鳖甲汤治疗支气管扩张咯血81例.实用中医药杂志,2000,16 (12):8]

4. 肝纤维化 有效率85.33%。药用:青蒿6~20g,鳖甲、生地、丹皮10~20g,知母10g。气滞血瘀加丹参、穿山甲、桃仁、红花、柴胡;湿热加茵陈、车前草、泽泻、川楝子、赤芍;肝郁脾虚去生地、知母,加人参、茯苓、川楝子、白术、厚朴、焦山楂;肝肾阴虚,加龟板、石斛、麦冬、枸杞子、丹参。ATL、AST异常加五味、鸡骨草、白马骨,TBil异常加茵陈。[王宏论,吴月娥.青蒿鳖甲汤与大黄䗪虫丸抗肝纤维化疗效比较.中西医结合肝病杂志,2001,11 (6):324-325]

5. 更年期综合征 总有效率96%。方药组成:青蒿30g,鳖甲20g,生地20g,知母15g,牡丹皮15g,当归20g,地骨皮20g,柴胡20g,酸枣仁20g,五味子15g,麻黄根20g,柏子仁20g,龙骨30g,牡蛎30g。口苦加黄连10g,胸闷加瓜蒌20g、佛手30g,乏力加黄芪50g,腰痛加鹿角20g、续断30g。7天1疗程,可服3~6个疗程。[徐玉伟.加味青蒿鳖甲汤治疗更年期综合征50例.中国社区医师,2011,13 (25):189]

6. 化疗后体虚多汗、心悸、睡眠差 有明显的治疗作用。组成:鳖甲30g,青蒿20g。舌红,脉细快,阴虚者加太子参30g,五味子10g,薏苡仁30g;头晕汗多乏力者加黄芪20g,麦冬20g,地骨皮20g;心悸、睡眠差加沙参20g,麦冬20g,茯苓10g;多汗并身冷,手足发凉加生地10g,白术20g。[藏凯,牛文君.青蒿鳖甲汤对肿瘤化疗后体弱患者的应用.医药论坛杂志,2003,24 (11):11]

7. 改善股骨干骨折术后患者的整体情况 青蒿鳖甲汤合当归补血汤治疗,有利于患者的术后康复。组方:青蒿6g,鳖甲15g,生地9g,知母9g,当归6g,黄芪15g,丹皮6g。治疗1周。[黄昆,周泽昌,覃植荣.青蒿鳖甲汤合当归补血汤在股骨干骨折术后早期治疗的临床观察.贵阳中医学院学报,2007,29 (5):27-28]

8. 轻中度系统性红斑狼疮 总有效率86.59%,可减少激素、免疫抑制剂等西药的毒副作用,提高患者的生存质量,延长生存时间。药用:青蒿15g,鳖甲15g,生地30g,知母15g,丹皮20g。面部斑疹者加紫草15g,玄参10g,旱莲草15g;口干、咽痛者加麦冬20g,玉竹15g,玄参20g;腰膝酸软者加女贞子15g,墨旱莲15g,桑寄生15g;关节肌肉痛者加络石藤30g,薏苡仁30g,川芎9g;心悸、失眠者加酸枣仁12g,合欢皮9g,夜交藤12g。3个月为1个疗程,治疗2个疗程。[游越,汲泓.青蒿鳖甲汤加减配合西药治疗轻中度系统性红斑狼疮82例.实用中医内科杂志,2011,25 (10):26-27]

9. 面部激素性皮炎 治疗4周,总有效率95.2%。组成:青蒿6g,鳖甲15g,生地15g,知母10g,丹皮10g。阴虚火旺甚伴灼热感明显者加地骨皮、桑白皮、玄参;面肿者加车前子、泽泻;痒甚者加白鲜皮、防风;大便干加大黄、生石膏。[李春生. 青蒿鳖甲汤为主治疗面部激素性皮炎 42 例. 江苏中医药, 2010, 42 (3): 45 - 46]

【临证提要】本方具有滋阴清热透邪之功，用于温病后期，余热未尽，阴液已伤之虚热证，辨证要点是夜热早凉、热退无汗，此类发热体温多在 37.3℃ 以下，或自感发热，测体温不高，舌红少苔，脉虚细而数。现代用于各种原因不明的发热，还可以用于治疗各种心血管疾病、消化系统疾病、神经系统疾病、皮肤病、风湿病等。《温病条辨》提出本方的禁忌证："阴虚欲痉者，不得用青蒿鳖甲汤。"

二甲复脉汤

【来源】《温病条辨》卷三下焦篇。

【组成】即于加减复脉汤内，加生牡蛎五钱，生鳖甲八钱。

【用法】水八杯，煮取八分三杯，分三次服。

【功效】滋阴潜阳。

【主治】热邪深入下焦，手指但觉蠕动，舌干齿黑，脉沉数。

【方解与方论】本证因热邪深入下焦，阴虚不能潜阳，肝风内动，将发痉厥，故用加减复脉汤滋阴润燥，生牡蛎、生鳖甲育阴潜阳。本方为"急防痉厥"之剂，吴鞠通云："复脉育阴，加入介属潜阳，使阴阳交纽，庶厥可不作也。"

【验案精选】

1. 抽搐（癔病、低钙性抽搐） 邓某某，女，40 岁，1982 年 6 月 21 日因四肢麻木 7 天，抽搐 2 次收住地区医院。患者 7 天前出现四肢麻木，以肘、膝关节以下明显，此后不明原因四肢抽搐两次，每次历时约 10 分钟。抽搐时神志清楚，头不痛，无眼球斜视，无吐白沫，稍感恶心，胸前紧闷。诊断为：癔病，低钙性抽搐。经多种西药对症处理，症无改善，遂请中医会诊。症见患者四肢麻木，以肘、膝关节以下明显，时有抽搐，胸前麻木，每发持续 1~2 小时，日 2~3 次。发作时手拉床缘，喜压心口。苔黄而干，舌质稍绛，脉沉细而缓。证属肝阴不足，阴虚风动。治拟滋阴熄风通络。方用二甲复脉汤化裁：败龟板 20g，白芍 15g，阿胶 10g，麦冬 10g，生地 20g，天麻 5g，钩藤 6g，僵蚕 10g，黄芩 10g，蜈蚣 1 条。3 剂。药后，抽搐、麻木明显缓减，舌脉同前，上方加当归 10g，瓜蒌壳 20g。3 剂后，四肢抽搐已止，惟感四肢麻木及胸前阵发性麻木时有发作，但为时短。舌质转红，苔微黄，脉沉细。二诊方加柴胡 6g，枳壳 6g，炙甘草 6g。3 剂后病愈出院，迄今未见复发。[陈文邦. 二甲复脉汤治愈抽搐. 四川中医, 1985, (11): 46]

2. 副睾结核　患者，16 岁，2 年前因自觉阴囊部轻度疼痛并有坠胀感，经某医院诊断为附睾结核，经抗结核治疗 2 月余无效而就诊于余。查：右侧附睾有 1~2cm 硬结，呈椭圆型，硬如石，有压痛。X 线胸透肺部无结核征象，血沉 40mm/h。症见口干思饮，体瘦，唇焦咽燥，舌红少津，脉细数。辨证为阴虚火炎，痰凝成核。从滋阴潜阳，化痰软坚立法，用二甲复脉汤煎服，同时配合消睾丸，2 个月后治愈。[王炳炎，郭慧芳．温病方治疗男科前阴病举隅．陕西中医函授，1995，(1)：26-27]

3. 泄泻　胡某，男，53 岁，工人。患者平素体健。5 年前出国援外，因水土不服，致大便溏泄，日 4~5 次。2 年后回国，便泻反愈甚，屡经中西药调治皆罔效。自今入夏以来，便泻特甚（多者日达十余次），又于本年 7 月初，突然耳鸣，大汗淋漓，旋即昏迷，约半小时方醒。如此发作已 3 次，于 83 年 8 月 19 日来诊。就诊时除上述症外，又兼面红热冲，口干思饮，盗汗失服，五心烦热。切其脉浮弦滑大数。望其舌嫩红中裂，边现齿印，少苔欠津。此为久泻精伤，致肾关不固而肝阳妄动之候，治当益阴固肾，兼以潜阳安神。拟二甲复脉汤加减：生牡蛎30g，百合30g，生龟板20g，煅龙齿15g，白芍20g，熟地12g，麦冬12g，茯神15g，枸杞子15g，阿胶12g，前后二诊，共服 7 剂，病愈。[许世瑞．加减复脉汤临床应用．河北中医，1985，(3)：17]

【临床应用】

单纯性血浆脂蛋白 α 增高　组成：牡蛎30g，生鳖甲15g，炙甘草10g，阿胶（烊化）6g，生地黄30g，麦冬15g，生白芍18g，麻仁10g。4 周为 1 个疗程，连用 3 个疗程。二甲复脉汤可有效降低 Lpα，且效果优于烟酸。[高杰．二甲复脉汤对血浆脂蛋白 α 的影响．山东中医杂志，2005，24 (1)：15]

【临证提要】　本方滋阴潜阳熄风，用于温病后期手指蠕动，欲作痉厥。本方二甲有软坚散结之效，故也用于附睾结核。

三甲复脉汤

【来源】　《温病条辨》卷三下焦篇。

【组成】　即于二甲复脉汤内，加生龟板一两。

【用法】　水八杯，煮取八分三杯，分三次服。

【功效】　滋阴潜阳。

【主治】　下焦温病，热深厥甚，脉细促，心中憺憺大动，甚则心中痛者。

【方解】　本证因温邪深入下焦，阴液大虚，肝风内动，上扰心神，故用加减复脉汤滋阴养液，其中干地黄、生白芍、麦冬、阿胶、麻仁滋阴补血，炙甘草扶正。加生牡蛎、生鳖甲入肝搜邪潜阳，生龟板镇肝肾、补奇经。

【验案精选】

1. 面肌抽搐 王某，女性，38岁。2001年6月11日晨起发现左侧口眼歪斜，诊为面神经炎，初期针灸治疗3周，恢复缓慢，后改为口服激素、维生素B_1及维生素B_{12}注射治疗，恢复较快，但半个月后出现病侧面部眼角及口角肌肉不自主间歇性抽搐，逐渐加重。曾多方治疗效果不佳。诊见神态安详，形体偏瘦，面色较暗，舌质暗红，苔薄白，脉弦细。予三甲复脉汤，方用：生牡蛎15g，生龟板15g，生鳖甲15g，生地黄10g，炙甘草5g，炒白芍10g，青蒿15g，枸杞子10g，焦三仙各10g。7剂后症状明显减轻，面部肌肉原有僵硬感消失，再予补中益气汤加牡蛎、龟板、鳖甲、枸杞子各10g，服2周后痊愈，随访至今未复发。[高京宏.应用三甲复脉汤治疗面肌抽搐1例.中国民间疗法，2002，10（6）：54]

2. 四肢抽搐 杨某，男，4岁。1995年7月19日初诊。其母代诉：患儿10日前因食西瓜后腹泻。经治疗泻止，但却出现了四肢时而抽搐（上肢为甚），不思饮食，站立不稳，近日又经输液等多种治疗，未见好转而要求服中药治疗。患儿不愿站立，双上肢时见抽动，身体消瘦，唇舌干燥，眼眶下陷，精神沉郁，肢端发凉。体温38℃，脉细数。……诊为阴虚型抽搐症。投三甲复脉汤：牡蛎10g，炙甘草10g，麦冬10g，鳖甲15g，生地黄12g，生白芍12g，阿胶15g，龟板15g，麻仁10g。服用3剂，诸症减退，上方加减续服6剂，患儿恢复健康。随访半年，未见再犯。[韩先知.三甲复脉汤治疗幼儿抽搐.湖南中医杂志，1998，14（4）：19]

3. 肌萎缩侧索硬化症 黄某，男，55岁，职工。患者于1971年自觉左手臂酸痛无力，手指发麻，就医于当地医院，拟为"关节炎"给予抗风湿治疗。至1976年3月，出差途中突然晕倒在地，无外伤，旋即神志清醒，自觉四肢麻木不仁，但不久又自渐恢复，乃到福州某医院治疗，诊断不明。回永安后，住三明某医院。检查：眼底视网膜动脉变细，反光增强，左上肢肌肉明显萎缩，肱二、三头肌肌腱反射消失，肌力较差，无明确诊断，经应用维生素B_{12}、ATP、烟酸肌醇脂等治疗后出院。不久，在一次劳动中突觉全身无力，双上肢麻木，下肢乏力，难以走动，再次住三明某医院诊断为：侧索硬化症，高脂血症，老年性颈椎综合征。用中西医结合治疗，住院3个多月病证无明显改善，由该院建议转福建医大神经科检查。1976年8月，患者到泉州，请各院神经科会诊后，明确诊断为肌萎缩侧索硬化症。采用中西医结合治疗，中医采用活血化瘀通络药物治疗，并请骨科会诊，配合中药内服外洗，结合针灸理疗等，疗效均不佳，病情呈渐进性发展，足膝抖动，肌肉萎缩日渐加重，经友人介绍求余诊治。1977年4月1日初诊。检查：体温36.8℃，血压140/70mmHg，血液化验：白细胞5.5×10^9/L，嗜酸性粒细胞0.01，中性粒细胞0.54，淋巴细胞0.42，单核细胞0.03，血红蛋白10g，血生化检查：胆固醇288mg%，β脂蛋白480mg%，患者自觉神疲乏力，面色苍晦，形体消瘦，两手腕至指端对称性麻木，左侧肱二、三头肌明显萎缩，失其握力，不能持物，右臂肌肉蠕动，手足震颤，头晕目眩，夜寐不佳，爪甲无华，饮食尚可，二便自调，舌质红，苔少，脉弦细。此乃久病体虚，土失健运，气血生化不足，阴血亏损，导致肝脉失养、风阳妄动之候。治拟育阴潜阳，养血熄风，方用三甲复脉汤。处方：生地15g，麦冬10g，阿胶10g，麻仁10g，生芍15g，炙甘草9g，龟板15g，鳖甲15g，牡蛎25g，服6剂。14月12日复诊：药后身体舒适，二手麻木只见于掌心至指端，夜寐转佳，头晕亦减，臂部肌肉蠕动仍见，舌脉同前，药中肯綮，效不更方，守原方去阿胶、麻仁，加桑寄生、金狗脊各10g，续服6剂。4月22日三诊：手指麻木局限于两手指节，臂部肌肉蠕动明显减轻，余症如前，守上方再服6剂。……5月30日七诊：诸症悉除，肌力日增，萎缩之肌肉进一步恢复，按上方再服5剂，配合虎潜丸以收全功。并嘱其加强功能锻炼。[叶俊德，叶铿铿．三甲复脉汤治疗肌萎缩侧索硬化症．福建中医药，1986，（6）：38]

4. 甲状腺功能亢进 刀某，女，38岁，傣族，售货员。患者确诊为甲状腺功能亢进2年余。经服他巴唑等西药治疗效果不佳。近1月感消瘦明显伴发热5日。体温38℃左右，已用过多种中西解热药无效。于1990年5月25日就诊。消瘦明显，发热面色潮红，双眼球突出，颈粗，头晕目胀，汗多，全身关节酸痛，心悸、心烦、失眠，纳食差，大便干、小便等西药治疗效果不佳。近1月感消瘦明显伴发热5日。体温38℃左右，已用过多种中西解热药无效。于1990年5月25日就诊。消瘦明显，发热面色潮红，双眼球突出，颈粗，头晕目胀，汗多，全身关节酸痛，心悸、心烦、失眠，纳食差，大便干小便黄。舌质红少苔，脉沉细数虚。体温38.5℃，体重42公斤，血压18/10.8kPa（135/81mmHg），心率115次/分，心律不齐。双侧眼球突出，凝视征阳性。甲状腺呈Ⅲ度弥漫性肿大，质中等无结节，可闻及甲状腺血管杂音。舌及双手抬平明显震颤。血清总三碘甲腺原氨酸3.7μg/L，血清总甲状腺素15mg/L，反T₃0.94μg/L。其值均高于正常。诊断为甲亢危象先兆。辨证为阴虚阳亢，以滋阴潜阳，清热养液，救阴固脱。方选三甲复脉汤加味。处方：炙甘草10g，干地黄20g，生白芍20g，麦冬15g，阿胶10g，麻仁10g，生牡砺15g，生鳖甲20g，生龟板30g，潞党参15g，五味子9g，浙贝母10g。因患者发热数日，配合输液支持治疗。经服上方3剂后热退神清。继续服50剂后，症状与体征悉除。惟甲状腺肿Ⅰ度。复查基础代谢率15%，各项检查恢复正常值。嘱患者继服药半月以巩固疗效后渐停药。4月后随访未复发。[肖妙娥，茶旭．三甲复脉汤治疗甲亢．云南中医药杂志，1995，16（5）：30－31]

5. 慢性荨麻疹 患者，女，26岁，2003年7月12日初诊。全身反复发作风团4年。患者4年前夏季未服过任何药物和特殊饮食而突发风团，周身发痒，经服中药而愈，以后每至夏季或遇热则作，曾先后用中药及抗过敏药物等，效果不著。查：全身可见散在大小不等风团，色红而不甚。舌尖红赤，苔薄白，中心剥脱，脉细弦数。诊断：慢性荨麻疹。证属阴虚生风，心火炽盛。治宜滋阴凉血，清热熄风。方用三甲复脉汤加减：生甘草6g，生地30g，赤芍、牡丹皮各15g，阿胶（烊化）、火麻仁各9g，生牡蛎（先煎）、生鳖甲（先煎）、生龟板（先煎）各20g，白蒺藜10g，炒栀子、黄连各6g。药服5剂，风团渐退，瘙痒不甚，继服7剂，风团消除。次年夏季，又发作1次，但病轻势缓，经用上方调治6剂而愈。后随访2年未作。[南晋生．三甲复脉汤新用．中国民间疗法，2008，16（12）：30-31]

【临床应用】

1. 脑动脉硬化性头痛 总有效率80%。基本方：龟板15g，鳖甲15g，生牡蛎30g，生地黄15g，熟地黄15g，阿胶10g，麦冬10g，五味子5g，何首乌15g，桑叶9g，菊花15g，川芎15g，白芷9g。4周为1个疗程。加减法：头晕眼花加枸杞子、天麻；失眠加夜交藤、丹参、合欢花；健忘或轻度痴呆加石菖蒲、远志；用脑头痛甚者加紫河车；胸闷、呕恶、苔腻、脉滑者加半夏、竹茹、陈皮、枳壳；胀痛加牛膝、石决明；烦躁、口苦、苔黄、脉数者加龙胆草、炒栀子、夏枯草。[丛树芹，张家驹．三甲复脉汤加味治疗脑动脉硬化性头痛50例．山东中医杂志，2000，19（8）：474]

2. 儿童多动综合征 总有效率86.11%。药用：生地黄、麦冬、鳖甲、龟板各7g，白芍、太子参各9g，阿胶、炙甘草、郁金、远志、川芎各5g，生牡蛎15g，石菖蒲、地龙各5g，连服1个月为1疗程。[阮宇鹏，吴勇惠，韩桃．三甲复脉汤治疗儿童多动综合征36例．山东中医杂志，2010，29（7）：458]

3. 血管性痴呆 疗程4周，总有效率93.3%。药用：炙甘草18g，生地黄18g，白芍18g，麦冬15g，阿胶10g，生牡蛎15g，生鳖甲25g，生龟板30g。气虚者加党参30g，黄芪30g；痰火盛者加栀子12g，竹沥20g；血瘀者加鸡血藤30g，地龙20g；阴虚盛者加何首乌20g；言语不清者加石菖蒲20g，白附子10g。[刘耀东，孙丽萍，王敬华，等．三甲复脉汤结合西药治疗血管性痴呆临床观察．广西中医学院学报，2009，12（2）：6-8]

4. 病毒性心肌炎后期快速型心律失常 总有效率91.86%。药用：炙甘草、生地黄、白芍、生鳖甲各20g，麦冬15g，阿胶8g（烊化），生牡蛎、生龟板各30g。心烦不眠者加黄连3g，心中懊恼加朱砂3g（冲服），盗汗者加黄芪60g，胸痛者加鸡血藤30g，三七10g，元胡各10g。共服30天。[何坚，覃崇宁，覃江虹．三甲复脉汤治疗病毒性心肌炎心律失常疗效观察．山西中医，2007，23

(6)：18]

5. 单纯收缩期高血压　组方为：麦冬、干地黄、阿胶、麻仁、白芍、甘草各15g，龟板、鳖甲各10g，牡砺30g。如有舌淡苔腻者，加菖蒲、半夏各15g；如有舌质暗苔黄、心烦躁等加黄连、栀子各15g；如有失眠者加茯神、远志、夜交藤各15g。治疗4周，能降低收缩压，同时又能将舒张压维持在较高水平，使得脉压差减小，更加有利于降压的安全性。[马国华．三甲复脉汤治疗老年单纯收缩压期高血压疗效观察．湖北民族学院学报，2011，28（3）：42－44]

6. 老年性骨质疏松　总有效率88.24%。药用：炙甘草18g，生地18g，白芍18g，阿胶9g，麻仁9g，麦冬15g，牡蛎15g，鳖甲24g，龟板30g。4周为1个疗程，治疗2个疗程。[田其中．三甲复脉汤治疗骨质疏松症68例临床观察．中医药导报，2006，12（1）：32]

7. 肝硬化腹水　三甲复脉汤合猪苓汤，组成：鳖甲、龟板、白芍、阿胶、麦冬、生地、滑石各10g，生牡蛎、猪苓、茯苓、泽泻各20g，甘草6g。加减：腹水量大加白茅根、大腹皮、车前子；气虚加黄芪、白术。总有效率86.7%。[任晓芳，杨振．三甲复脉汤合猪苓汤治疗肝硬变腹水30例．陕西中医，1998，19（3）：105]

【药理研究】

促进神经元分化　三甲复脉汤含药血清可以在体外诱导成年大鼠骨髓间充质干细胞分化为神经元，而且能延长其表达。[邝学媚，廖欣，杜少辉．三甲复脉汤含药血清体外诱导成年大鼠骨髓间充质干细胞分化为神经元．中国临床康复，2005，9（30）：53]

【临证提要】本方有滋阴退热、养液润燥、潜阳熄风之效，用于阴液不足心悸、心痛者。今用于面肌、四肢抽搐，肢体麻木，高血压眩晕，脑动脉硬化性头痛眩晕头痛，喘咳，甲亢发热心悸，耳聋，皮肤瘙痒，儿童多动综合征，血管性痴呆，心律失常，肝硬化等，用其滋阴固本、潜阳软坚。

使用本方时应注意，三甲复脉汤为真阴损伤，虚风内动而设，需邪热已去，纯属阴虚风动者方可使用，若邪热尚盛者，不得与之，以防滋腻恋邪，正如吴鞠通所说："壮火尚盛者，不得用定风珠、复脉。"又热厥由阴液不足、心火炽盛者，需先清心开窍，再与养阴。吴鞠通云："痉厥神昏，舌短烦躁，手少阴证未罢者，先与牛黄紫雪辈，开窍搜邪，再与复脉汤存阴，三甲潜阳，临证细参，勿致倒乱。"

吴鞠通复脉方有三：一甲复脉汤具有滋阴固涩的作用，适用于阴亏便溏之证。二甲复脉汤具有滋阴潜阳、熄风止痉的作用，适用于真阴欲竭，虚风将起，症见手指蠕动者。三甲复脉汤具有养心安神、潜阳熄风的作用，适用于温热伤阴，阴亏已甚，虚风内动，心悸动而痛之证。此外，尚有大定风珠具有滋阴养血、潜阳熄风的功用，适用于神倦瘛疭，脉气虚弱，有时时欲脱之势者，为真阴大亏、虚风内动之证。

小定风珠

【来源】《温病条辨》卷下三焦篇。

【组成】鸡子黄—枚生用　阿胶二钱　生龟板六钱　童便—杯　淡菜三钱

【用法】水五杯，先煮龟板、淡菜得二杯，去滓，入阿胶上火烊化，纳鸡子黄，搅令相得，再冲童便，顿服之。

【功效】滋补真阴，潜阳熄风。

【主治】既厥且哕，脉细而劲。

【方解与方论】本证因热烁肝肾阴液，虚火上冲，故用鸡子黄、阿胶血肉有情之品滋补阴液、平熄内风，龟板、淡菜滋阴潜阳、降逆平冲，童便滋阴降火。

吴鞠通云："鸡子黄实土而定内风，龟板补任而镇冲脉，阿胶沉降补液而熄肝风，淡菜生于咸水之中而能淡，外偶内奇，有坎卦之象，能补阴中之真阳，其形翕阖，故又能潜真阳之上动。童便以浊液仍归浊道，用以为使也。"

【验案精选】

呃逆　黄某某，男，89 岁，退休工程师，患者于 1978 年夏季，因感冒发热，渐至呕吐，四肢厥冷而来院就诊，诊断为休克型肺炎。住院治疗 10 多天，体温仍持续在 38℃ 以上，血压靠升压药维持，病情日趋恶化，而以中医治疗。症见：面赤而憔，目淡无神，口唇干燥，四肢蠕动，循衣摸床，胡言妄语，呃逆连声，其家属云："10 多天未进食，亦未大便，只能饮少量水，小便既黄且短。"察其腹满拒按，身热无汗，四肢尚温，舌质红绛，苔黄厚腻，脉细数而实。此属阳明温病，非急下不能荡除阳明久羁之邪。又见无汗，小便不利，谵语，此热伤营分，邪闭心包，故方配伍清营开窍之品：大黄、厚朴、麦冬、玄参、连翘、竹叶心、郁金 10g，芒硝 6g（冲），生地 15g，人工牛黄 1.5g（冲）。1 剂。头煎大便得下，热退大半，二煎去芒硝。2 日后，白天体温已近正常，诸症悉减，能进少量饮食，撤除升压药。但半夜仍发热，口燥咽干，舌苔干黑，脉细数有力，拟吴氏护胃承气汤微和之：大黄、玄参、麦冬各 10g，生地 15g，丹皮、知母各 6g，1 剂。服后体温正常，舌苔渐化，饮食渐增，但其继续呃逆未愈，夜半为甚，持续数日，脉细而劲，小定风珠主之：鸡子黄 1 枚，阿胶 6g，生龟板 18g，童便 40ml，淡菜 10g，2 剂。先煮龟板、淡菜，去滓，入阿胶烊化，调鸡子黄，再冲童便，顿服之，1 剂呃逆大减，2 剂后痊愈。以饮食调养半月余，起居如常，胸透肺部阴影全消，乃出院。[张明月.休克型肺炎治验.浙江中医学院学报，1982，（3）：56]

【临证提要】小定风珠有滋阴潜阳、熄风降逆之效，主治阴虚阳亢痉厥、呃逆，脉细而劲者。

大定风珠

【来源】《温病条辨》卷下三焦篇。

【组成】生白芍六钱　阿胶三钱　生龟板四钱　干地黄六钱　麻仁二钱　五味子二钱　生牡蛎四钱　麦冬六钱，连心　炙甘草四钱　鸡子黄二枚，生　鳖甲四钱，生

【用法】水八杯，煮取三杯，去滓，再入鸡子黄，搅令相得，分三次服。

【功效】滋阴潜阳。

【主治】神倦瘛疭，脉气虚弱，舌绛苔少，时时欲脱者。

【方解】本证因热邪久羁，灼烁真阴所致，故用鸡子、阿胶血肉有情之品，交通心肾；白芍、生地、麦冬养阴滋液；生牡蛎、生龟板、生鳖甲介类补阴潜阳熄风；五味子收敛欲脱之阴，甘草调和诸药，酸甘化阴；火麻仁养阴润燥。

注：小定风珠与大定风珠均为滋阴熄风之剂，大定风珠滋阴熄风之力强，有敛阴固脱之功；小定风珠滋阴熄风之力较弱，有平冲降逆之功。

【验案精选】

1. 脑梗死　刘某，男，75 岁。2004 年 3 月突发偏瘫，诊为：脑梗死，高血压病 3 级。经单用西药治疗疗效差，遂配合中医治疗。症见：右肢体不遂，头晕，目眩，夜寐不安，舌质绛，苔少，脉弦细数，证属肝肾阴虚，痰瘀阻络之中风，治则：滋阴平肝熄风，祛瘀通络。处方大定风珠汤：阿胶 10g（烊化），鸡黄 2 枚（冲服），龟板、鳖甲、牡蛎、龙骨、石决明各 10g（先下），白芍 20g，麦冬 15g，生地、山萸肉、山药各 20g，钩藤、僵蚕各 10g，地龙 12g，全蝎（冲）3 条，天麻、夜交藤各 10g，甘草 8g，每日 1 剂，水煎取浓汁 200ml，口服，每日 2 次，15 剂后脉静，头晕、目眩减轻，夜寐安，食知味，肢体活动明显有力，再服月余，患者行走如常，诸症消失。[刘耀东，赵城，王志强，等.大定风珠汤加味治疗脑梗死48例.内蒙古中医药，2008，45（2）：45-46]

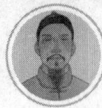

2. 肢体震颤

（1）肝豆状核变性　顿某，男，12 岁，学生，于 2007 年 3 月 18 日以"右上肢颤动 20 天"为主诉来诊，患者因上课听讲注意力不集中学习成绩下降，被家长呵斥后出现右上肢不自主颤动，频率为 30 次/分左右，伴频繁眨眼，摇头，撅嘴。询问家族史，患者父亲有肝豆状核变性病。查血清铜蓝蛋白 0.15g/L，眼科裂隙灯下可见角膜 K-F 环。诊断：肝豆状核变性。治疗起始给予 D-青霉胺等口服，效果不理想，肢颤不止，即加用中医辨证施治。刻诊：肢颤头摇，神情紧张，夜眠不安，口干纳少，舌质红，苔薄黄，脉弦数。证属阴虚风动、虚火扰心。治以滋阴熄风、清心安神。药用：龟板 12g，鳖甲 12g，牡蛎 12g，阿胶（烊化）10g，白芍 10g，生地黄 12g，麦冬 10g，五味子 10g，黄连 8g，僵蚕 6g，鸡子黄 1 枚（搅冲）。水煎，每日 1 剂。服 6 剂后肢颤明显减轻，头摇、眨眼不明显，前方继服 10 剂，肢体震颤消失，夜眠安静。

[杨珂. 大定风珠加减治疗肢体震颤举隅. 河南中医学院学报，2008，23（6）：62－63]

（2）一氧化碳中毒迟发脑病　余某，女，54 岁，工人，2006 年 12 月 8 日来诊，就诊前 1 月因一氧化碳中毒昏迷，抢救 3 天清醒，半月后病人渐出现神志痴呆，沉默不语，二便失控，哭笑无常，并有双手震颤，不能自控，活动时震颤明显。查体：神情呆滞，记忆力、判断力障碍，语言謇涩，双手细微震颤不止，舌质暗红，少苔，脉弦细。颅脑磁共振显双大脑半球白质脱髓鞘改变。诊断为一氧化碳中毒迟发脑病。给高压氧治疗及脑代谢活化剂、扩血管药物应用后，病人智能有所改善，但仍双手震颤不止，故配以中药大定风珠加减施治，药用：龟板 15g，鳖甲 15g，牡蛎 15g，阿胶（烊化）12g，白芍 10g，生地黄 12g，麦冬 10g，五味子 10g，益智仁 12g，远志 10g，莲子心 6g，炙甘草 10g，水煎，日服 1 剂。连服 10 剂后，肢体震颤明显减轻，继服 15 剂，震颤消失，且病人智力明显恢复，大小便可自控，生活能够自理。

[杨珂. 大定风珠加减治疗肢体震颤举隅. 河南中医学院学报，2008，23（6）：62－63]

（3）多系统萎缩　张某，男，63 岁，退休工人，2007 年 6 月 7 日初诊。患者 3 年前逐渐出现行走不稳，动作迟缓，右上肢震颤，言语不流利，二便排解困难，性功能低下，症状渐进加重。近半年右上肢颤动明显，并出现饮水呛咳，日常生活自理困难，故来诊查体：卧位血压 140/90mmHg，坐位血压 120/70mmHg，表情呆板，智力正常，构音障碍，呈吟诗样语言，右上肢静止性震颤，四肢肌张力呈齿轮样增高，肌腱反射活跃，双巴宾斯基征（＋），Romberg 征睁闭眼均不稳，双指鼻试验不准，跟膝胫试验不稳，舌质暗红，少苔，脉沉细。头颅磁共振显示：桥脑、小脑萎缩，桥前池扩大。诊断：多系统萎缩。依照病史及脉证，中医辨证为肝肾阴虚，精血不足，血虚生风。方选大定风珠加减施治，药用：龟板 15g，鳖甲 20g，牡蛎 20g，阿胶（烊化）

12g，白芍 15g，生熟地黄各 15g，麦冬 15g，五味子 12g，当归 15g，女贞子 15g，黄精 12g，炙甘草 10g。水煎，日 1 剂。服此方 10 剂后肢颤减轻，继服 20 余剂，右上肢颤动已不明显，语言也较前流利，大便通畅，生活质量显著提高。[杨珂. 大定风珠加减治疗肢体震颤举隅. 河南中医学院学报，2008，23 (6)：62 - 63]

3. 不寐 王某，男，48 岁，教师，1994 年 3 月 10 日初诊。患者主诉心烦不寐，彻夜不眠，心悸不安，头晕耳鸣，潮热盗汗，五心烦热，健忘多梦，腰膝酸软，遗精等症已 2 年之久，经多方求医，沉病难起。查患者除上述症状外，且有口燥咽干，舌红少苔，小便短赤等症。切诊：脉细数。四诊合参均为阴虚阳亢，扰动心神之候。诊断：不寐（阴虚火旺型）。此因肾阴不足，不能上交于心，心肝火旺，火性炎上，扰动心神。方拟大定风珠加味：鸡子黄 2 枚，阿胶 9g，生地、麦冬、白芍、龟板、牡蛎、鳖甲各 20g，炙甘草 12g，麻仁、炙五味子各 6g。加磁石、龙齿、合欢皮、夜交藤、地骨皮各 15g，知母、山栀各 10g，黄连 6g。6 剂。2 诊：1994 年 3 月 20 日。自述药后不寐，头晕耳鸣等症除去大半，其他诸症均有收效。药中肯綮，方不更改，效法前方继进 12 剂。诸症皆除，其病痊愈。1 年后随访，未再复发。[李东海. 大定风珠新用. 陕西中医函授，1999，(6)：17 - 18]

4. 癔病

（1）症状性癔病 周某某，女，38 岁，1998 年 6 月诊。咽阻伴脘胁满闷 2 年余，加重 1 个月。患者于 2 年前不明原因而感到喉咽部阻塞，吞吐不出，并伴脘痞胁胀，尤其不时自觉周身筋惕肌麻，曾经中西药治疗，效果不显。形体瘦削，性情急躁，腰膝酸软，性事不遂，大便多结，小便涩少，寝食尚安，咽部及 X 线胸部检查，均无异常，舌红苔薄，脉虚数。诊断为症状性癔病，辨证阴液亏虚，内风动跃。治宜滋液熄风。药用：牡蛎 15g（先煎），鳖甲（先煎）、龟甲（先煎）、白芍、生地黄、阿胶（烊冲）、麦冬、天冬、茯神、柏子仁、火麻仁、麦芽各 10g，石斛、玫瑰花、绿萼梅各 6g，全蝎 2g，小麦 50 粒，水煎，每日 1 剂。上方先后连服 15 剂，咽阻及筋惕肌麻等症均见减轻，仍以原方加量研粉水泛为丸，续服 3 个月后，诸症悉除。[雍履平. 大定风珠治疗癔病经验. 中医杂志，2003，44 (1)：18 - 19]

（2）癔病性昏厥先兆 朱某某，女，28 岁，1998 年 11 月 12 日诊。患者性格内向，多愁善感，平生无他疾，惟时觉胸闷气短。近 1 周来，常莫名其妙地独自悲泣，且自觉一缕冷气贯膈冲咽，以致频频嗳气。刻诊：神志清醒，情感抑郁，口干咽燥，目涩，便干，经水如期而至，舌绛少津、苔薄黄、脉细微数。X 线胸透肺野清晰。心电图检查示：窦性心律，电轴不偏，心房室率 81 次/分。诊断为癔病性昏厥先兆，证属肝郁动阳，化火化风。治宜柔肝熄风。药用：牡砺 15g（先煎），龟甲、鳖甲、阿胶（烊冲）、白芍、生地黄、

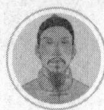

麦冬、石斛、五味子、火麻仁、茯神、麦芽、橘核各 10g，全蝎 2g，炙甘草
6g，小麦 50 粒，大枣 5 枚，水煎，每日 1 剂。4 剂服后，胸腹冲气见止，嗳
气亦缓。效不更方，原方再投 4 剂，悲泣等症消除，前方继服，先后共服 20
余剂，病愈后一如常人。［雍履平．大定风珠治疗癔病经验．中医杂志，2003，44
（1）：18－19］

（3）癔病性激情发作　潘某某，女，45 岁，1999 年 4 月 25 日诊。四肢
抽搐 3 次，头摇 5 天。患者 5 天前，因与人争论，突然倒地四肢抽搐，经针刺
急救，抽搐止息，但神呆不语，呼之不应，且伴不时地摇头，连发 3 次。就
诊时，已能言语，自诉倒地抽搐前一刹那，头痛欲裂，心胸躁热，肌肉刺痛，
心中明白，欲叫不出，欲言不能。平时口唇干燥，时时手指微颤，头部摇动，
心烦不寐，有阵阵饥饿感。询知患者平素善言，情感丰富，颇有显示性和幻
想性。舌红少苔，脉细弱。诊为癔病性激情发作，证属阴虚肝旺，风阳上冒。
治宜滋阴定风。药用：牡蛎 20g（先煎），阿胶（烊冲）、生地黄、天冬、麦
冬、白芍、龟甲（先煎）、鳖甲（先煎）、五味子、柏子仁、酸枣仁、茯神各
10g，炙甘草 6g，黄连 3g，全蝎 2g，大枣 3 枚，小麦 60 粒，水煎，每日 1 剂。
药服 5 剂，头摇渐止，已能入睡，饥饿感亦失。再服上方 5 剂，诸症消除。
并以前方倍量研粉过筛，水泛为丸续服善后。病愈后 2 年，未见发作。［雍履
平．大定风珠治疗癔病经验．中医杂志，2003，44（1）：18－19］

（4）癔病性昏厥　张某某，女，52 岁，2000 年 8 月 20 日诊。发作性昏
倒 3 次，失眠 3 周。患者与夫离异数年，心情多郁，于 3 周前，曾因家事惹
恼，旬日内断续昏倒 3 次。多在情感暴发时突然倒地，喘气，不言不语，双
眼紧闭，面色潮红，全身僵直，当每次医者检查时，似故意逃避，眼球活动
尚好，无病理反射，肌腱反射正常，提示意识并未完全丧失。约在 10 分钟或
1 小时左右苏醒。自述发病开始时突感清窍如蒙，想言而不能言，发音不出；
醒后心中焦烦，时感饥饿，尤其偶闻雷鸣身即汗出，嗳气频繁时则昼夜不能
入眠。刻诊：忧郁貌，形瘦，口干喜凉饮，时而头晕头晕，大便干结，小便
正常，舌红少津、苔薄黄，脉沉细微弦。血压 128/80mmHg。心电图、脑电图
及头颅 CT 检查，均无异常。诊断为发作性癔病昏厥，证属阴虚肝逆，风扰神
明。治宜养阴潜镇。药用：牡蛎 20g（先煎），阿胶（烊冲）、白芍、生地黄、
龟甲、鳖甲、麦冬、玄参、石斛、火麻仁、五味子、菊花、旋覆花（布包）、
茯神各 10g，炙甘草 6g，全蝎 2g，鸡子黄 1 枚（搅冲），大枣 5 枚，水煎，每
日 1 剂。5 剂服后，头晕头晕减轻，嗳气减少。再投 5 剂，失眠及心烦等症均
有好转，原方续进。共服 19 剂，诸症悉除。又以原方制丸连服 3 个月，观察
1 年余，昏厥未发作。［雍履平．大定风珠治疗癔病经验．中医杂志，2003，44（1）：
18－19］

5. 产后抑郁症 董某，女，27岁，1998年10月25日初诊。平素性格内向，多愁善感，3个月前足月剖宫产一男婴，产后出血800ml，恶露1月余方尽。1个月前因琐事与丈夫生气后，出现情绪低落，思维迟钝，失眠多梦，头痛，默默不欲饮食，身体消瘦，伴泌乳量减少，面色黄白，发脱少泽，口干舌燥，腰酸腿软，大便干结，已4日未解，舌淡胖有齿痕，脉细弱。诊断为产后抑郁症。治以滋阴潜阳养血，安神疏肝定惊。药用：生地、麦冬各18g，当归、牡蛎、制龟甲、制鳖甲各15g，五味子、柴胡、白芍、炙甘草各9g，鸡子黄1个，黄芪、党参、茯神各12g。每日1剂，水煎分2次服用，并给予心理疏导。14天为1疗程。服用2个疗程后，精神好转，失眠头痛基本消失，食欲改善，病已见效，原方继服，2个疗程后病愈，已正常上班。[李艳萍. 大定风珠治疗产后抑郁症38例疗效观察. 中医药学刊，2005，23（8）：1491]

6. 小舞蹈病 王某某，男，11岁。住院日期1991年9月19日；出院日期：1991年10月5日。症状：挤眉弄眼半年，扭颈1个月。心肺正常。腹平软，肝脾不大。舌质红、苔白、脉细数。肝功正常，抗链球菌溶血素"O"正常，尿常规、血沉正常，血常规：RBC：5.11×10^{12}/L，WBC：13.3×10^9/L，S：0.7，E：0.01，L：0.28。脑电图：界限正常脑电图。此为肝肾阴虚，水不涵木，阴不潜阳，肝阳升而不利，肝风内动，则导致扭颈，手足不自主动作，肌肉失于充养。肝肾阴虚，血不润燥，阴不济阳，故阳动缩颈，面生风则挤眉弄眼。服：钩藤、僵蚕、白芍、生地、山萸肉各15g，牡蛎、龙骨、山药各20g，石决明、甘草各10g，阿胶5g，烊服。每日1付，水煎，200ml分3次口服。6天后不自主运动减少，只有在注意力集中时才出现。又服前方加龟板10g，鳖甲10g，每日1付10天后出院，症状消失。[姜忠珍，于海洁，王国杰. 大定风珠汤加减治疗12例小舞蹈病. 中医药信息，1996，（4）：38]。

7. 惊悸（高血压、冠心病） 张某某，女，48岁，干部。1980年11月6日初诊。于1971年突发心悸，心率100～120次/分，经查发现血压偏高，长期服中西药，效不著。于本年10月24日经查运动式心电图阳性，普通心电图提示心肌缺血，诊为"冠心病"。询获，患者于1980年10月初突感胸闷痛，动则尤甚，每下楼则心慌胆怯，气短欲坠，周身乏力，且素来头晕入夜尤著，夜不安寐，每逢心悸而紧之时即面部烘热，周身颤动不已、语言随之不能出。望其面虚浮色萎黄少华，舌嫩红干燥，无苔。切其脉小弦滑数，重按则衰。此乃心、肝、肾三阴亏极而肝阳上亢，致心阳随之动荡，络脉为之闭塞。治当育阴和阳，兼以摄纳通润。拟大定风珠加减：生龟板、生牡蛎各30g，生鳖甲18g，熟地、麦冬、炙甘草各10g，白芍25g，丹参15g，五味子12g，鸡子黄1个（分冲），以上方为基础随证加减。于1981年4月23日诸症皆消，复查心电图未发现异常。[许世瑞. 加减复脉汤临床应用. 河北中医，1985，

(3)：17]

8. 眩晕 张某，男，38 岁，职工。1994 年 7 月 15 日初诊。患者自诉头晕耳鸣，少寐多梦，腰膝酸软，失眠健忘，目赤干涩，盗汗遗精，伴五心烦热，口干喜冷饮等症已 1 年之久。经多方医治无效。查患者除上述症状外，时有便秘，小便短赤，舌红少苔等症，切脉弦而细数。四诊合参均系阴虚阳亢，火邪升动之候。诊断：眩晕（阴虚火旺型）。此因患者平素肾阴不足，又加久泄伤肾，使阴津不足，水不涵木以致阴虚阳亢，火邪并动，上扰清窍而致眩晕。治宜清热降火，补肾滋阴。方拟大定风珠加味：鸡子黄 2 枚，阿胶 9g，生地、麦冬、白芍各 18g，生龟板、生牡蛎、鳖甲、炙甘草各 12g，麻仁、五味子各 6g。加地骨皮、代赭石各 20g，怀牛膝、黄柏、莲须、合欢皮、夜交藤各 15g，黄连 6g，6 剂。2 诊：1994 年 7 月 22 日。自述药后眩晕耳鸣除去大半，其他诸症均有明显转轻。药已对症，方不更改，再进 12 剂。诸症悉除。[李东海. 大定风珠新用. 陕西中医函授，1999，(6)：17 - 18]

9. 顽固性荨麻疹 史某，女性，32 岁，1997 年 4 月 24 日初诊。患者荨麻疹 3 年余，症见遇冷遇热发作，躯干四肢散发大小不等的风团样皮疹，奇痒难忍，月经后为甚，面色少华干糙，大便干燥，口干多饮，脉细数，舌质红，少津无苔，证属阴虚血少，内风化热之象。药用大定风珠汤：炒白芍 12g，生地黄 12g，麦门冬 12g，阿胶 10g（烊化），龟板 15g，鳖甲 15g，牡蛎 15g，炙甘草 10g，火麻仁 8g，五味子 10g，红枣 10g，生姜 3 片，每日 1 剂水煎，分 3 次服，每次入鸡子黄 1 枚，随药汁冲服 5 剂。二诊：诉皮疹基本消退，口干多饮，大便干燥亦趋正常。再服 5 剂巩固疗效而愈，患者恢复正常工作，随访 2 年未复发。[倪晓畤. 大定风珠治疗顽固性荨麻疹 31 例. 中国民间疗法，2000，8 (8)：30 - 31]

10. 耳鸣 李某，男，23 岁，职工。1993 年 12 月 2 日初诊。望诊见患者面颊潮红。主诉耳鸣眩晕，腰膝酸软，耳鸣如蝉，入夜更甚，颧赤目涩，口干舌燥，手足心热，失眠遗精等症已半年之久。经多方治疗，均未奏效。问诊知患者发病前正值新婚之际，因房劳过度而发病。查患者除上述症状外，且有心烦盗汗，便秘尿赤，口渴多饮，舌红苔薄等症。切脉细数。四诊合参均为肾阴不足，阴虚火旺，邪火上乘清窍之候。诊断：耳鸣（肾阴不足型）。此因患者嗜欲无节，房劳过度而伤肾，使肾阴不足，阴虚火旺，邪火上乘扰乱清窍而成耳鸣。治宜滋肾降火，收摄清气。方以大定风珠加味：鸡子黄 2 枚，阿胶 10g，生地、麦冬、白芍各 20g，生龟板、生牡蛎、鳖甲、炙甘草各 12g，麻仁、五味子各 6g。加地骨皮、代赭石、龙骨各 20g，黄柏 10g，枣仁、柏子仁、怀牛膝各 15g，黄连 6g。6 剂。2 诊：1993 年 12 月 10 日。自述药后耳鸣眩晕减去大半，其他诸症均有明显改善。药中病机，方不更改，宗法前方继服 12 剂。诸症皆平，其病获愈。1 年后随访，旧恙未发。[李东海. 大定风珠新用. 陕西中医函授, 1999, (6): 17-18]

11. 甲亢 江某某，女，47 岁，2005 年 2 月 3 日初诊。自述半年来明显消瘦体重下降 10kg，但饭量反较平时增加 1 倍，躁动不安，口干苦，心烦失眠，手足心热，眼突手颤，肠鸣漉漉，大便溏。检查甲状腺肿大，听诊心音亢进，心脏扩大，心率 100 次/分，舌质稍绛少津，脉虚细数而上鱼际、寸强尺弱。同位素检查：$T_3$6.6nmol/L，$T_4$42.3nmol/L。确诊为甲状腺功能亢进症，辨证属阴虚引动内风，阳亢不敛。治宜滋阴熄风潜阳，选大定风珠加减。药用：生地、生牡蛎、生白芍各 30g，阿胶（烊化）、浙贝母各 10g，炙甘草 20g，生鸡子黄 2 个（冲），夏枯草、五味子、玄参各 15g，黄连、龟板粉（冲）、鳖甲粉（冲）、黄芩各 6g，乌梅 24g。每日 1 剂，水煎服。上方服 10 剂后，烦热渐轻，可入眠。20 剂后手颤已微，眼突减轻，多食易饥现象消失，体重增加 2.5kg。因口苦已除，上方去芩、连，又服 10 剂，诸症基本消失，体重增加 5kg，复查 $T_3$3.8nmol/L，$T_4$20nmol/L。随访 4 年未复发。[石明山，石倩玮. 大定风珠加减治疗甲状腺功能亢进症的经验. 山西中医, 2010, 26 (5): 6]

【临床应用】

1. 脑梗死 肝肾阴虚型，总有效率 96%。大定风珠汤加味：阿胶 8g（烊化），鸡黄 2 枚（冲服），龟板、鳖甲各 10g（先下），白芍 20g，麦冬 15g，生地、山萸肉、山药各 20g，钩藤、僵蚕、牡蛎、龙骨、石决明各 10g，地龙 12g，全蝎（冲）3 条。痰热较重者去龟板加胆南星 5g，全瓜蒌 15g；失眠多梦者加珍珠母 15g（先煎），夜交藤 15g；便秘者加生大黄 8~10g（后下）。疗程 1 月。[刘耀东，赵城，王志强，等. 大定风珠汤加味治疗脑梗死 48 例. 内蒙古中医药, 2008, 45 (2): 45-46]

2. 产后抑郁症 总有效率为 81.6%。药用：生地、麦门冬、白芍各 18g，当归、牡蛎、制龟板、制鳖甲各 15g，五味子、阿胶（烊化）、炙甘草各 9g，鸡子黄 1 个。伴口苦、小便短赤，加丹皮、知母各 10g；体倦乏力、纳差、脉细弱，加黄芪、党参各 15g；大便干结加火麻仁 9g。14 天为 1 疗程，连用 2~3 个疗程。[李艳萍. 大定风珠治疗产后抑郁症 38 例疗效观察. 中医药学刊, 2005, 23 (8): 1491]

3. 帕金森病异动症 有效率 76.67%。药用：生地黄、阿胶、白芍、麦冬、山茱萸、龟板、鳖甲、生牡蛎、火麻仁、五味子、全蝎、地龙、炙甘草。共 28 天。[明康文，洪创雄. 加味大定风珠治疗肝肾阴虚型帕金森病异动症临床研究. 新中医, 2010, 42 (2): 23-24]

4. 面肌痉挛 组方：鸡子黄 2 枚，阿胶 9g，干地黄、麦冬、白芍各 18g，生龟板、生鳖甲、生牡蛎、炙甘草各 12g，麻仁、五味子各 6g。病久加僵蚕、地龙、川芎、黄芪各10g，眩晕耳鸣加天麻、钩藤各10g，脾虚便溏去干地黄、麦冬、麻仁。水煎去渣，再入鸡子黄搅匀温服，阿胶烊化冲服，每天1剂。配合针刺。15天为1个疗程，治疗2个疗程。半年后随访评定疗效。总有效率93.8%。[吴瑞兰，王丹，周艳玲，等. 大定风珠加减配合辨证取穴针刺治疗面肌痉挛48例疗效观察. 中国医药导报，2010，7（7）：67]

5. 老年性舞蹈病　总有效率达100%。方药：生白芍18g，阿胶9g，生龟甲12g，干地黄18g，麻仁6g，五味子6g，生牡蛎12g，麦冬（连心）18g，炙甘草12g，生鸡子黄2枚，玄参18g，生鳖甲12g。兼有脾虚者加党参12g，肾阳虚者加肉桂3g，兼有痰浊者加茯苓15g、陈皮9g，兼有瘀血者加红花9g。1个月为1疗程。[江红，高兵兵，邱丽敏. 大定风珠汤加减治疗老年性舞蹈病36例. 光明中医，2008，23（2）：219]

6. 改善阴虚风动型慢性肾衰骨矿物质代谢紊乱，改善血磷水平与贫血状态　药物：白芍18g，熟地18g，五味子6g，麦冬18g，炙甘草12g，麻子仁12g，阿胶9g（烊化），生牡蛎24g（研细冲服），龟板12g（先煎30分钟），鳖甲12g（先煎30分钟）。趁热加入生鸡子黄1～2枚，搅匀。3个月为1个疗程。[吴玉生，李士林，李金花，等. 大定风珠对阴虚风动型慢性肾衰患者骨矿物质代谢紊乱的改善. 中药药理与临床，1999，15（1）：39-40]

7. 巩固慢性乙肝治疗　大定风珠能稳定肝功能，有抗肝纤维化作用。组成：鳖甲、龟板各15g，牡蛎、白芍、生地各20g，火麻仁5g，麦冬、阿胶各10g，五味子6g，鸡子黄2枚，炙甘草12g。[李伟林，赵仙铭，项一群，等. 大定风珠巩固治疗慢性乙型肝炎的后续效应观察. 中西医结合肝病杂志，2002，12（2）：37-38]

8. 顽固性荨麻疹　31例服药10天治愈者8例，服药14天治愈者23例。大定风珠：炒白芍12g，生地黄12g，麦门冬12g，阿胶10g（烊化），龟板15g，鳖甲15g，牡蛎15g，炙甘草10g，火麻仁8g，五味子10g，红枣10g，生姜3片。龟板、鳖甲可改用珍珠母、生龙骨代之。瘙痒甚者加白鲜皮、地肤子；纳呆者减阿胶，加焦三仙；兼有表证者加防风、荆芥。[倪晓畴. 大定风珠治疗顽固性荨麻疹31例. 中国民间疗法，2000，8（8）：30-31]

【临证提要】本方有滋液填阴、柔肝熄风之功。适用于阴虚风动证。现用于精神神经系统疾病、脑血管疾病的治疗，尤其是伴有舌红少苔、震颤者。本方也用于甲状腺疾病治疗，肿大明显者合消瘰丸，心肾不交烦躁失眠严重者合黄连阿胶汤，气滞者加香附、青皮，痰凝者加海藻、昆布、浙贝、二陈汤等，肝火偏亢者加龙胆草、栀子。

方中鸡子黄一味，可用玄参代替，近人有认为鸡子黄舍去也不影响全方疗效。麻仁肠鸣便溏不用，可用乌梅等代替。《温病条辨》提出本方加减法："喘加人参，自汗者加龙骨、人参、小麦，悸者加茯神、人参、小麦。"

连梅汤

【来源】《温病条辨》卷三下焦篇。

【组成】黄连二钱　乌梅三钱，去核　麦冬三钱，连心　生地三钱　阿胶二钱

【用法】水五杯，煮去二杯，分二次服。

【功效】滋阴柔肝清热。

【主治】暑邪深入少阴，消渴者；入厥阴，麻痹；心热烦躁。

【方解】本证因暑邪羁留少阴、厥阴，灼烁阴液所致，黄连清热，乌梅生津，阿胶滋阴养血，麦冬、生地黄滋阴清热。本方黄连、乌梅合用能滋阴清热，生地、麦冬配伍乌梅能滋阴生津，故吴鞠通谓之为："酸甘化阴，酸苦泄热法。"

注：连梅汤与乌梅丸组成、功效有别。两方均用乌梅、黄连，但连梅汤中用麦冬、生地、阿胶，侧重于养阴、生津。乌梅丸则益气养血、苦寒、辛热之品并用，治疗寒热错杂，气血虚弱不足之久利。

【验案精选】

1. 消渴（糖尿病）　杨某，女，43岁。1993年4月26日初诊：患糖尿病5年。经常服用"消渴丸"、"优降糖"、"D-860"等，病情时有反复，颇为苦恼。刻诊：口干渴欲饮，小溲频多，形体消瘦，五心烦热，舌红少津，苔薄黄，脉沉细数，查尿糖（＋＋＋），空腹血糖18.4mmol/L，责之素体阴虚，燥热津伤，精微不固，投以连梅汤加味。处方：黄连4g，乌梅12g，生地25g，麦冬20g，天花粉20g，山萸肉12g，牛膝15g，5帖。二诊：药后口渴大有好转，尿量基本正常，复查尿糖（＋），苔脉同前。原方继进10帖，精神转佳，烦热已除，口不渴，查尿糖（－），空腹血糖7.2mmol/L，嘱取猪胰3具焙干研粉装胶囊，每服4粒，3次，以巩固，并注意饮食忌宜，定期检查血、尿糖。追访半年，一切正常。[齐玉卓．连梅汤临床运用举隅．实用中医内科杂志，1997，11（3）：20－21]

2. 心悸（病毒性心肌炎）　周某，男，49岁，1992年9月18日初诊：1周前曾患"感冒"，现以胸闷、心悸、心前区隐痛来诊。心电图示：T波低平，频发室早。西医诊断：病毒性心肌炎、室早。刻诊：心悸胸闷隐痛，口干苦，神疲，夜寐多梦，手足心热，舌质红有紫斑，苔少黄，脉细结代。证属邪热伤阴，扰动心神，心脉瘀阻之候，宜清热滋阴，活血宁心安神，予连梅汤加减。药用：黄连8g，生地25g，麦冬20g，乌梅12g，丹皮10g，丹参20g，川芎15g，炙甘草6g。5帖，水煎服。二诊：药后诸症悉减，舌红苔薄，

脉细无结代,效不更方,原方 5 帖,继服。三诊:诉无自觉不适,复查心电图正常,嘱服用天王补心丹 2 周巩固。[齐玉卓.连梅汤临床运用举隅.实用中医内科杂志,1997,11(3):20-21]

3. 胃痛(萎缩性胃炎) 薛某,男,57 岁,1993 年 7 月 16 日初诊:患胃脘痛 3 年,形体偏瘦,经纤维胃镜检查诊为慢性萎缩性胃炎。刻诊:胃脘部嘈杂隐痛不舒,口干不欲饮,大便干结,苔薄黄,舌质红,脉细弦。证属胃阴不足,虚火内生,胃体失养所致,治拟滋阴泄火,养胃止痛,用连梅汤加味。处方:生地 12g,麦冬 15g,阿胶 12g(烊化冲入),黄连 6g,乌梅 15g,白芍 15g,北沙参 15g,玉竹 12g,炙甘草 6g,7 帖。二诊:服药 7 帖后胃痛减轻,口干嘈杂好转,大便通畅,苔薄白,药中肯綮,宗原方略有增减,服 27 帖后诸症悉除。续用胃酶合剂 10g,每日 3 次口服,调治 2 月,经钡餐摄片复查无异常。[齐玉卓.连梅汤临床运用举隅.实用中医内科杂志,1997,11(3):20-21]

4. 妇科疾病

(1)闭经 刘某,30 岁。1994 年 4 月 21 日诊。主诉闭经 2 年余。患者于 1990 年丧子,此后精神抑郁,胸闷常太息,终日神志恍惚,心悸气怯,眠差多梦,纳食不香,口干唇燥,形体日渐消瘦,乃至月经闭止。舌质黯红、苔薄,脉细数。此乃情志抑郁,心气停结,营阴暗耗,心火偏亢。治宜疏肝解郁、养心阴、通心气、清心火、和血脉。方用连梅汤加味:黄连、远志、炙甘草、乌梅各 6g,麦冬、柏子仁、合欢皮、泽兰、卷柏、牛膝、阿胶(化服)各 12g,生熟地各 15g,香附 9g。上方连续服用 20 剂,心悸、失眠、多梦等症状减轻,月经来潮,但量少色黯。嘱继服上方 10 剂后,以逍遥丸与柏子仁丸交替服用 3 个月,巩固疗效。随访 2 年,月经正常。[杨善栋.连梅汤活用治疗月经病.浙江中医杂志,1998,(2):88]

(2)绝经前后诸症 赵某,47 岁。1995 年 5 月 5 日诊。近 3 年来,自感烘热频繁,心悸汗出,失眠多梦,口苦咽干,大便干结,月经稀少。舌红苔薄,脉细数。诊为更年期综合征,此属肝肾阴虚,心火亢盛,心肾不交所致。治宜补肝肾、清心火、交通心肾。方用连梅汤出入:黄连、乌梅各 6g,生地、百合各 15g,麦冬、阿胶(化服)、合欢皮各 12g,远志 8g,龙骨、牡蛎各 30g。服药 10 剂,烘热、汗出、心悸好转,每夜睡眠 6 小时以上,继服上方获愈。[杨善栋.连梅汤活用治疗月经病.浙江中医杂志,1998,(2):88]

5. 血精(精囊炎) 张某某,男,53 岁,已婚,工人。1990 年 6 月 3 日初诊。主诉同房时排出鲜红精液已数月余,曾求治于多家医院,行相关检查后,确诊为"精囊炎",给予中药及抗生素等治疗不效。近两三个月来症状加重,每次性交时均为肉眼血精,同时伴有腰痛膝酸软、小腹及睾丸隐痛。既往"肝硬化"病史 10 年,时感两胁隐痛,性情急躁,头晕耳鸣,少寐多梦,尿黄口干，舌淡红，有龟裂，苔薄黄，脉弦细。体格检查未见异常。专科检查：外生殖器无异常，双侧睾丸大小正常，质硬，无压痛，结节；附睾不肿硬，输精管及精索静脉（－）；肛指检查前列腺中等大小，质地中等，无触痛。前列腺液检查，卵磷脂小体（＋＋），白细胞 2～10/HP；精液检查：脓细胞（＋＋＋），红细胞（＋＋＋＋），精子计数26106/ml，活动率45％，活动力30％，畸形15％。诊断：精囊炎。中医辨证属阴虚火旺，热入精室，血热妄行，并精而出。治宜滋阴降火，佐以凉血止血。方用连梅汤加味：黄连10g，乌梅15g，生地15g，麦冬10g，阿胶10g（烊化兑服），生山栀子12g，大小蓟各15g，生甘草6g，小茴香6g，三七粉3g（冲服）。5剂，水煎服。二诊6月9日：服药后精液色泽明显变淡，自觉症状减轻，守方继进7剂。三诊6月17日：肉眼血精消失，无明显不适感，精神转佳，前列腺液及精液检查无异常，病告痊愈。[杨欣．连梅汤在男科临床运用举隅．江西中医药，1995，26（4）：13－14]

6. 口糜 王某，32岁。1992年6月20日诊。经行口舌生疮，舌体疼痛，反复发作，羔延3载。每次经前5～6日即开始，上下唇内、双侧颊黏膜及舌均有溃疡，尤以舌为甚，疼痛难忍，伴有烦躁、失眠、多梦、口眼干燥、大便干结、小便短赤灼热。舌红少苔，脉细数。此系肝肾阴虚、虚火上炎所致。治宜滋阴降火、清热润燥。方用连梅汤加味：黄连、乌梅各6g，阿胶（烊化）10g，生地15g，麦冬、白芍、玄参、北沙参、石斛各12g，生甘草3g。投药10剂，月经7月1日来潮，诸症减轻，口疮未再复发。阴虚难复，宗方缓图。[杨善栋．连梅汤活用治疗月经病．浙江中医杂志，1998，(2)：88]

【临床应用】

1. 2型糖尿病 可改善阴虚热盛证2型糖尿病患者糖代谢，降低血糖、糖化血红蛋白，使血清 CRP、IL-6 水平明显下降，缓解体内炎症反应，防治糖尿病大血管并发症。药用：黄连10g，乌梅15g，麦冬30g，阿胶（烊化）10g。治疗16周。[梁苹茂，甄红旸，范春来，等．连梅汤对阴虚热盛证2型糖尿病患者血清C反应蛋白和白细胞介素6的影响．中国中医药信息杂志，2006，13（5）：13－14]

2. 急性细菌性痢疾 基本方：黄连10g，乌梅20g，麦冬、生地、石斛各15g，木瓜、太子参各10g，阿胶10g（烊化）。若腹胀厌食者加枳壳、木香各9g。[蔡安和，黄艳辉．连梅汤治疗急性细菌性痢疾36例．中国中医急症，2008，17（16）：762]

【药理研究】

调节脂肪代谢 连梅汤水煎剂可减低2型糖尿病大鼠脂肪组织单核细胞趋化因子（MCP-1）、脂肪酸合成酶（FAS），改善脂肪组织微炎症及脂代谢紊乱。[朴春丽，韩笑．连梅汤干预2型糖尿病大鼠脂肪组织微炎症的实验研究．吉林中

医药，2010，30（12）：1095-1097]

【临证提要】连梅汤具有清热滋阴之功效，用于发热不退，下利，烦躁，口渴引饮，倦怠，麻痹，神志昏迷，舌苔黄，舌质红，舌边尖起朱点，脉细数等。今用于糖尿病、萎缩性胃炎、菌痢等，以及生殖系统疾病的治疗。

连梅汤可用于湿热、阴亏的菌痢，取其酸苦泻热燥湿、酸甘化阴之效。临床使用时需注意与白头翁汤鉴别。白头翁汤主治湿热痢疾，症见腹痛里急后重，便脓血，舌红苔多黄腻者；本证之舌多光红少苔。

吴鞠通云："脉虚大而芤者加人参。"

椒梅汤

【来源】《温病条辨》卷三下焦篇。

【组成】黄连二钱　黄芩二钱　干姜二钱　白芍三钱，生　川椒三钱，炒黑　乌梅三钱，去核　人参二钱　枳实一钱五分　半夏二钱

【用法】水八杯，煮取三杯，分三次服。

【功效】温中敛肝，清热降逆。

【主治】消渴，心下板实，呕恶吐蛔，寒热，下利血水，甚者声音不出，上下格拒者，舌灰。

【方解】本证因暑热深入厥阴，木乘土虚，故用白芍、乌梅酸苦泻木柔肝，花椒、干姜温中散寒，黄连、黄芩清热，党参健脾益气，半夏、枳实和胃降逆。方中黄芩、黄连合乌梅、白芍酸苦清热，干姜、半夏、川椒合人参辛甘温中健脾，故本方是"酸苦复辛甘法"。

【验案精选】

1. 过敏性紫癜　李某，男，12岁，1992年1月15日初诊。患儿于半月前腹痛1次后，次日在小腿出现散在紫癜，逐渐蔓延至双大腿、阴囊、臀部处，继则双上肢、前臂亦出现紫癜，伴右膝关节酸痛。在乡医院肌内注射青霉素、止血敏、地塞米松等治疗，紫癜有增无减，而来我院儿科门诊。查双下肢自臀部以下至足背，双上肢腕关节以上皮肤满布斑片状紫癜，压之不褪色，扪之稍有灼热感，瘙痒，时有恶心，呕吐食物及黄水，鼻中流血，大便血水，面色苍白，头汗淋漓，两颧潮红，口干不欲饮，舌质胖嫩，苔薄黄，舌边满布齿印，脉细略数。诊为血证（紫癜），病在太阴、厥阴二脏，属脾虚肝旺、寒热错杂之证。治拟扶脾敛肝，宁络止血，椒梅汤加减治之。处方：党参10g，乌梅20g，川黄连4g，炒黄芩10g，炮姜6g，川椒6g，赤芍20g，白芍20g，紫草6g，丹参20g，防风6g，地榆炭20g，焦山栀6g。连服1周后，

紫癜渐消，继服 1 个月，患儿康复，1 年后随访，未再复发。[张荣明. 椒梅汤加减治疗儿童过敏性紫癜 1 例. 南京中医药大学学报，1997，13（2）：101]

2. 胆囊炎、胆结石 卢某，男，53 岁，1988 年 7 月 18 日因发热，右上腹胀痛入院。诉 1988 年 7 月 11 日因饮酒后出现右胁下痛，恶心呕吐，在本院门诊服中药四逆散及小柴胡汤加减，西药阿托品、土霉素、先锋霉素等无效。7 月 17 日病情加剧，遂入院诊治，诉畏寒、发热、右胁下胀痛，伴头晕、恶心、纳呆、口苦、小便黄、大便调。检查：神清、急性病容，体温 38.1℃，脉搏 91 次/分，呼吸 18 次/分，血压 18/11kPa（135/82mmHg），皮肤巩膜无黄染。两肺呼吸音增粗，无啰音，心律齐，无杂音，腹软，右上腹压痛，无反跳痛，肝肋下 0.5cm，质软，墨菲征阳性，脾未触及，血白细胞 10.8 × 10^9/L，中性粒细胞 0.88，B 型超声波检查：胆囊 65mm×30mm，囊壁粗糙，囊内见 4mm×3mm 增强光团伴声影有移动。提示：胆囊炎、胆石症。西医诊断：胆囊炎并胆石症。中医诊断：胁痛（肝胆湿热型），用庆大霉素、氨苄青毒素交替静脉滴注，中药以龙胆泻肝汤加味治疗 3 天，体温仍为 38℃，病情无变化。遂停用抗生素，继续静脉补液，中药改为椒梅汤加味：黄连 9g，黄芩 15g，干姜 9g，白芍 20g，花椒 12g，乌梅 30g，枳实 9g，半夏 9g，金银花 20g，连翘 15g，党参 15g，陈皮 9g，代赭石 15g，水煎温服，每日 3 次。服药 1 天后自觉症状减轻，3 天后体温正常，去金银花、连翘、代赭石、陈皮加金钱草 20g，服药 20 天后复查血白细胞正常。再继续服药 20 天，自觉症状消失，B 型超声波检查：胆囊 30mm×24mm，胆囊壁光滑，无异常增强光团。提示：胆囊正常。痊愈出院。随访 4 年未见复发。[邓月贞，刘德荣. 椒梅汤加减治疗胆囊炎胆石症 80 例. 广西中医药，1993，16（5）：19-20]

3. 胃痛 邓某某，男，47 岁，农民。痢疾初愈，冒雨着凉后进食酒肉，遂发胃痛。病已两月，痛时自觉气上攻心胸，痛甚则昏厥，伴胃中灼热感，痞塞不通，后酸，纳呆，大便稀挟抱沫及黏液。面色白，四肢欠温。舌暗红，苔灰白而腻，脉弦细无力。辨证为寒温失宜，饮食不节，致肠寒胃热，格拒作痛。从仲景于气上撞心，心中痛热，不欲食者，主以乌梅丸，平调寒热。遂疏方：川椒 15g，乌梅 10g，黄连 15，黄芩 10g，干姜 10g，半夏 20g，党参 10g，枳实 15g，莱菔子 15g，白芍 15g，薤白 15g。连服 3 剂，其痛缓解，大便成形，但仍有黏液。上方小其制并加神曲 10g，木瓜 15g，甘草 10g，继服 6 剂，诸症消失，后以越鞠丸调理而愈。[董廷汉. 椒梅汤临床活用. 上海中医药杂志，1986，（8）：3]

4. 直肠炎 刘某，女性，33 岁。近 5 年常泻黏液溏便，经纤维结肠镜与病理学检查诊断为直肠炎、回肠末端炎及炎性细胞浸润，多方医治少效，于 2002 年 5 月 2 日来诊。患者身形消瘦，肢凉乏力，食少脘痞，或兼呕逆，口苦干不饮，大便每日4~5次，为溏便，混白色黏液或见少许血冻，小腹胀痛隐隐，喜温喜按，肛门痛坠，脉弦涩，舌淡红，苔薄白微腻。此乃寒热错杂，本虚标实，颇类邪入厥阴、肝木乘土之痢疾。治以寒温并用，扶土抑木。取椒梅汤合白头翁汤加减：乌梅、白芍、白头翁各15g，黄芩、法半夏、秦皮各10g，党参、黄连、厚朴、石菖蒲各6g，花椒、干姜各4g。水煎内服，每日1剂。服上方10剂，脘舒纳增，腹已不痛，每日解软便2次，尚夹少许黏液，肛门痛坠较甚，脉弦缓，舌淡红，苔薄白。此肝木乘土之势已缓，湿热廓清，而脾虚气陷未复。拟调和肝脾、益气升陷为治法。予椒梅汤合三奇散加减：黄连6g，花椒、干姜各2g，乌梅、黄芩、法半夏、枳壳、防风各10g，党参、白芍、黄芪各15g，荷梗20g。煎服法同上。再服15剂，病情进一步改善，肛门坠痛亦大减。患者以为病愈而停药，半月后病情反复。于6月10日再来诊，宗复诊方并参六君子汤意增损，续服50余剂，诸症消失，8月11日经纤维结肠镜复查示大肠未见异常。随访至2003年1月，云未复发。[彭慕斌．彭景星治验两则．中国中医急症，2004，13（8）：527]

5. 眩晕 刘某某，女，68岁。1991年3月15日初诊。经常眩晕，近10余天来加剧，阅前病历服天麻钩藤饮、半夏天麻白术汤类无效。站立则欲仆地，卧则需向左侧眩晕方可减轻。干呕纳呆，疲乏无力，口干苦。舌淡红、苔薄黄，脉弦细。原有脑动脉硬化病史。证属阴阳失调，肝风内动。治以泻肝缓急，敛阴熄风。方用椒梅汤加减：蜀椒6g，乌梅15g，干姜3g，法半夏10g，川黄连6g，枳实9g，白芍12g，黄芩9g，甘草3g，白参6g，牡蛎20g。服4剂后，眩晕减轻大半，继以原方加减再服6剂，眩晕完全消失。[刘宜进．眩晕证临床治疗经验．湖南中医杂志，1994，10（5）：72]

【临床应用】

1. 溃疡性结肠炎 内服椒梅汤加减。基本方：人参10g，半夏9g，白芍15g，乌梅15g，川椒6g，干姜9g，枳实15g，黄连9g，黄芩9g，甘草9g。加减：湿热偏盛者加黄柏、败酱草、赤茯苓、白头翁；脾虚湿盛者加茯苓、苍术、白术、薏苡仁；脾肾阳虚明显者加炮附子、赤石脂、补骨脂、肉豆蔻；兼肝气郁滞者加柴胡、木香、佛手、青皮；兼瘀血阻滞者加丹参、赤芍、三七、桃仁。外用生肌愈溃汤保留灌肠。15日为1疗程。总有效率92.9%。最短3个疗程，最长8个疗程。[余瑞华，董元刚．中西医结合治疗溃疡性结肠炎28例．山西中医，1997，13（3）：25]

2. 胆囊炎胆石症 总有效率91.2%，药用：黄连9g，黄芩15g，干姜9g，白芍20g，花椒20g，党参15g，乌梅15g，枳实9g，半夏9g。加减：大便秘结加大黄、玄明粉；恶心呕吐加代赭石、陈皮；发热重去干姜加金银花、连翘。10天为1疗程。一般治疗3~4个疗程。[邓月贞，刘德荣．椒梅汤加减治

疗胆囊炎胆石症 80 例 . 广西中医药，1993，16（5）：19－20]

3. 腹型过敏性紫癜 总有效率 98.5%。椒梅汤：川雅连 6g，炒枯芩 10g，淡干姜 6g，潞党参 10g，白芍 30g，川椒 10g，乌梅 30g，姜半夏、炒枳实各 10g。加减：血热较甚，去党参，加炒生地、粉丹皮、牛角腮。皮疹瘙痒较甚，加青防风、紫草。鼻衄不止或血尿者，加焦山栀、大小蓟。纯利血水，以炮姜易干姜，加炒地榆。兼有关节症状者，加木防己、川桂枝、秦艽。连服 3 周。[潘焕鹤 . 椒梅汤治疗腹型过敏性紫癜 68 例临床观察 . 江苏中医药，1988，（3）：9]

【临证提要】 本方具有敛肝和胃，清热降逆之功，用于消渴，呕恶，下利。今用于过敏性紫癜、肠炎、胆结石、胃痛、眩晕、心悸等杂病，只要属于厥阴上犯阳明，寒热虚实兼见，上下格拒者即可用椒梅汤治疗。

三才汤

【来源】《温病条辨》卷三下焦篇。

【组成】 人参三钱　天冬二钱　干地黄五钱

【用法】 水五杯，浓煎两杯，分二次温服。

【功效】 益气滋阴清热。

【主治】 寝不安，食不甘，神识不清。

【方解】 本证因暑伤气阴，故用人参益气，天冬、地黄滋阴清热。方中重用甘凉之品，佐以甘温益气，故为"甘凉法"。

【验案精选】

1. 男子不育 宫某某，男，28 岁，司机，1983 年 8 月 12 日诊（结婚 3 年无嗣，其妻妇科检查无异常。曾采用多种方法治疗无效，精液常规检查：量 1.5ml，计数 300/ml，精子活动力 20%，正常精子占有 10%。时常腰腿酸痛，尤其在同房次日或出车后劳累过度而加如剧，整日精神不振，头晕目眩，记忆力差，肌肉欠丰，饮食一般，脉沉缓无力，舌淡苔薄白。此乃肾气不足，精血亏虚所致。治宜补肾填精，养血益气。人参 6g，熟地 12g，山药 30g，天冬、龟胶、枸杞、淫羊藿、菟丝子、金樱子各 10g。连续治 2 月，服药 30 余付，自觉症状大有改善。精液复查：计数 5000/ml，活动力良好，正常精子 85%。再坚持服药 2 月，其妻已孕，1984 年 9 月喜添贵子。[张道诚 . 三才汤加味治疗不育证 42 例 . 四川中医，1994，（2）：33]

2. 糖尿病 陈某，女性，36 岁，工人。1997 年 11 月 23 日初诊。有糖尿病史 2 年，常服灭糖尿等西药。症见食欲亢进，饮水倍增，小便频数，周身烘热，倦怠乏力，失眠多梦，易汗盗汗，腰酸背痛。舌边红、苔淡黄薄腻，脉弦细。查空腹血糖 15mmol/L，尿糖（＋＋＋）。此消渴病之阴虚燥热、脾肾两亏证。治以滋阴降火，益肾补脾。服用上述基本方 20 剂，生晒参 10g，天门冬 10g，生地黄 30g，山茱萸 15g，丹皮 10g，天花粉 30g。症情好转。1 疗程后血糖、尿糖检查趋向好转。坚持服药 3 个疗程，症状消失，空腹血糖 6.2mmol/L，尿糖阴性。1 月后复查亦均正常。随访半年余，未见复发。［张雨时.三才汤加味治疗糖尿病.江苏中医，1999，20（5）：33］

3. 气淋 李某，女，75 岁。于 2001 年 7 月就诊，述 1 月前出现尿急，尿频，尿痛，小腹灼热，尿时涩滞，口服白霉素片、氟哌酸胶囊半月，服药期间，似效非效，病情无好转，服中药导赤散加味两剂，亦乏效，再次服氧氟沙星胶囊、百炎净片，药后，夜尿频繁，夜起 6 至 8 次，至夜不能入睡，神倦乏力，不思饮食，小腹空坠，尿时涩滞不畅。服中药金匮肾气汤加味 2 剂仍无佳效。病已 1 月，特来我处诊治，症见：形瘦苍老，纳差，神倦乏力，尿频，尿量不多，尿色微黄，尿时涩滞不畅，小腹胀坠有灼热感，舌红少苔少津，脉沉细弱。辨证分析：病久不愈，过用抗炎疏利之剂耗气伤中，则见不思饮食、神倦乏力，中气下陷则小腹坠胀，肾虚则小便数，膀胱热则尿时涩滞不畅，久病伤阴则见舌红少苔少津，气阴两亏则脉沉细弱。四诊参合，拟诊为阴亏气陷，膀胱有热，治以益气养阴，三才汤加味。处方：党参 25g，天门冬 20g，熟地 30g，砂仁 10g，炒黄柏 12g，知母 12g，山药 20g，枣皮 12g，升麻 10g，炙黄芪 30g，泽泻 12g，淫羊藿 10g。开水煎煮，药液待凉口服，进药 2 剂，病情大有转机，守方继进 2 剂而愈。［刘开文.三才汤的临床应用.中国民族民间医药杂志，2001，（52）：274-276］

4. 巅顶痛（高血压） 蒋某，女，78 岁。于 2001 年 3 月 2 日来诊，自诉高血压病史 6 年，血压波动在 150～190/90～130mmHg 之间，经常头晕、头晕、头痛，近年来随年龄增大，体质日衰，并出现巅顶部疼痛，服去痛片、安乃近片、镇脑宁及降压药物效果不佳，特来服中药治疗，症见：形体消瘦，头晕，头顶百会穴处疼痛，甚时感有气上冲顶，其痛如裂，腰酸，耳鸣，寐差，口干舌燥，神倦乏力，血压 176/110mmHg，舌红少苔，脉弦细数。综观脉症，故诊为巅顶痛，肾阴亏虚、相火偏亢，治以补坎降离，三才汤加味。处方：生地 30g，天门冬 20g，生晒参 15g，生牡蛎 30g，制龟板 15g，炙甘草 10g，淮牛膝 15g。水煎，待药液偏凉适口而服。次日来诊，诉上方当日服药 3 次，头顶痛及口干舌燥明显减轻，夜寐也可，测血压 146/90mmHg，守方继进 2 剂，巅顶痛除，嘱再进 2 剂，以资巩固。［刘开文.三才汤的临床应用.中国民族民间医药杂志，2001，（52）：274-276］

5. 吐血（肝硬化、食道静脉曲张破裂出血） 卫某某，男，21 岁，学生。

1969 年 12 月 9 日住院。患者 2 年前曾由脾脏肿大，在某市医院行脾切除术。3 天前因大口吐血数次，大便色黑，住院治疗，诊断为"门脉性肝硬变合并食道静脉曲张破裂出血"。经用保肝疗法，维生素 K 等止血剂，并配给输液、输血，病情仍未稳定，吐血未止，血色素由入院时 60% 降至 20%。于 12 月 12 日请中医会诊。会诊时患者大口呕血不止，大便呈黑泥状，面色苍白，头晕眼花，四肢无力，精神不支，舌质正红而干，脉象虚大疚数，呈危重病容。证属气不统血，营阴大亏，虚热充斥，络脉损伤所致。治宜益气清热，养液固络，消瘀止血为法。方处三才汤加味：天冬 15g，细生地 30g，北沙参 60g，竹茹 30g，三七粉 9g（研末分冲），鲜藕 240g。2 剂。以鲜藕煮水煎药，1 剂两煎，每日 1 剂。12 月 15 日复诊：服药后，再未呕血，精神稍有好转，且能安睡并有食欲，大便呈轻度黑泥状。呆原方意，减三七粉，加冰糖 60g，煎好药后化入。12 月 18 日三诊：呕血、便血未见出现，饮食增进，精神转佳，舌红偏淡，舌面津回转润，脉象平和。仍以上方去竹茹，减沙参为 30g，鲜藕为 120g。3 剂。12 月 21 日四诊：诸症悉除，食、眠、便均正常，体力恢复，能下床活动，大便潜血检查呈阴性。嘱其停服中药，除用保肝药外，以清淡饮食调养。观察数日因疗效巩固而出院。[柴瑞霭，柴瑞霁.柴浩然老中医治吐血验案四则.山西中医，1989，5（3）：11 - 13]

【临床应用】

1. 不育 有效率 88.1%，药用：人参 6g，熟地 12g，山药 30g，天冬、龟胶、枸杞、淫羊藿、菟丝子，金樱子各 10g。1 月 1 疗程，服 2～4 疗程。[张雨时.三才汤加味治疗糖尿病.江苏中医，1999，20（5）：33]

2. 更年期综合征 总有效率 90.91%。药物组成：太子参、生地黄、天冬、黄芪、当归、淫羊藿、山茱萸、炒酸枣仁、生龙骨、生牡蛎。加减：心烦少寐者，加柏子仁、夜交藤；月经量多者，加白芷、鸡冠花、炒杜仲；40～46 岁月经后期或停经者，加香附、益母草、牛膝；腰膝酸软者，加桑寄生、川续断；头晕（血压偏高者），加牛膝、钩藤、天麻。[梁晓星，丁凤，刘彩娟，等.加味三才饮治疗更年期综合征 66 例.中医杂志，2005，16（10）：765]

【药理研究】

延缓衰老 三才汤对 D - 半乳糖衰老模型小鼠，能提高自由基代谢相关酶的活性，降低自由基代谢产物的含量，具有抗衰老作用。[曲凤玉，魏晓东，李士莉.三才汤不同极性提取组份对 D - 半乳糖衰老模型小鼠抗氧化系统影响的实验研究.中国中医药科技，2000，7（2）：95 - 96]

【临证提要】 本方益气滋阴、清热生津，用于热病后期气阴两伤、余热未清之纳差、失眠等。今也用于久病体弱伤阴者，如糖尿病、肿瘤辅助治疗等。若虚热阴伤明显可用生地，肾虚精亏者可用熟地。临症可随症加减：水不涵木加生牡蛎、龟板、淮牛膝；水亏火旺，加知母、黄柏。吴鞠通云："欲复阴者，加麦冬、五味子。欲复阳者，加茯苓、炙甘草。"

香附旋覆花汤

【来源】《温病条辨》卷三下焦篇。

【组成】生香附三钱　旋覆花三钱，绵包　苏子霜三钱　广皮二钱　半夏五钱　茯苓块三钱　薏苡仁五钱

注：吴鞠通方后按语中本方有杏仁。

【用法】水八杯，煮取三杯，分三次温服。

【功效】疏肝通络，行气化痰。

【主治】胁痛，或咳或不咳，无寒，但潮热，或竟寒热如疟状。

【方解与方论】本证因气滞痰阻所致，方中香附、旋覆花通经络、逐痰浊，苏子降肺气、消痰饮，陈皮、半夏、茯苓、薏苡仁理气化痰燥湿。

吴鞠通云："香附、旋覆善通肝络，而逐胁下之饮。苏子、杏仁降肺气而化饮，所谓建金以平木。广皮、半夏，消痰饮之正。茯苓、薏仁，开太阳而阖阳明。"

注：香附旋覆花汤从《金匮》旋覆花汤中演变而来，后者由旋覆花、葱、新绛组成。香附旋覆花汤重用香附疏肝行气通络，去新绛、葱而用苏子、陈皮、半夏、茯苓、薏苡仁化痰降气。

【验案精选】

1. 肺不张　戴某，女，47 岁。1997 年 9 月 8 日初诊。病起 20 载，主要特征为左侧胸部发闷，气短，时有咳嗽，咳吐浊唾涎沫，舌淡、苔薄白，脉细涩。经外院检查多次，西医诊断为左上肺不张、肺功能减退，中医辨证属肺气不足、清肃无权、痰瘀阻滞。治拟宣肺气、化痰浊、和络脉，予以香附旋覆花汤加减。处方：香附 10g，旋覆花（包煎）10g，苏子 10g，杏仁 10g，陈皮 5g，法半夏 10g，薏苡仁 10g，瓜蒌皮 10g，桔梗 5g，枳壳 5g，鱼腥草 15g，红花 10g。用法：水煎，每日 1 剂，分 2 次口服。服药 1 个月后，痰浊渐去，肺虚脾弱之象显露，遂去枳壳、瓜蒌皮、鱼腥草，加黄芪 15g，党参 15g，白术 10g，以补肺健脾。又继续服药 2 个月后，复查肺不张已痊愈。[王冠华. 汪履秋运用香附旋覆花汤治疗肺系疾病验案举隅. 江苏中医药，2006，27（6）：37 – 38]

2. 肺心病　黄某，男，71 岁。1997 年 12 月 2 日初诊。慢性咳喘、气逆反复发作 20 年，病情加重伴发热 1 天，胸闷，痰多色白黏腻，纳谷欠佳，二

便正常，舌淡、苔白腻，脉滑。中医辨证属痰浊壅肺。治拟化痰降气。方选苏子降气汤合三子养亲汤加减。服药 3 剂后体温正常，病程中出现面色青紫，胸闷如窒，喉有痰鸣，不能咳出，舌苔白腻，脉沉滑，考虑为"痰厥"之危候，乃痰瘀搏结，阻塞气道之故，治拟开胸结、化痰瘀。予以香附旋覆花汤加减。处方：香附 10g，旋覆花（包煎）10g，苏子 10g，杏仁 10g，陈皮 5g，法半夏 10g，川厚朴 10g，瓜蒌皮 10g，郁金 10g，石菖蒲 5g。用法：水煎，每日 1 剂，分 2 次口服。服药 2 天后症状缓解，继续治疗 10 天，痰瘀渐去，肺肾阴虚之象突出，治从养肺阴、益肾气立法，选用生脉散合人参胡桃饮化裁，以善其后。[王冠华. 汪履秋运用香附旋覆花汤治疗肺系疾病验案举隅. 江苏中医药，2006，27（6）：37-38]

3. 结核性胸膜炎 丁某某，男，63 岁。患者因"右侧胸痛伴低热 20 天"入院。经异烟肼、利福平、乙胺丁醇抗结核，胸穿抽液。患者低热除，仍有胸痛。A 超提示：右胸肩胛线至腋后线第 8、9、10 肋间均探及液平约 4cm，其中见一束高波（可能为肺炎）随呼吸移动。考虑胸穿有刺破肺脏之虞，故在抗结核同时予中药。症见：右侧胸痛，微闷，纳少，肢倦乏力。舌淡、苔白腻水滑，脉细弦。治拟理气通络，化饮逐水，益气健脾。处方：香附、旋覆花、党参、桃仁、丝瓜络各 12g，甘遂、大戟各 3g，茯苓 15g，陈皮 6g，半夏、白术各 9g。药后小便量多，5 剂后胸水探查不足 2cm，胸痛明显减轻。原方去大戟、甘遂，再 5 剂胸水消失，胸痛除。[房才龙. 香附旋覆花汤治疗结核性胸膜炎. 浙江中医杂志，1994，（3）：129]

4. 呃逆 李某，男，48 岁，1982 年 8 月 26 日诊。患者于 8 月初生气后，渐作嗳气，纳少。8 月 20 日呃逆突起，大作不停，经用中药及针刺后，呃逆只中止半小时。诊见：面色少华，精神倦怠，呃逆频作，两颊掣痛，微作寒热，呕吐清水痰涎，量多，口干觉甜，喜热饮，右胁胀痛，纳少，尿黄，大便先干后溏，舌淡、苔薄白微黄，脉细滑。证属肝气不疏，逆乘肺胃，胃气挟痰上逆。予香附旋覆花汤加减：香附、炙旋覆花、法半夏、炒苏子各 12g，陈皮、枳壳、桔梗各 10g，茯苓、党参各 15g，代赭石 30g，公丁香、吴茱萸、甘草各 6g。服 1 剂后，呃逆稍缓，仍作寒热，纳食不香。上方去枳壳、桔梗，加桂枝 9g，白芍 12g，白蔻仁 6g。续服 3 剂后，呃逆止，诸症告平。[牟克祥. 香附旋覆花汤临床应用. 陕西中医，1991，（3）：126]

5. 胁痛（胆囊炎） 李某，男，28 岁。1981 年 8 月 27 日诊。患者右胁胀痛，身软乏力半年，曾间断服中、西药治疗，症状未见减轻，诊见：右胁胀痛，牵引背胛酸胀，神疲乏力，嗳气，口苦，纳少，尿黄，便搪，舌苔黄腻而厚，脉弦滑。超声波检查：胆囊 3cm，壁毛。证属湿热内郁，肝胃不和，气阻络痹。予香附旋覆花汤加减：香附、炙旋覆花、茯苓、炒苏子、郁金各

12g，法半夏、陈皮、柴胡、枳壳、栀子各10g，薏苡仁、白芍各15g，甘草6g，2剂，水煎服。服药后，胁痛减轻，背胀减轻，嗳气减少，饮食增进。上方加佛手片12g，续服8剂诸症消失。[牟克祥.香附旋覆花汤临床应用.陕西中医，1991，(3)：126]

【临床应用】

1. 肋骨骨折伴少量气血胸　32例显效30例，有效2例。方药组成：香附、旋覆花、炙苏子、半夏、郁李仁、桔梗、桃仁、红花、当归、赤芍、柴胡各10g，茯苓、元胡各15g，薏苡仁30g。加减法：便秘者加大黄、枳实；咳血者加三七、茜草；肺热者加桑白皮、黄芩、芦根；咳喘痰多者加生麻黄、川贝、炙枇杷叶；胸痛剧者加乳香、没药、乌药。治疗7～10天。[蒋晶飞.加减香附旋覆花汤治疗肋骨骨折伴少量气血胸32例.浙江中医杂志，2009，44（4）：265]

2. 2型糖尿病　总有效率85%。组成：香附10g，旋覆花（包煎）12g，苏子12g，杏仁12g，薏苡仁30g，茯苓30g，半夏12g，陈皮12g，乌梅20g，生山楂20g，天花粉20g。20天为1个疗程。3个疗程结束进行疗效评定。加减：头晕、目眩、耳鸣甚者，加菊花、石决明、枸杞子。肢麻、头晕者，加夏枯草、牛膝、地龙、天麻。四肢软弱无力者，加黄芪、人参、生山药、山萸肉。[张秀云.理气化痰法治疗2型糖尿病60例.山东中医杂志，1996，15（6）：255]

【临证提要】香附旋覆花汤具有理气通络化痰之功，用于胁痛。今主要用于肺系疾患，如肺不张、胸膜炎、肺心病等治疗，以及消化系统疾病胆囊炎、呃逆等。使用时，若无湿热去薏苡仁，并常加用桃仁、丝瓜络活血通络，胸水多加甘遂、大戟逐水，气虚，加党参、白术，兼阴虚，沙参、麦冬、百合、山萸肉、生地，气滞明显加川厚朴、桔梗、枳壳，血瘀明显加桃仁、红花、降香、郁金，热象明显可加鱼腥草、瓜蒌皮。吴鞠通云："腹满者，加厚朴，痛甚者，加降香末。"

鹿附汤

【来源】《温病条辨》卷三下焦篇。

【组成】鹿茸五钱　附子三钱　草果一钱　菟丝子三钱　茯苓五钱

【用法】水五杯，煮取二杯，日再服，渣再煮一杯服。

【功效】补肾助阳祛湿。

【主治】身痛，足跗浮肿，舌白。

【方解】本证因脾肾阳虚，水湿内停所致，故用鹿茸、附子、菟丝子温补肾阳，草果芳香化湿，茯苓利水渗湿。

【验案精选】

慢性肾炎水肿　蔡某某，男，38 岁，患水肿病已半年之久，重庆某院诊断为"慢性肾炎"。治疗无效，就诊于余。脉沉细无力，形底色淡，食欲不振，身肿，下肢独甚，两脚冷如冰。据脉症考虑，肿久不消，多脾阳下陷；脚冷而甚，是真火衰微。拟鹿附汤加白术、肉桂。处方：鹿茸片 5g，附子 10g，草果 10g，菟丝子 10g，茯苓 20g，白术 15g，肉桂 6g，煎服。果 1 剂温回、尿增，肿消逾半。复诊脉稍有力，肿虽消而食欲欠佳，兼有腹鸣微痛，更方用桂附六君子汤方，大补脾肾。调理 2 周，水肿全消。[蒋良述.鹿附汤治愈慢性肾炎.四川中医，1983，(6)：45]

【临证提要】本方有温阳化湿之功效，用于水肿。

宣清导浊汤

【来源】《温病条辨》卷三下焦篇。

【组成】猪苓五钱　茯苓五钱　寒水石六钱　晚蚕沙四钱　皂荚子三钱去皮

【用法】水五杯，煮成两杯，分二次服，以大便通快为度。

【功效】化浊宣清，利湿清热。

【主治】神昏窍阻，少腹硬满，大便不下。

【方解】本证因湿浊久郁下焦，气机受阻，清气不升，浊阴不降，下行传导失职所致。故用寒水石利湿清热，蚕沙、皂荚子宣清化浊，猪苓、茯苓甘淡渗湿利水。

【验案精选】

1. 湿温发热　许某某，30 岁，1997 年 6 月 23 日初诊。患者 2 月前下乡淋雨感湿。翌日全身困倦，不欲饮食，发热，体温在 38℃ 左右波动，肌内注射青霉素钠、复方奎宁，服中药银翘散、藿朴夏苓汤等，未效。刻诊：体温 38.2℃，微恶寒，四肢乏力，口涎胶黏，不欲食，面色萎黄，大便不畅，小便短涩，舌质淡红、苔白腻，脉弦滑。中医诊断为湿温，证属湿浊内蕴胃肠。治宜清热化湿，升清降浊。方用宣清导浊汤加味：蚕沙 12g，泽兰 12g，茯苓 20g，猪苓 15g，皂荚子 10g，佩兰 10g，青蒿 12g，薏苡仁 30g（炒），寒水石 30g。每日 1 剂，水煎服。6 月 26 日二诊：2 剂热退，二便通调。上方去泽兰，继服 2 剂，诸症消失。[李鳌才.宣清导浊汤临证验案举隅.山西中医，1999，15(1)：47]

2. 水肿（肾炎）　余某某，女，40 岁，1997 年 2 月 12 日初诊。无明显诱因头面、下肢浮肿 1 个月，伴脘腹饱满，不欲饮食，小便短少。查血常规白

细胞 $10.8 \times 10^9/L$，血沉 30mm/h，尿常规：蛋白（＋＋＋＋），镜检白细胞 6~9 个/Hp，肾功能 BUN 10.0mmol/L。西医诊断为肾炎。曾静脉滴注青霉素钠、氨苄青霉素，口服泼尼松；服中药五皮饮、平胃散等未效。刻诊：面部、下肢水肿，面色晦暗，食欲不振，下腹饱满，大便少，小便短涩，舌苔厚腻微黄，脉沉弦。诊为水肿，证属湿浊浸渍下焦。治宜宣化湿浊，方用宣清导浊汤加味：蚕沙 15g，茯苓 20g，皂荚子 15g，寒水石 30g，猪苓 15g，泽兰 12g，莲叶 10g。每日 1 剂，水煎服。2 月 15 日二诊：患者自诉药进 1 剂后，便下胶黏臭粪约 300ml，水肿减半。服药 3 剂，除饮食欠佳外，余症俱除。继用参苓白术散巩固治疗半月后，复查血常规白细胞 $8.0 \times 10^9/L$，尿常规蛋白消除，白细胞偶见，肾功能正常，疾病痊愈。[李鳌才. 宣清导浊汤临证验案举隅. 山西中医，1999，15（1）：47]

3. 臌胀 陈某某，男，12 岁，1997 年 3 月 20 日初诊。半月前因暴食后出现腹部胀满疼痛，大便不畅。胃肠钡餐造影未见异常，查血常规白细胞 $13.0 \times 10^9/L$。静脉滴注庆大霉素、合霉素及口服土霉素、四环素、中药保和丸、枳实导滞汤、大承气汤等未见好转。现症：腹部胀满，坚硬压痛，面色苍白，面部轻度浮肿，形体消瘦，不欲饮食，二便不畅，舌质淡红、舌中苔白滑且腻，两尺脉沉弦而滑。诊断为臌胀，证属肠道气滞湿阻。治宜升清降浊。方用宣清导浊汤加减：皂荚子 10g，寒水石 30g，茯苓 20g，猪苓 15g，蚕沙 12g，薏苡仁 20g，荜拨 10g。每日 1 剂，水煎服。3 月 23 日二诊：连服 2 剂，泻下黏稠便约 1000ml，腹胀减半。继服 2 剂，又泻 2 次，余症悉除。后改用香砂六君子汤巩固善后。[李鳌才. 宣清导浊汤临证验案举隅. 山西中医，1999，15（1）：47]

4. 黄疸（急性黄疸型肝炎） 王某，男，72 岁，离休干部，1984 年 9 月就诊。2 月前，无明显诱因而见恶寒发热，全身乏力，腹胀胁痛，恶心呕吐。曾用药不详。次日便见身目俱黄，小便黄褐似酱油色。经某医院检查诊断为：急性黄疸型肝炎。住院治疗 2 个月，诸症减轻，惟黄疸指数持续在 20 个单位不降，故求治于余。症见身目仍微黄，头晕重，胸闷泛恶，腹胀满胁痛，大便不下，尿黄短赤。诊断为黄疸。此乃湿遏热郁，熏蒸肝胆，蕴结大肠，治以清利肝胆湿热，佐以通腑泻热。方用茵陈、栀子、柴胡、大黄之类，服药 3 剂复诊，诸症未见起色，然药下便通，药停如故。余慎虑腹胀大便不下一证，当属湿热与气交阻，气机郁滞，加之患者年逾七旬，真阴亏耗，又受湿热病邪更伤阴液，大肠传导失司所致，非同肠腑燥结之苦寒攻下之法所能解除。故另立治则宣通气机，清化湿热退黄，佐以润肠通便。方选吴鞠通宣清导浊汤合茵陈蒿汤去大黄加滋阴润肠之品，取猪苓 15g，茯苓 15g，寒水石 20g，晚蚕沙 12g，皂荚子 9g，茵陈 30g，栀子 12g，蒲公英 30g，玄参 30g，生首乌

30g，玉竹 20g，炒莱菔子 30g，3 剂服后复诊，大便畅，腹胀减，纳食较前馨香，舌苔转薄。此方共服 15 剂，自觉诸症悉除，身目黄染皆退，复查肝功各项指标均属正常。年余随访，黄疸病未复发。[赵富春，马秀琴. 运用吴鞠通方治疗顽症三则. 河南中医，1992，12（1）：28]

【临证提要】宣清导浊汤具有清利湿热，通便导浊之功效，用于少腹硬满，大便不下。今用于湿温发热、水肿、臌胀、黄疸。

茵陈白芷汤

【来源】《温病条辨》卷三下焦篇。

【组成】绵茵陈　白芷　北秦皮　茯苓皮　黄柏　藿香

【用法】水煎服。

【功效】清利湿热。

【主治】酒客久痢，饮食不减。

【方解与方论】本证因饮食不节、湿热郁阻肠腑，故用茵陈之苦清热利湿，白芷之辛升阳祛湿，茯苓之淡健脾渗湿，藿香芳香化湿，秦皮、黄柏之苦清热燥湿。

吴鞠通云："辛能胜湿而升脾阳，苦能渗湿清热，芳香悦脾而燥湿，凉能清热，淡能渗湿也。俾湿热去而脾阳升，痢自止矣。"

【验案精选】

腹泻　患者，男，26 岁。2009-06-23 初诊。主诉：腹泻多年，伴小腹痛两个月余。现病史：患者由于工作关系，时常出外公干，交际应酬，烟酒不断，终日大便稀溏，日行数次，近 2 个月腹泻加重，伴小腹隐痛、里急后重，故前来就诊。现症：小腹隐痛，便稀后重，纳食正常，尿黄短，口渴引饮，左脉弦数，舌淡，苔白腻。诊断为泄泻，证属内有停饮、困迫大肠，治宜升清阳、利湿热、止痛泻。处方：白芷 10g，茵陈 10g，葛根 15g，藿香 10g，秦皮 10g，黄连 5g，黄芩 10g，茯苓 15g，车前子 10g（包），白术 10g，炒山楂 15g，陈皮 6g，木香 5g，炒白芍 10g，甘草 5g。7 剂，水煎，每天 1 剂，分两次口服。嘱患者戒烟酒，忌生冷、肥甘厚味。二诊：腹痛减，偶肠鸣腹胀，便稀日行 2 次，后重感减轻，尿稍畅、黄减，渴饮减，纳佳，脉弦，舌淡，苔薄。上方加厚朴 10g，续服 10 剂。三诊：腹胀痛除，便稀日行 1 次，渴饮止，但小便偶发黄，舌淡，苔薄白，脉微弦。上方白术增至 15g，去炒山楂，加黄柏 15g。续服 10 剂。四诊：大便成形，每天 1 行，腹痛未犯，尿畅不黄，口中和，舌淡红，苔薄白。上方去黄柏，加党参 5g、麦冬 15g。再服

10 剂。[容志航，严季澜．孔光一教授采用升阳除湿、益气调脾法治疗慢性泄泻经验．中医研究，2010，23（11）：70-71]

【临床应用】

1. 慢性肠炎　总有效率97%。方由茵陈、白芷、秦皮、茯苓皮、黄柏、藿香组成，偏寒者加干姜、附子，有热者加黄芩、黄连、白头翁，虚者加当归、白术、党参、黄芪、薏苡仁，气滞者加木香、枳实等。1月为1疗程。[潘振南．茵陈白芷汤加减治疗慢性肠炎200例疗效观察．江苏临床医学杂志，2000，4（3）：258]

2. 慢性复发型溃疡性结肠炎　有效率为91.76%，方药组成：茵陈15g，白芷12g，秦皮15g，茯苓25g，黄柏10g，藿香12g。湿盛者加白术、肉豆蔻、茯苓、藿香加量；气虚者加党参、黄芪；脾虚者加白术、山药；血瘀者加桃仁、川芎；肝郁者加柴胡、白芍；气郁者加郁金、香附、陈皮；腹胀加川朴、苍术；湿热者加黄连、黄芩、葛根；纳差者加砂仁、内金、三仙；中气下陷者加升麻，脾胃虚寒者去黄柏，茵陈减量，加干姜、附子、人参、白术；经常腹痛者加砂仁、木香；肾虚者加补骨脂；湿热伴明显黏液脓血便者加败酱、白头翁、槐花、侧柏叶；泻下频繁者，加赤石脂、诃子、莲子心。7剂为1个疗程，连续服用2~5个疗程。[鞠诣然，任江，付东升．茵陈白芷汤加减治疗慢性复发型溃疡性结肠炎85例．中国当代医药，2011，18（4）：92-93]

【临证提要】茵陈白芷汤具有清热祛湿、运脾升阳之功，用于酒客久痢不止。今用于各种肠炎，特别是溃疡性结肠炎，使用时既可煎剂口服，也可用本方加白及、白术水煎灌肠，局部作用，促进肠道溃疡面的愈合。

双补汤

【来源】《温病条辨》卷三下焦篇。

【组成】人参　山药　茯苓　莲子　芡实　补骨脂　肉苁蓉　萸肉　五味子　巴戟天　菟丝子　覆盆子

【用法】水煎服。

【功效】双补脾肾。

【主治】老年久痢，食滑便溏。

【方解与方论】本证因脾肾阳虚所致，故用人参、山药、茯苓、莲子、芡实补气健脾，补骨脂、苁蓉、巴戟天、菟丝子补肾温阳，萸肉、五味子、覆盆子养阴敛阴。

吴鞠通云："人参、山药、茯苓、莲子、芡实，甘温而淡者，补脾渗湿。

再莲子、芡实水中之谷，补土而不克水者也。以补骨、苁蓉、巴戟、菟丝、覆盆、萸肉、五味、酸甘微辛者，升补肾脏阴中之阳，而兼能尽精气，安五脏者也。"

【验案精选】

腹泻 王某某，女，70 岁，市民，1979 年 4 月就诊。患者于 26 年前因产后调理不慎而致泄泻，时轻时重，迁延至今。初时不论昼夜，轻则大便溏薄，重则泄泻如水样，日行 2～5 次。后每于晨起为便意扰醒，伴腹胀微痛，喜揉按，面色白，神疲倦怠乏力，肢体欠温，腰背酸冷，舌苔白，质淡，体胖有齿痕，脉沉细无力。证属脾肾阳虚型泄泻。治以益气健脾，温肾助阳，兼以收敛止泻。选用吴鞠通《温病条辨》中双补汤加味：党参 15g，山药 20g，茯苓 15g，莲子 15g，芡实 15g，苁蓉 15g，山茱萸 15g，补骨脂 12g，菟丝子 12g，覆盆子 12g，五味子 10g，煨诃子 15g，米壳 6g，木香 9g，白芍 12g，大枣 5 枚为引，日 1 剂，水煎分 2 次服。服上方 3 剂后复诊。病人自觉良好，精神转佳，晨起虽仍有便意，然腹胀一症减轻。中病守方继服 6 剂后，晨泻不作，大便日 1、2 次，时便溏。以后服方，原意不变，略对症加减，共进 30 余剂后大便正常，诸证悉除，随访两年未发。[赵富春，马秀琴. 运用吴鞠通方治疗顽症三则. 河南中医，1992，12（1）：28]

【临证提要】 本方有补益脾肾之功，用于久泻。

断下渗湿汤

【来源】《温病条辨》卷三下焦篇。

【组成】 樗皮根一两，炒黑　生茅术一钱　生黄柏一钱　地榆二钱五分，炒黑　楂肉三钱，炒黑　金银花一钱五分，炒黑　赤苓三钱　猪苓一钱五分

【用法】 水八杯，煮成三杯，分三次服。

【功效】 燥湿清热止痢。

【主治】 肛中气坠，腹中不痛。

【方解】 本证属于脾虚湿热所致，故用樗根皮清热燥湿、收涩止泻，地榆凉血止血，山楂散瘀消滞，茅术、黄柏、猪苓、茯苓清利湿热，银花清热败毒。诸味炒黑使用，可加强收涩之功。

【验案精选】

1. 带下 张某，女，29 岁。1983 年 7 月 2 日初诊。新产廿八朝，恶露甫净 2 日，入房犯禁，湿浊之邪内袭，伤害胞宫，累及肝肾，带脉受戕，先是白带连绵，半月后血分亦伤，冲任不固，以致赤带又见，证延经月，带量有

增无已，或白多于赤，或赤多于白，质稠黏，甚则成块而下。自脐下至曲骨之分，以及少腹两侧灼痛已四日，阴内亦似火灼，且痒。此湿热入血，蓄结成脓之象。无怪其所下率为气味奇臭，质稠浊似脓之物。询得口干而苦，小溲赤涩不爽，大便干。幸胃纳不减，脉象稍数，舌边尖俱红而黯、苔黄腻而厚，且罩灰。证属赤白带下，由湿郁化火，灼伤奇经使然。姑为清湿热，凉营血，解毒消结。仿吴氏断下渗湿汤合四妙加味。处方：樗根皮20g，地榆炭、丹皮参、怀牛膝各10g，赤猪苓各12g，茅术6g，炒黄柏10g，败酱草12g，金银花15g，薏苡仁、马齿苋各30g煎汤代水。3剂。另：苦参、蛇床子各15g，白矾6g。5剂，煎汤坐浴。5日复诊：阴痒已止，带下渐减，赤色转淡，臭秽之气已不若前甚，脐腹、阴内灼痛均有减轻。湿火渐敛，血热亦减。前方去丹皮，3剂。另龙胆泻肝丸15g，每午前服5g。8日三诊：赤带全无，白带亦减十之八，臭气若失，脐腹、阴内之痛已愈，但觉微热而已。询得他无所苦，再以标本兼顾。处方：太子参15g，茅白术各9g，淮山药、樗根皮各15g，炒黄柏9g，地榆10g，赤猪苓各10g，制香附10g，薏苡仁20g。3剂后痊愈。续予三诊方3剂，以巩固疗效。[王少华，王淑善.断下渗湿汤治疗带下的经验体会.江苏中医杂志，1987，(8)：12-15]

2. 久痢　患者严某某，男，34岁，饮食业职工，1963年6月21日就诊。宿患胃痛疾。去年七月间，因天热恣食冰棒，初觉脘腹不舒，继则大便下血，一日数次。后大便逐渐稀黏，转成赤白痢。虽然下痢，但饮食、睡眠均好，精神亦佳，而且下痢之后，胃痛宿疾竟告消失，自认为热火下泄，因此不以为意。迁延至今年5月间，因每日下痢次数逐渐增加，精神亦感疲乏，始行就医。初由西医治疗，数天未见瘥减，后改就中医诊治，服药数剂亦无见效。初就诊时，诉述下痢一日十余次，其色赤白相兼，质稠黏。腹中觉热，不痛，而有里急后重感。肢体酸楚，纳食尚佳，小便时赤。诊脉滑数，舌质红苔厚微黄。当时诊断为湿热久蕴，下迫为痢。治拟清热利湿解毒导滞。初用芍芍汤、白头翁汤等加减治疗数剂不效。……治宜苦涩断下、通导兼升举之法，与断下渗湿汤加味。处方：樗根皮（炒黑）30g，山楂炭9g，猪苓9g，地榆炭、银花炭、赤苓各4.5g，莪术、黄柏、葛根、大黄各3g，苦参子30粒（去壳分吞）。上药速服3剂，每日1剂，大便正常，肛门灼坠、肢体酸楚均除，但中脘微有不适。虑苦寒太过，胃气受碍，故第四日去苦参子、大黄、葛根，加淮山药、扁豆。第五日用参苓白术散加樗根皮、山楂炭，续服3剂而安。[王铿藩，庄希贵.加味断下渗汤治愈久痢一例.福建中医药，1964，(3)：12]

【临床应用】

带下症　总有效率95.2%。药用：樗根皮30g，生苍术、生黄柏各9g，山楂炭、赤苓各12g，猪苓、银花炭、地榆炭各6g。[张惠和.加味断下渗湿汤治

疗带下症 232 例. 陕西中医, 1990, 11 (9): 407]

【临证提要】 本方具有清热、燥湿、渗利、化瘀之功, 用治湿热入血之血痢。今用于湿热带下, 常加入牛膝、丹皮、败酱草、赤芍等。治黄带、白带时, 本方去地榆、楂肉, 加土茯苓、薏苡仁、六一散; 兼有脾虚见证者, 加党参、黄芪、山药、白术; 若带下日久, 加牡蛎、龙骨、乌贼骨、白果。

人参乌梅汤

【来源】《温病条辨》卷三下焦篇。

【组成】 人参　莲子炒　炙甘草　乌梅　木瓜　山药

【用法】 水煎服。

【功效】 柔肝养阴, 补脾止泻。

【主治】 久痢伤阴, 口渴舌干, 微热微咳。

【方解】 本证因脾胃气阴不足所致, 故用人参、甘草、山药、莲子甘淡健脾, 乌梅、木瓜酸柔和阴, 故属于酸甘化阴之方。

【验案精选】

1. 萎缩性胃炎 梁某, 男, 35 岁, 教师, 1990 年 2 月 5 日胃痛入院, 经西药治疗, 疗效不佳, 4 月 5 日停服西药, 改为中药治疗。主诉: 平素嗜食肥甘辛辣食物后, 胃痛隐隐, 胃中有灼热感, 口渴不欲饮, 大便干燥, 舌红少津, 脉细数。X 光胃肠钡餐透视, 诊断为萎缩性胃炎。系中医胃阴不足, 投以人参乌梅汤, 处方: 人参 10g, 乌梅 5g, 木瓜 12g, 山药 15g, 莲子 12g, 甘草 6g, 加麦冬 12g, 沙参 18g, 黄连 6g, 吴茱萸 6g, 水煎, 口服 2 次。6 剂后, 胃中已无灼热感, 诸症减轻, 继用人参乌梅汤。处方: 人参 10g, 乌梅 18g, 山药 15g, 莲米 15g, 加生地 8g, 麦冬 12g, 玉竹 12g, 腊梅花 15g, 甘草 10g, 水煎, 每日 2 次, 服药 10 剂后病愈出院。[李成泉. 人参乌梅汤加味治疗萎缩性胃炎. 实用中医内科杂志, 1991, 5 (4): 48]

2. 久泻 李某, 男, 2 岁。1989 年 8 月 10 日就诊。腹泻已半月, 日 6 次, 屡用西药, 服葛根芩连汤、七味白术散各数帖罔效。诊见: 前囟眼眶凹陷, 肤燥神烦叼吵, 泻下稀水便挟黄黏冻少许, 气味酸臭, 口渴引饮, 愈饮愈泻, 溲短黄, 不欲食, 进食则吐, 唇红、舌红绛无津, 苔如镜面。乃暑热邪客肠胃, 泻下日久伤阴证。治拟清热化湿、益气生津。处方: 西洋参 6g, 乌梅 15g, 莲子 10g, 山药 15g, 木瓜 10g, 炙甘草 6g, 黄连 7g, 石斛 10g, 白芍 6g, 山楂炭 10g, 葛根 10g, 五味子 6g。3 剂, 加服清热解毒散 3 支。二诊: 药下泻止, 渴大减, 稍进稀粥, 吐止寐安, 舌面扪之尚润。继服 2 剂。三诊:

诸症除，惟唇舌稍红，苔薄。改投益胃养阴方 3 剂而收功。[杨建东. 加味人参乌梅汤治疗小儿久泻伤阴证 25 例. 湖北中医杂志，1990，(4)：45]

3. 身瞤动证　陈某某，男，5 岁，1985 年 10 月 20 日诊。患儿肢体及颜面肌肉不自主掣动已 10 多天，发作频繁，掣动时间 5～10 余秒钟。前医以"怪病"医治，予温胆汤加味及西药安定、维生素 B₁ 等治之无效。察患儿精神尚可，形体瘦，发作时无明显痛苦状，纳呆，大便实小便微黄，舌淡红苔薄伴剥苔，脉细。证属气阴不足，肌肉失于濡养所致，治以酸甘化阴法，用人参乌梅汤加白芍。处方：党参、木瓜、淮山药各 10g，乌梅、莲肉各 8g，白芍 12g，甘草 3g。服药 2 剂后，发作时间缩短，次数减少，按原方继进 5 剂而愈，未复发。[张业宗. 人参乌梅汤在儿科临床的运用. 吉林中医药，1989，(3)：29]

4. 唇疮　罗某某，男，7 岁，1982 年 10 月 10 日诊治。患儿口唇反复溃疡糜烂 4 年，当地服中药、西药疗效不显。现口唇糜烂微肿，有少量黄水及血液渗出，夜间潮热无汗，但饮水，食可，二便正常，伴鼻塞，流浊涕，面色精神无异，舌质红，尖边无苔，舌中苔黄，脉细数，证属脾胃阴虚兼湿热内蕴，方用人参乌梅汤合二妙散加减：沙参 15g，乌梅 10g，山药 15g，莲子 10g，木瓜 10g，苍术 9g，黄柏 6g，石膏 20g，薄荷 9g，连翘 10g，赤芍 12g。服 4 剂诸症大减，原方加蒲公英 20g，再进 3 剂痊愈。[肖国兴，肖正安. 人参乌梅汤在儿科临床应用. 成都中医学院学报，1983，(4)：29-30]

【临床应用】

1. 小儿厌食症　药用：南沙参 6～10g，乌梅 10～15g，木瓜 6～10g，莲子 10～15g，山药 10～15g，白扁豆 10～15g，生谷麦芽各 10～15g，山楂 10～15g，鸡内金 6～10g，甘草 3～6g。阴虚明显加麦冬、石斛；脾虚加北沙参、太子参；腹胀加厚朴。7 天 1 疗程。[薛辉，马丙祥. 人参乌梅汤加减治疗小儿厌食症 66 例. 四川中医，1999，17 (11)：43]

2. 2 型糖尿病　能降低血糖，改善症状，总有效率 92%。人参乌梅汤：人参 6g，乌梅、炒莲子、木瓜各 10g，怀山药、五味子各 12g，炙甘草 3g，天花粉、生地黄、葛根、麦冬各 20g。[项淑英. 中西医结合治疗气阴两虚型 2 型糖尿病 100 例. 浙江中医杂志，2009，44 (11)：820-821]

【临证提要】人参乌梅汤为酸甘化阴的方剂，具有补气养阴，健脾止泻之功，用于久泻、口渴。临床使用时，凡属于脾气虚、阴伤、肝亢，均可使用本方。故又用于疳积、腹痛、呕吐、眨眼不止等。

用人参乌梅汤时，临床上常以党参或太子参代人参，并常加用白芍柔肝和阴。吴鞠通云："液亏甚而土无他病者，则去山药、莲子，加生地、麦冬。"

下 篇
被忽略的名方

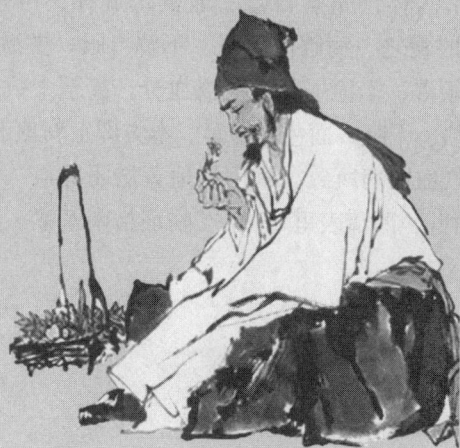

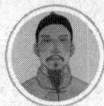

玉女煎去牛膝熟地加玄参细生地

【来源】《温病条辨》卷一上焦篇。

【组成】生石膏一两　知母四钱　玄参四钱　细生地六钱　麦冬六钱

【用法】水八杯，煮取三杯，分二次服，渣再煮一盅服。

【功效】清热泻火，滋阴凉血。

【主治】太阴温病、燥证，气血两燔者。

【方解】本证因气血两燔，故用石膏、知母清热泻火，增液汤养阴清热。

注：玉女煎出自《景岳全书》，方由石膏、熟地黄、麦冬、知母、牛膝组成。具有清胃泻火，滋阴增液之功。原治水亏火盛，少阴不足，阳明有余，烦热干渴，头痛牙疼，失血，六脉浮洪滑大等。吴鞠通去牛膝、改熟地为生地，加玄参组成本方。吴鞠通云："去牛膝者，牛膝趋下，不合太阴证之用。改熟地为细生地者，亦取其轻而不重，凉而不温之义，且细生地能去血中之表也。加玄参者，取其壮水制火，预防咽痛失血等证也。"方中石膏、知母为辛凉重剂白虎汤的主要药，增液汤为甘寒养阴的代表方剂，二者合用，乃辛凉合甘寒法。

【临证提要】本方具有清热泻火、凉血养阴之功，用于热盛伤阴证。

《温病条辨》中玉女煎类方竹叶玉女煎（卷三下焦篇）：组成为生石膏（六钱）、干地黄（四钱）、麦冬（四钱）、知母（二钱）、牛膝（二钱）、竹叶（三钱）。用法：水八杯，先煮石膏、地黄得五杯，再入余四味，煮成二杯，先服一杯，候六时覆之，病解停后服，不解再服。主治妇女温病，经水适来，脉数耳聋，干呕烦渴，辛凉退热，兼清血分，甚至十数日不解，邪陷发痉者。此外，尚兼见寒热，干呕，面色黯惨等。本方即玉女煎改熟地黄为干地黄，加竹叶组成。本证因气血同病所致，故用加地黄滋阴凉血，竹叶清透热邪。吴鞠通云："玉女煎加竹叶，两清表里之热。《临证指南医案·热入血室》云本方有"两清气血"之效。

雪梨浆

【来源】《温病条辨》卷一上焦篇。

【组成】甜水大梨一枚

【功效】生津止渴。

【用法】薄切，新汲凉水内浸半日，时时频饮。

【主治】太阴或阳明温病，口渴甚者。

【方解】本证因热盛伤津所致，梨微寒味甘，能生津止渴、润燥化痰，新汲凉水甘平清热，二者共用有滋阴清热之功效。

【临证提要】本方清热生津，用于热病后期津伤口渴，以及咳嗽、咽干等证。

瓜蒂散

【来源】《温病条辨》卷一上焦篇。

【组成】甜瓜蒂二钱　赤小豆二钱研　山栀子二钱

【用法】水二杯，煎取一杯，先服半杯，得吐止后服，不吐再服。

【功效】涌吐痰涎。

【主治】太阴病，得之二三日，心烦不安，痰涎壅盛，胸中痞塞，欲呕者，无中焦证。

【方解与方论】本证因痰阻胸膈所致，故用瓜蒂味苦性升催吐，赤小豆味苦酸，与瓜蒂配合，有酸苦涌吐之功，栀子轻清郁热。

吴鞠通云："痰涎壅盛，必用瓜蒂散急吐之，恐邪入包官而成痉厥也。瓜蒂、栀子之苦寒，合赤小豆之甘酸，所谓酸苦涌泄为阴，善吐热痰。"

注：本方即《伤寒论》瓜蒂散（瓜蒂、赤小豆、香豉）去豆豉加栀子，与原方相比涌吐之力减弱，清热之功较胜。

【临证提要】本方具有涌吐之功，用于胸痞、呕恶者。体虚者可参照吴鞠通加减法："加入参芦一钱五分"。

普济消毒饮去升麻柴胡黄芩黄连

【来源】《温病条辨》卷一上焦篇。

【组成】连翘一两　薄荷三钱　马勃四钱　牛蒡子六钱　芥穗三钱　僵蚕五钱　玄参一两　板蓝根五钱　苦梗一两　甘草五钱

【用法】上共为粗末，每服六钱，重者八钱，鲜苇根汤煎，去渣服，约二时一服，重者一时许一服。

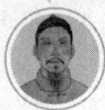

【功效】清热利咽，解毒散结。

【主治】大头温，虾蟆温。温毒咽痛喉肿，耳前耳后肿，颊肿面正赤，或喉不痛，但外肿，甚则耳聋。

【方解与方论】本证因少阴、少阳感受温毒所致，故用连翘、马勃、板蓝根、牛蒡子清热解毒，僵蚕、薄荷、荆芥穗辛凉疏散头面风热，玄参滋肾阴、清浮热、甘草、桔梗利咽。

吴鞠通云："以凉膈散为主，而加化清气之马勃、僵蚕、银花，得轻可去实之妙。再加玄参、牛蒡、板蓝根，败毒而利肺气，补肾水以上济邪火。去柴胡、升麻者，以升腾飞越，太过之病，不当再用升也。……此方皆系轻药，总走上焦，开天气，肃肺气，岂须用升柴直升经气耶？去黄芩、黄连者，芩连里药也，病初起，未至中焦，不得先用里药，故犯中焦也。"

【临证提要】本方源于《东垣试效方》普济消毒饮，且辛凉疏散、解毒散结之功更胜，若病久温毒入里，热毒内盛者方中黄芩、黄连仍可用，故吴鞠通云："初起一二日，再去芩、连，三四日加之佳。"

水仙膏

【来源】《温病条辨》卷一上焦篇。

【组成】水仙花根 不拘多少

【用法】剥去老赤皮，与根须入石臼捣如膏，敷肿处，中留一孔出热气，干则易之，以肌肤上生黍米大小黄疮为度。

【功效】清热解毒消肿。

【主治】温毒外肿，一切痈疮。

【方解与方论】本品为石蒜科水仙属植物水仙的鳞茎。性味苦、辛，寒。有清热解毒，散结消肿之功效。

吴鞠通云："苦能降火败毒，辛能散邪热之结，寒能胜热，滑能利痰。其妙用全在汁之胶黏，能拔毒外出，使毒邪不致入脏腑伤人也。"

【临证提要】本方为外用药物，具有清热解毒消肿之功效，鲜品外用捣烂敷患处，用于痈疖疔毒外治。

小半夏加茯苓汤再加厚朴杏仁

【来源】《温病条辨》卷一上焦篇。

【组成】 半夏八钱　茯苓块六钱　厚朴三钱　生姜五钱　杏仁三钱

【用法】 甘澜水八杯，煎取三杯，温服，日三服。

【功效】 降逆化痰止咳。

【主治】 两太阴暑温，咳而且嗽，咳声重浊，痰多不甚渴，渴不多饮。

【方解与方论】 本证因肺脾痰饮壅滞、肺气不降所致，故用半夏、生姜、茯苓温化痰饮，厚朴、杏仁降气止咳。方中药物辛温化饮、宣降气机、淡渗利湿，故为辛温淡法。

吴鞠通云："小半夏加茯苓汤，蠲饮和中。再加厚朴、杏仁利肺泻湿，预夺其喘满之路。水用甘澜，取其走而不守也。"

【临证提要】 小半夏加茯苓汤源于《金匮要略》，主治痰饮呕逆心下痞，加厚朴、杏仁成为肺脾同治之方，用于脾肺痰湿咳嗽。

苇茎汤加滑石杏仁汤

【来源】《温病条辨》卷一上焦篇。

【组成】 苇茎五钱　薏苡仁五钱　桃仁二钱　冬瓜仁二钱　滑石三钱　杏仁三钱

【用法】 水八杯，煮取三杯，分三次服。

【功效】 清肺消痈，利湿排脓。

【主治】 太阴湿温喘促

【方解】 本证因湿热蕴肺、痰瘀互结所致，故用苇茎清肺热，冬瓜仁、薏苡仁、滑石清热化痰、利湿排脓，桃仁、杏仁降气活血消痈。

【临证提要】 苇茎汤源于《金匮要略》，有清肺化痰、逐瘀排脓之功，吴鞠通加滑石、杏仁清利湿热、降气平喘之功更著。用于咳喘痰多。但咳喘因寒饮所致者禁用，吴鞠通云："若寒饮喘咳者，治属饮家，不在此例。"

一物瓜蒂汤

【来源】《温病条辨》卷一上焦篇。

【组成】 瓜蒂二十个

【用法】 上捣碎，以逆流水八杯，煮取三杯，先服一杯，不吐再服，吐停后服。

【功效】 涌吐痰湿。

【主治】太阳中暍，身热疼重，身面四肢浮肿，脉微弱。

【方解】本证因痰湿阳郁所致，故用瓜蒂涌吐水湿，宣通清阳。本方即《伤寒论》瓜蒂散去豆豉、赤小豆，涌吐之力较弱，意在通其阳气。

【临证提要】本方有涌吐之功，用于暑湿身痛、浮肿者。体虚者可参照吴鞠通加减法："加参芦三钱"。

加减银翘散

【来源】《温病条辨》卷一上焦篇。

【组成】连翘十分　银花八分　玄参五分　麦冬五分不去心　犀角五分　竹叶三分

【用法】共为粗末，每服五钱，煎成去滓，点荷叶汁一二茶匙，日三服。

【功效】辛凉清解，滋阴凉血。

【主治】心疟，热多昏狂，谵语烦渴，舌赤中黄，脉弱而数。

【方解与方论】本证因肺卫之热逆传心包所致，故用银花、连翘、竹叶辛凉清解上焦之热，犀角、玄参、麦冬滋阴凉血清心。

吴鞠通云："以加减银翘散，清肺与膈中之热，领邪出卫。"

【临证提要】本方具有清透邪热、凉血清心之功效，用于上焦肺卫之热迫及营血，内扰心神之证。若病重者，可遵吴鞠通法："兼秽，舌浊口气重者，安宫牛黄丸主之。"

桂枝柴胡各半汤加吴萸楝子茴香木香汤

【来源】《温病条辨》卷一上焦篇补秋燥胜气论。

【组成】桂枝　吴茱萸　黄芩　柴胡　广木香　人参　生姜　川楝子　小茴香　白芍　炙甘草　大枣去核　半夏

【用法】水煎服。

【功效】散寒止痛。

【主治】头痛，身寒热，胸胁痛，甚者疝瘕痛者。

【方解与方论】本证因风寒湿痹阻太阳、少阳两经所致，故用小柴胡汤、桂枝汤两解太少，吴茱萸、小茴香温肝散寒，木香、川楝子行气止痛。

吴鞠通云："表里齐病，故以柴胡达少阳之气，即所以达肝木之气。合桂枝而外出太阳。加芳香定痛，苦温通降也。"

【临证提要】本方源于《伤寒论》柴胡桂枝汤，加辛苦温之品散寒行气止痛，用于寒凝气滞之胸胁痛痛、疝瘕痛等。

复亨丹

【来源】《温病条辨》卷一上焦篇补秋燥胜气论。

【组成】硫黄十分　鹿茸八分，酒炙　枸杞子六分　人参四分　茯苓八分　淡苁蓉八分　安南桂四分　当归六分，酒浸　茴香六分，酒浸，与当归同炒黑　川椒炭三分　草薢六分　炙龟板四分

【用法】益母膏和为丸，小梧桐子大，每服二钱，日再服，冬日渐加至三钱，开水下。

【功效】补益肝肾，除湿散寒，行气止痛。

【主治】疝、瘕聚虚证，发时痛胀有形，痛止无形。

【方解与方论】本证因肝肾、冲任不足，寒湿凝下焦所致，故用硫黄补阳散寒，鹿茸、苁蓉补肾助阳，枸杞、当归、龟板滋补肝肾，人参补气健脾，茯苓、草薢健脾渗湿，茴香、川椒、肉桂温阳散寒，益母草活血。

注：本方化癥回生丹主治相同，但化癥回生丹逐瘀散结，用于瘀血实证；本方则温养温通，用于冲任虚损证。

吴鞠通云："（瘕聚）久而不散，自非温通络脉不可，既不与血搏成坚硬之块……，自不得伤无过之荣血而用化癥矣。"

【临证提要】本方温养肝肾、温燥寒湿，主要用于肝肾不足，冲任空虚下腹胀痛。

霹雳散

【来源】《温病条辨》卷一上焦篇补秋燥胜气论。

【组成】桂枝六两　公丁香二两　草果二两　川椒炭五两　水菖蒲二两　青木香四两　吴茱萸四两　防己三两　槟榔二两　降香末五两　附子三两　小茴香四两　薤白四两　薏苡仁五两　五灵脂二两　高良姜三两　荜澄茄五两　细辛二两　乌药三两　干姜三两　雄黄五钱

【用法】上药共为细末，开水和服。大人每服三钱，病重者五钱，小儿减

半。病甚重者，连服数次，以痛止厥回，或泻止筋不转为度。

【功效】温阳散寒止痛。

【主治】吐泻腹痛，甚则四肢厥逆，转筋，腿痛，肢麻，起卧不安，烦躁不宁，甚则六脉全无，阴毒发斑，疝瘕等证，并一切凝寒痼冷积聚。

【方解与方论】本证因三阴寒湿凝滞、格阳于外所致，故用桂枝、公丁香、川椒炭、吴茱萸、附子、小茴香、高良姜、荜澄茄、细辛、干姜、雄黄等散寒温阳救逆，青木香、槟榔、降香末、五灵脂、乌药行气活血止痛，草果、菖蒲、防己、薤白、薏苡仁祛湿逐秽。

吴鞠通云："立方会三阴经刚燥温热之品，急温脏真，保住阳气，又重用芳香，急驱秽浊。"

【验案精选】

胁痛　杨室女，年五十岁，胁痛心痛懊憹，拘急肢冷，脉弦细而紧，欲坐不得坐，欲立不得立，欲卧不得卧，随坐即欲立，刚立又欲坐，坐又不安，一刻较一刻，脉渐小，立刻要脱，与霹雳散不住灌之，约计二时服散约计四两而稍定，后与两和肝胃而愈。(《吴鞠通医案》)

【临证提要】本方所治之证，为寒邪凉燥直入脏腑之络而发，即有呕吐、泻泄之胃肠道症状，同时有脉微欲厥的证候，尚有精神紧张等神经证候。但胸腹脐痛是非常重要的必见症。

减味竹叶石膏汤

【来源】《温病条辨》卷二中焦篇。

【组成】竹叶五钱　石膏八钱　麦冬六钱　甘草三钱

【用法】水八杯，煮取三杯，一时服一杯，约三时令尽。

【功效】清热泻火，养阴生津。

【主治】阳明温病，脉浮而促。

【方解】本证因阳明气分热盛伤阴所致，故用生石膏、竹叶清透阳明热邪，麦冬滋阴，甘草和中。方中石膏、竹叶重用以清透邪热，故为"辛凉透表重剂"。

【临证提要】竹叶石膏汤源于《伤寒论》，本方即竹叶石膏汤减人参、半夏、粳米化裁而来，较之竹叶石膏汤，本方以清透阳明邪热为主，用于温病阳明热炽，阴津受伤之证。

清燥汤

【来源】《温病条辨》卷二中焦篇。

【组成】麦冬五钱　知母二钱　人中黄一钱五分　细生地五钱　玄参三钱

【用法】水八杯，煮取三杯，分三次服。

【功效】滋阴清热解毒。

【主治】下后无汗，脉不浮而数。

【方解】本证属于温病下后，邪热未尽，阴虚内热者，故用增液汤滋阴清热，加知母清热润燥，人中黄泻火解毒。全方以甘清热凉为主，佐以泻火解毒，属于吴鞠通所谓"增水敌火"之法。

【验案精选】

发热　梁，二十二岁……大渴思饮，大汗如注，脉数急，非辛凉重剂，不足以解之。生石膏（二两），知母（五钱），麦冬（一两），生甘草（三钱），细生地（一两），连翘（三钱），银花（三钱），桑叶（二钱），煮成三碗，分三次服。用辛凉重剂，大热已解，脉小数，以养阴清解余邪立法。麦冬（八钱），丹皮（三钱），细生地（五钱），知母（二钱），生甘草（二钱），玄参（五钱），煮法如前。(《吴鞠通医案》)

【临证提要】本方有养阴清热解毒之功，用于温病后期阴虚余热未尽者。吴鞠通加减法云："咳嗽胶痰，加沙参三钱，桑叶一钱五分，梨汁半酒杯，牡蛎三钱，牛蒡子三钱。"

黄连黄芩汤

【来源】《温病条辨》卷二中焦篇。

【组成】黄连二钱　黄芩二钱　郁金一钱五分　香豆豉二钱

【用法】水五杯，煮取二杯，分二次服。

【功效】清热燥湿，芳香化浊。

【主治】阳明温病，干呕口苦而渴，尚未可下者。

【方解】本证因湿热内蕴中焦所致，故用黄连、黄芩苦寒清热燥湿，郁金、豆豉芳香开郁化浊，全方苦寒降泄、辛开化浊，故为"苦寒微辛法"

【临证提要】本方具有苦降辛开、清化湿热之功，从其组成看偏于清热。

用于湿温中阻干呕、口苦。

半夏泻心汤去甘草干姜加枳实杏仁汤

【来源】《温病条辨》卷二中焦篇。

【组成】半夏一两　黄连二两　黄芩三钱　枳实二钱　杏仁三钱

【用法】水八杯，煮取三杯，分三次服。

【功效】清热化痰，破气消痞。

【主治】心下痞满，不食、不饥、不便，脉滑数。

【方解与方论】本证因湿热气滞所致，故用黄连、黄芩清热，半夏化痰降逆，枳实、杏仁降气消痞。

吴鞠通云：“半夏、枳实开气分之湿结。黄连、黄芩开气分之热结。杏仁开肺与大肠之气痹。”

【临证提要】本方具有清湿热、消痞满之功，用于痞证。本方为《伤寒论》半夏泻心汤衍生方，去干姜、人参、甘草、大枣，恐其甘温助生湿热之故，但患者脾胃虚者，也可加人参，故吴鞠通方后注云：“虚者复纳人参二钱，大枣三枚。”本方的类似方尚有：半夏泻心汤去人参干姜甘草大枣加枳实生姜（《温病条辨》卷二中焦篇）：组成为半夏（六钱），黄连（二钱），黄芩（三钱），枳实（三钱），生姜（三钱），用法水八杯，煮取三杯，分三次服。主治阳明湿温，呕甚而痞。本证因湿热阻滞中焦，脾胃不运所致，故用半夏、生姜和胃降逆止呕，黄芩、黄连苦寒泄热，枳实行气消痞。虚者可加人参。

草果茵陈汤

【来源】《温病条辨》卷二中焦篇。

【组成】草果一钱　茵陈三钱　茯苓皮三钱　厚朴二钱　广皮一钱五分　猪苓二钱　大腹皮二钱　泽泻一钱五分

【用法】水五杯，煮取一杯，分二次服。

【功效】行气除满，利湿退黄。

【主治】足太阴寒湿，舌灰滑，中焦滞痞。

【方解与方论】本证属于中焦寒湿阻滞发黄，故用茵陈利湿退黄，草果温中化湿，茯苓、猪苓、泽泻渗湿利水，陈皮、厚朴、大腹皮行气化湿除满。

吴鞠通云："湿滞痞结，非温通而兼开窍不可，故以草果为君。茵陈因陈生新，生发阳气之机最速，故以之为佐。广皮、大腹、厚朴，共成泻痞之功。猪苓、泽泻以导湿外出也。"

【临证提要】本方具有祛湿退黄、行气除满之功效，用于寒湿发黄、痞满的治疗。

椒附白通汤

【来源】《温病条辨》卷二中焦篇。

【组成】生附子三钱，炒黑　川椒二钱，炒黑　淡干姜二钱　葱白三茎　猪胆汁半烧酒杯，去渣后调入

【用法】水五杯，煮成二杯，分二次凉服。

【功效】温里散寒通阳。

【主治】不食不寐，大便窒塞，腹痛，痛甚则肢逆，舌白滑，甚则灰，脉迟。

【方解与方论】本证因脾阳虚而不运，寒湿凝聚格阳所致，故用白通汤温里散寒通阳，川椒散寒止痛，猪胆汁咸寒反佐。

吴鞠通云："椒附白通汤，齐通三焦之阳，而急驱浊阴也。"

【临证提要】本方即《伤寒论》白通汤加猪胆汁、川椒组成，具有通阳散寒救逆的作用，用于阴盛格阳，腹痛、厥逆的治疗。

附子理中汤去甘草加厚朴广皮汤

【来源】《温病条辨》卷二中焦篇。

【组成】生茅术三钱　人参一钱五分　炮干姜一钱五分　厚朴二钱　广皮一钱五分　生附子一钱五分，炮黑

【用法】水五杯，煮取八分二杯，分二次服。

【功效】健脾化湿，温中祛寒，行气除满。

【主治】肛坠痛，便不爽，不喜食，舌白腐。

【方解】本证因脾胃寒湿阻滞所致，故用人参、苍术健脾化湿，厚朴、陈皮行气导滞，附子、干姜温中散寒。全方取辛甘温养，辛苦行气，故为"辛甘兼苦法"。

【临证提要】 本方能温中散寒、行气止痛，用于中焦寒湿气滞之腹痛、便泄不爽等。

苓姜术桂汤

【来源】《温病条辨》卷二中焦篇。

【组成】 茯苓块五钱　生姜三钱　炒白术三钱　桂枝三钱

【用法】 水五杯，煮取八分二杯，分温再服。

【功效】 健脾渗湿，温阳化气。

【主治】 寒热不饥，吞酸形寒，或脘中痞闷。

【方解与方论】 本证因寒湿伤中，故用白术、茯苓健脾祛湿，桂枝、生姜温阳驱寒。

吴鞠通云："此兼运脾胃，宣通阳气之轻剂也。"

【临证提要】 本方健脾通阳祛湿，用于脾虚寒湿之形寒、痞满。

理中汤

【来源】《温病条辨》卷二中焦篇。

【组成】 人参　甘草　白术　干姜各三两

【用法】 水八杯，煮取三杯，温服一杯，日三服。

【功效】 补气健脾，温中散寒。

【主治】 霍乱，吐利，寒热身痛，或不寒热，但腹中痛，寒多不欲饮水。

【方解】 本证因寒湿伤阳所致，故用人参、甘草健脾，白术健脾祛湿，干姜温中散寒。

【临证提要】 本方为《伤寒论》理中丸改丸剂为汤剂，具有健脾散寒之功，用于吐泻、腹痛。

四逆汤

【来源】《温病条辨》卷二中焦篇。

【组成】 炙甘草二两　干姜一两半　生附子一枚，去皮　人参一两

【用法】水五茶碗，煮取二碗，分二次服。

【功效】温阳救逆。

【主治】吐利汗出，发热恶寒，四肢拘急，手足厥冷。

【方解】本证因阳虚所致，故用人参、甘草健脾益气，干姜、附子温阳散寒。

【临证提要】本方源于《伤寒论》，但于方中加人参一味，以补益元气，体现了吴鞠通对张仲景组方的深刻理解。吴鞠通云："原方无人参，此独加人参者，……诸阳欲脱，中虚更急，不用人参，何以固内？"本方有温阳散寒救逆之功，用于阳虚厥逆。

九痛丸

【来源】《温病条辨》卷二中焦篇。

【组成】附子三两　生狼牙一两　人参一两　干姜一两　吴茱萸一两　巴豆一两，去皮心熬碾去皮如膏

【用法】蜜丸梧子大，酒下，强人初服三丸，日三服，弱者二丸。

【功效】温里散寒，杀虫祛积。

【主治】眩冒欲绝，腹中绞痛，欲吐不得吐，欲利不得利，脉沉紧而迟，甚则伏；卒中恶，腹胀痛，口不能言；连年积冷流注，心胸痛；冷冲上气；落马坠车血病等。

【方解与方论】本证因中阳虚寒、寒湿、秽浊阻滞所致，故用附子、干姜、吴茱萸散寒止痛，人参补中益气，巴豆破坚积，狼牙清热杀虫止心痛。全方温阳益气，祛寒止痛，散结杀虫，故吴鞠通云："九痛丸一面扶正，一面驱邪，其驱邪之功最速。"

【临证提要】本方散寒止痛散结，用于阴寒凝滞心腹痛。今认为本病相当于西医学所谓的心绞痛、胃痉挛、胃溃疡、传染性肌炎、脑震荡等。[张新荣.试析九痛丸的临床应用.辽宁中医药大学学报，2008，10（5）：21]

茯苓皮汤

【来源】《温病条辨》卷二中焦篇。

【组成】茯苓皮五钱　生薏仁五钱　猪苓三钱　大腹皮三钱　白通草三钱淡竹叶二钱

【用法】水八杯，煮取二杯，分三次服。神昏者先用安宫牛黄丸。

【功效】利湿清热。

【主治】头胀，身痛呕逆，渴不多饮，小便不通，舌白。

【方解】本证因湿热困阻表里三焦，故用茯苓皮、猪苓、薏苡仁、通草清利湿热，大腹皮行气降逆，竹叶清热。方中淡渗利湿为主，兼用辛凉清解，属于"淡渗兼微辛微凉法"。

【临证提要】茯苓皮汤利湿清热，用于湿热困阻身痛、头胀、呕逆、小便不利等证。用茯苓皮汤加白术、益智仁治疗尿路感染，有效率为90.0%。

新制橘皮竹茹汤

【来源】《温病条辨》卷二中焦篇。

【组成】橘皮三钱　竹茹三钱　柿蒂七枚　姜汁三茶匙冲

【用法】水五杯，煮取二杯，分二次温服，不知再作服。

【功效】清热降逆和胃。

【主治】阳明湿温，气壅为哕。

【方解】本证因湿热之邪壅滞中焦，胃气不降、上逆为哕，故用橘皮行气降逆，竹茹清胃止呕，柿蒂降逆止哕，姜汁和胃止呕。

【临证提要】本方有清热和胃，降逆止哕之效，用于湿热气逆而哕。本方由《金匮要略》橘皮竹茹汤减人参、甘草、大枣，加柿蒂而来。吴鞠通曰："湿热壅遏胃气致哕，不宜用参甘峻补，故改用柿蒂。"前者用于气虚气逆呕哕，本方用于湿热气逆，止哕之功较强，补虚之力不足。吴鞠通加减法："有痰火者，加竹沥、瓜蒌霜。有瘀血者，加桃仁。"

杏仁石膏汤

【来源】《温病条辨》卷二中焦篇。

【组成】杏仁五钱　石膏八钱　半夏五钱　山栀三钱　黄柏三钱　枳实汁每次三茶匙冲　姜汁每次三茶匙冲

【用法】水八杯，煮取三杯，分三次服。

【功效】清热利湿，退黄消痞

【主治】黄疸，中痞，恶心，便结，溺赤，脉沉。

【方解与方论】本证因湿热内蕴发黄，故用生石膏清热泻火，杏仁降气化湿、黄柏、栀子清热利湿，枳实、半夏、姜汁降逆和胃消痞。本方以杏仁、石膏清宣上焦为主，故名杏仁石膏汤。

吴鞠通云："凡通宣三焦之方，皆扼重上焦，以上焦为病之始入，且为气化之先，虽统宣三焦之方，而汤则名杏仁石膏也。"

【临证提要】杏仁石膏汤具有降气和胃、清热退黄之功效，用于湿阻三焦，湿轻热重之黄疸、脘痞等症。

连翘赤豆饮

【来源】《温病条辨》卷二中焦篇。

【组成】连翘二钱　山栀一钱　通草一钱　赤豆二钱　花粉一钱　香豆豉一钱

【用法】水煎服。

【功效】清热利湿解表。

【主治】身面俱黄，不饥溺赤。

【方解】本证因外感湿热所致，故用栀子、连翘、天花粉清利湿热解毒，通草、赤小豆利湿热从小便去，豆豉解除肌表湿邪。

【临证提要】连翘赤豆饮具有清热利湿解表之功效，用于湿热黄疸表症未除者。若内伤食积，可用上药煎汤，送保和丸三钱（山楂、神曲、茯苓、陈皮、莱菔子、连翘、半夏），以消食导滞，吴鞠通云："证系两感，故方用连翘赤豆饮，以解其外，保和丸以和其中，俾湿温劳倦治逆，一齐解散矣"。

麦冬麻仁汤

【来源】《温病条辨》卷二中焦篇。

【组成】麦冬五钱连心　火麻仁四钱　生白芍四钱　何首乌三钱　乌梅肉二钱　知母二钱

【用法】水八杯，煮取三杯，分三次温服。

【功效】养阴生津，润肠通便。

【主治】不饥不饱，不便，潮热，得食则烦热愈加。

【方解与方论】本证因胃阴不足所致，故用麦冬、白芍、乌梅酸甘养阴生津，知母润燥清热，火麻仁、首乌润肠通便。本方以酸甘为主，吴鞠通云：

"复胃阴者莫若甘寒，复酸味者，酸甘化阴也。"

【临证提要】本方具有养阴和胃、润燥通便之功效，主治胃阴不足纳呆、便秘。本方的辨证要点是得食烦热，吴鞠通云："潮热、得食则烦热愈加，定阴伤也。"

黄连白芍汤

【来源】《温病条辨》卷二中焦篇。

【组成】黄连二钱　黄芩二钱　半夏三钱　枳实一钱五分　白芍三钱　姜汁五匙冲

【用法】水八杯，煮取三杯，分三次温服。

【功效】清热凉肝，降逆止呕。

【主治】寒起四末，不渴，多呕，烦躁。

【方解与方论】本证因肝胃不和、胸膈郁热所致，故用黄连、黄芩清热，白芍凉肝敛阴，半夏、枳实、姜汁和胃。

吴鞠通云："方以两和肝胃为主，此偏于热甚，故清凉之品重，而以芍药收脾阴也。"

【临证提要】本方即《伤寒论》半夏泻心汤去人参、干姜、甘草、大枣加枳实、生姜方再加白芍而成，因热重痞轻故减半夏、枳实之量，具有清热降逆之功，用于呕吐、烦躁。吴鞠通云："烦躁甚者，可另服牛黄丸一丸。"

露姜饮

【来源】《温病条辨》卷二中焦篇。

【组成】人参一钱　生姜一钱

【用法】水二杯半，煮成一杯，露一宿，重汤温服。

【功效】益气散邪。

【主治】寒热，腹微满，四肢不暖，脉濡。

【方解与方论】本证因疟病后期，邪少虚多，气虚余邪未退所致，故用人参补气，生姜散邪，人参、生姜甘温，露一宿则增甘凉之性，具有清解余邪之功。

吴鞠通云："此偏于太阴虚寒，故以甘温补正，其退邪之妙，全在用露，清肃能清邪热，甘润不伤正阴，又得气化之妙谛。"

【临证提要】本方益气退邪，用于腹满、寒热。

本方加减方有：加味露姜饮（《温病条辨》卷二中焦篇）：组成为人参（一钱），半夏（二钱），草果（一钱），生姜（二钱），广皮（一钱），青皮（一钱醋炒）。用法：水二杯半，煮成一杯，滴荷叶露三匙温服，渣再煮一杯服。主治太阴脾疟，寒战，甚则呕吐噫气，腹鸣溏泄，脉弦而缓。即姜露饮加半夏、草果燥湿化痰，青陈皮行气和胃，吴鞠通云："邪气更甚，脉兼弦则土中有木矣，故加温燥泄木退邪。"

厚朴草果汤

【来源】《温病条辨》卷二中焦篇。

【组成】厚朴一钱五分　杏仁一钱五分　草果一钱　茯苓三钱　广皮一钱

【用法】水五杯，煮取二杯，分二次温服。

【功效】燥湿行气。

【主治】湿疟，脘闷，寒起四末，渴喜热饮，舌白。

【方解】本证因寒湿内阻中焦所致，属于热少湿多之证，故用草果温中燥湿，厚朴、陈皮行气化湿，杏仁降气化湿，茯苓健脾利湿。

【临证提要】本方温中化湿，行气除满，用于脘闷。

四苓合芩芍汤

【来源】《温病条辨》卷二中焦篇

【组成】苍术二钱　猪苓二钱　茯苓二钱　泽泻二钱　白芍二钱　黄芩二钱广皮一钱五分　厚朴二钱　木香二钱

【用法】水五杯，煮取二杯，分二次温服，久痢不在用之。

【功效】渗湿清肝，行气导滞。

【主治】自利不爽，欲作滞下，腹中拘急，小便短者。

【方解与方论】本证因湿热阻滞气机，故用四苓散利水渗湿，黄芩清热燥湿，白芍敛肝缓解，广皮、木香、厚朴行气止痛。

吴鞠通云："以四苓散分阑门，通膀胱，开支河，使邪不直注大肠。合芩芍法，宣气分，清积滞，预夺其滞下之路也。"

【临证提要】本方为四苓散与加减芩芍汤（见下）合方，用治泄利不爽、小便不利、腹痛者。本方有清热利湿、行气缓急之功，久利阴伤者慎用。吴鞠通云："此乃初起之方，久痢阴伤，不可分利，故方后云，久痢不在用之。"

人参石脂汤

【来源】《温病条辨》卷二中焦篇。

【组成】人参三钱　赤石脂三钱，细末　炮姜二钱　白粳米一合，炒

【用法】水五杯，先煮人参、白米、炮姜令浓，得二杯，后调石脂细末和匀，分二次服。

【功效】健脾涩肠固脱。

【主治】久痢，阳明不阖。

【方解】本证因脾胃虚寒，不能固涩所致，故用赤石脂涩肠固脱，人参、炮姜健脾温中，粳米养胃和中。方中温补收涩并用，故为"堵截阳明"法。

【临证提要】人参石脂汤即《伤寒论》桃花汤加人参、炮姜易干姜而成，具有温中涩肠之功，对久痢脱滑有效。

加减附子理中汤

【来源】《温病条辨》卷二中焦篇。

【组成】白术三钱　附子二钱　干姜二钱　茯苓三钱　厚朴二钱

【用法】水五杯，煮取二杯，分二次温服。

【功效】温阳散寒，健脾祛湿。

【主治】自利腹满，小便清长，脉濡而小。

【方解】本证因阳气不运，兼夹寒湿所致，故用附子、干姜温补脾阳，白术健脾燥湿，茯苓健脾渗湿，厚朴燥湿除满。

【临证提要】本方即附子理中汤（《太平惠民和剂局方》）去甘守之人参、甘草，加通运之茯苓、厚朴而成，具有温中散寒，理气化湿之功。用于脾阳虚弱，寒湿内阻的下利。吴鞠通云："病在太阴，治当温脏，勿事通腑。"

加减黄连阿胶汤

【来源】《温病条辨》卷二中焦篇。

【组成】黄连三钱　阿胶三钱　黄芩二钱　炒生地四钱　生白芍五钱　炙甘草一钱五分

【用法】水八杯，煮取三杯，分三次温服。

【功效】清热燥湿，滋阴润燥

【主治】春温内陷下痢，最易厥脱。

【方解与方论】本证属于湿热伤阴，热多湿少，故用黄连、黄芩清热，阿胶、生地、白芍养阴清热，甘草和中益气、调和。此方"育阴坚阴"以救阴。

吴鞠通云："黄连之坚阴，阿胶之育阴，所以合而为名汤也。从黄连者黄芩，从阿胶者生地、白芍也，炙草则统甘苦而并和之。"

【临证提要】本方由《伤寒论》黄连阿胶汤去鸡子黄加生地、甘草而成，用于久痢伤阴，兼湿热余邪者。

黄连阿胶汤也见于《温病条辨》卷三下焦篇。组成黄连（四钱），黄芩（一钱），阿胶（三钱），白芍（一钱），鸡子黄（二枚）。用法：水八杯，先煮三物，取三杯，去滓，纳胶烊尽，再纳鸡子黄，搅令相得，日三服。主治少阴温病，真阴欲竭，壮火复炽，心中烦，不得卧者。本方苦寒清热坚阴，故吴鞠通云："邪少虚多者，不得用黄连阿胶汤。"

牛乳饮

【来源】《温病条辨》卷二中焦篇。

【组成】牛乳一杯

【用法】重汤炖热，顿服之，甚者日再服。

【功效】补虚益胃。

【主治】胃液干燥，面微赤，暮热，常思饮，不欲食，脉数，外感已净者。

【方解】本证因津血不足所致，故用牛乳，性味甘平，补虚损，益五脏。

【临证提要】本方补虚益胃生津，用于热病后津血亏少，消渴、便秘、皮肤干燥等。本品滋补甘腻，脾胃虚寒作泻，中有痰湿者慎服。

半夏桂枝汤

【来源】《温病条辨》卷三下焦篇。

275

【组成】半夏六钱　秫米一两　白芍六钱　桂枝四钱　炙甘草一钱　生姜三钱　大枣二枚，去核

【用法】水八杯，煮取三杯，分温三服。

【功效】降逆和胃，调和营卫。

【主治】食不进，舌滑。

【方解】本证因营卫、脾胃不和所致，故用半夏汤合桂枝汤两调脾胃、营卫。

【临证提要】本方健脾和胃、通阳敛阴，用于纳差、失眠的治疗。使用本方时应注意，方中白芍用量宜多于桂枝，吴鞠通云："虽云桂枝汤，却用小建中汤法，桂枝少于白芍者，表里异治也。"

安肾汤

【来源】《温病条辨》卷三下焦篇。

【组成】鹿茸三钱　胡芦巴三钱　补骨脂三钱　韭子一钱　大茴香二钱　附子二钱　茅术二钱　茯苓三钱　菟丝子三钱

【用法】水八杯，煮取三杯，分三次服。久病恶汤者，可用二十分作丸。

【功效】补肾利湿。

【主治】湿久脾阳消乏，肾阳亦惫者。

【方解】本证属于脾肾阳虚，水湿内停，故用附子、鹿茸、韭子、菟丝子、补骨脂、胡芦巴等补肾阳，苍术、茯苓健脾利湿，大茴香温里散寒。

【临证提要】本方具有温补脾肾，健脾祛湿之功，用于水肿、痿证、身痛等。吴鞠通云："大便溏者加赤石脂。"

术附姜苓汤

【来源】《温病条辨》卷三下焦篇。

【组成】生白术五钱　附子三钱　干姜三钱　茯苓五钱

【用法】水五杯，煮取二杯，日再服。

【功效】温阳健脾祛湿。

【主治】痿弱不振，肢体麻痹，痔疮下血。

【方解】本证因脾肾虚寒、水湿内停所致，故用附子温肾补火，干姜温中

散寒，白术、茯苓健脾祛湿。

【临证提要】术附姜苓汤有温补脾肾，健脾利湿之功，用于痿证、痔疮、痹证。

橘半桂苓枳姜汤

【来源】《温病条辨》卷三下焦篇。

【组成】半夏二两　枳实一两　橘皮六钱　桂枝一两　茯苓块六钱　生姜六钱

【用法】甘澜水十碗，煮成四碗，分四次，日三夜一服，以愈为度。

【功效】行气和胃，化痰导滞。

【主治】饮家阴吹，脉弦而迟。

【方解】本证因痰饮停滞中焦所致，故用半夏、茯苓、生姜和胃化痰渗湿，枳实、陈皮行气导滞，桂枝温化痰饮。

【临证提要】橘半桂苓枳姜汤即二陈汤加枳实、桂枝，具有温化痰饮、行气和胃之功，用于阴吹。吴鞠通云："愈后以温中补脾，使饮不聚为要，其下焦虚寒者，温下焦。"

椒桂汤

【来源】《温病条辨》卷三下焦篇。

【组成】川椒六钱炒黑　桂枝六钱　良姜三钱　柴胡六钱　小茴香四钱　广皮三钱　吴茱萸四钱　青皮三钱

【用法】急流水八碗，煮成三碗，温服一碗，覆被令微汗佳。不汗服第二碗，接饮生姜汤促之得汗，次早服第三碗，不必覆被再令汗。

【功效】散寒止痛。

【主治】疝，寒热往来，脉弦及数，舌白滑，或无苔不渴，当脐痛，或胁下痛。

【方解】本证因寒湿阻滞气机，故用川椒、桂枝、小茴香、吴茱萸、高良姜温肝散寒止痛，柴胡疏肝解郁，陈皮、青皮行气止痛。

【临证提要】本方温理散寒、行气止痛，用于疝气、脐腹胁下疼痛的治疗。

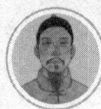

术附汤

【来源】《温病条辨》卷下三焦篇。

【组成】生茅术五钱　人参二钱　厚朴三钱　生附子三钱　炮姜三钱　广皮三钱

【用法】水五杯，煮成两杯，先服一杯，约三时，再服一杯，以肛痛愈为度。

【功效】温里健脾，行气止痛。

【主治】肛门坠痛，胃不喜食，舌苔腐白。

【方解与方论】本证因脾肾不足，寒湿内阻胃肠所致，故用人参、附子健脾温肾，干姜、苍术温中祛湿，陈皮、厚朴行气化湿。

吴鞠通云："以参附峻补肾中元阳之气，姜术补脾中健运之气，朴橘行浊湿之滞气，俾虚者充，闭者通，浊者行而坠痛自止，胃开进食矣。"

【临证提要】术附汤有温里行气化湿之功，用于寒湿阻滞肛坠疼痛、纳少者。

加味异功汤

【来源】《温病条辨》卷三下焦篇。

【组成】人参三钱　当归一钱五分　肉桂一钱五分　炙甘草二钱　茯苓三钱　白术三钱，炒焦　生姜三钱　大枣二枚，去核　广皮二钱

【用法】水五杯，煮成两杯，渣再煮一杯，分三次服。

【功效】益气养血。

【主治】劳疟，络虚而痛，阳虚而胀，胁有疟母。

【方解】本证以气血两伤为主，故用异功散健脾和胃，益气除湿；当归养血活血，肉桂温通气血。

【临证提要】加味异功汤即《小儿药证直诀》异功散加当归、肉桂等组成，有补益气血之功效，吴鞠通云："阴阳两伤者，必于气中补血"。主要用于气血不足胀、痛。

温脾汤

【来源】《温病条辨》卷下三焦篇。

【组成】草果二钱　桂枝三钱　生姜五钱　茯苓五钱　蜀漆三钱，炒　厚朴三钱

【用法】水五杯，煮取两杯，分二次温服。

【功效】温中化湿行气。

【主治】太阴三疟，腹胀不渴呕水。

【方解】本证因脾虚痰浊内伏所致，故用草果、厚朴温中行气化湿，茯苓、生姜和胃利湿，蜀漆截疟，桂枝通阳散寒。

【临证提要】此方具有温中散寒、行气截疟的功效，主治疟疾属寒湿伏于中焦脾胃者。

扶阳汤

【来源】《温病条辨》卷下三焦篇。

【组成】鹿茸五钱，生锉末先用黄酒煎得　熟附子三钱　人参二钱　粗桂枝三钱　当归二钱　蜀漆三钱炒黑

【用法】水八杯，加入鹿茸，酒煎成三小杯，日三服。

【功效】补肾助阳，益气养血。

【主治】少阴三疟，久而不愈，形寒嗜卧，舌淡脉微，发时不渴。

【方解与方论】本证因脾肾两虚，气血不足所致，故用鹿茸、附子温补肾阳，人参、当归益气养血，桂枝温通阳气，蜀漆祛痰截疟。

吴鞠通云："鹿茸为君，峻补督脉……；人参、附子、桂枝随鹿茸而峻补太阳，以实卫气；当归随鹿茸以补血中之气，通阴中之阳。单一蜀漆一味急提难出之疟邪，随诸阳药努力奋争由卫而出。"

【临证提要】扶阳汤具有补气养血，健脾温肾之功效，治疗久疟。除上述症状外，据《临证指南医案》尚有面目黧黑，六脉弦紧等脉证。

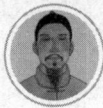

减味乌梅丸

【来源】《温病条辨》卷三下焦篇。

【组成】半夏　黄连　干姜　吴茱萸　茯苓　桂枝　白芍　川椒炒黑
乌梅

【用法】丸服。

【功效】敛肝清热，温中散寒。

【主治】厥阴三疟，日久不已，劳则发热，或有痞结气逆欲呕。

【方解与方论】本证因厥阴上犯阳明所致，故用乌梅、白芍养肝敛肝，黄
连泻热，干姜、半夏、川椒、桂枝、吴萸辛热通补胃阳、降逆散痞。本方酸
苦泻热，辛甘温阳，故为"酸苦为阴，辛甘为阳复法"；方中刚柔并用，柔肝
和胃，吴鞠通云："柔以救阴，而顺厥阴刚脏之体；刚以救阳，而充阳明阳腑
之体也。"

【临证提要】本方乃《伤寒论》乌梅丸加减变化而来，即乌梅丸去细辛、
黄柏、当归、附子、人参，加半夏、吴萸、白芍、茯苓。具有泻肝和胃之功，
用于呕逆痞结。

加减理阴煎

【来源】《温病条辨》卷三下焦篇。

【组成】熟地　白芍　附子　五味　炮姜　茯苓

【用法】水煎服。

【功效】滋阴养血，温补脾肾。

【主治】久痢小便不通，厌食欲呕。

【方解与方论】本证因久利阴阳两虚，脾肾不足所致，故用熟地补肾阴，
附子补肾阳，炮姜温中止泻，白芍敛阴缓解，五味子敛阴止泻，茯苓健脾
渗湿。

吴鞠通云："熟地、白芍、五味收三阴之阴，附子通肾阳，炮姜理脾阳，
茯苓理胃阳也。

【临证提要】本方即《景岳全书》理阴煎（熟地、当归、炮姜、甘草）
减当归、甘草，加附子、茯苓、白芍、五味子而成，具有补益脾肾，敛阴止

泻之功，用于泄利、纳差、呕恶者。吴鞠通云："久痢阳不见伤，无食少欲呕之象，但阴伤甚者，又可以去刚增柔矣。"

地黄余粮汤

【来源】《温病条辨》卷三下焦篇。

【组成】熟地黄　禹余粮　五味子

【用法】水煎服。

【功效】滋阴益肾，固涩下焦。

【主治】肛坠尻酸。

【方解】本证因久利伤阴，下焦不固，故用熟地黄滋阴补肾，禹余粮、五味子固涩下焦，属于"酸甘兼涩法"。

【临证提要】本方有滋阴补肾固涩之功，用于久利、肛门腰胯酸坠。

三神丸

【来源】《温病条辨》卷三下焦篇。

【组成】五味子　补骨脂　肉果

【用法】丸服。

【功效】补肾助阳，涩肠止泻。

【主治】肠腻滑下，纳谷运迟。

【方解】本证因久利伤及肾阳，下焦不固所致，故用补骨脂温补肾阳，五味子敛阴止泻，肉果则涩肠固脱。本方属于"酸甘辛温兼涩法"。

注：本方与地黄余粮汤，均有收涩止利之功，但有阴阳之别，地黄余粮汤偏于滋阴收涩，本方偏于温肾收涩。

【临证提要】本方即《普济本事方》四神丸减吴茱萸，具有温固止泻之功，用于脾肾阳虚久泻不止。

参茸汤

【来源】《温病条辨》卷三下焦篇。

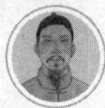

【组成】人参　鹿茸　附子　当归炒　茴香炒　菟丝子　杜仲

【用法】水煎服。

【功效】补脾肾，益精血。

【主治】痢久，少腹肛坠，腰胯脊髀酸痛。

【方解】本证因下焦阴阳两虚、奇经虚损所致，故用人参健脾补气，鹿茸、附子、菟丝子、杜仲直补督脉阳气，当归温养冲脉精血，小茴香行气止痛。

【临证提要】本方有温补肝肾奇经之效，用于下腹、腰胯酸坠。本方辛甘补阳为主，阳虚不甚可去附子，加补骨脂。

参芍汤

【来源】《温病条辨》卷三下焦篇。

【组成】人参　白芍　附子　茯苓　炙甘草　五味子

【用法】水煎服。

【功效】温阳补脾，和营止泻。

【主治】休息痢经年不愈，少腹气结，有似癥瘕。

【方解与方论】本证属于久利阴阳两虚，而以下焦阳虚、不能收摄为主，故用附子温补肾阳，人参、炙甘草补气健脾，茯苓健脾利湿，白芍和阴缓解，五味子收敛止泻。本方辛甘酸同用，补气温阳，敛阴止泻，故属于"辛甘为阳，酸甘化阴复法"。

吴鞠通云："参、苓、炙草守补中焦，参、附固下焦之阳，白芍、五味收三阴之阴，而以少阴为主。"

【临证提要】本方具有温阳益气、敛阴止泻之功，用于泄利日久不愈。

加减泻心汤

【来源】《温病条辨》卷三下焦篇。

【组成】川连　黄芩　干姜　银花　楂炭　白芍　木香汁

【用法】水煎服。

【功效】清热燥湿，散瘀导滞。

【主治】噤口痢，干呕腹痛，里急后重，积下不爽，左脉细数，右手脉弦。

【方解】本证因湿热结滞，气血不和所致，故用黄连、黄芩清热燥湿解毒，干姜温中健脾，银花解毒止利，山楂炭活血消滞，木香理气消积，白芍和血缓急。

【临证提要】本方源于《伤寒论》半夏泻心汤，方中苦辛寒热同用，清热健脾，宣通积滞，用于寒热错杂、积滞内阻之呕吐、痞满、泄利后重等症。

加味参苓白术散

【来源】《温病条辨》卷三下焦篇。

【组成】人参二钱　白术一钱五分，炒焦　茯苓一钱五分　扁豆二钱，炒　薏苡仁一钱五分　桔梗一钱　砂仁七分，炒　炮姜一钱　肉豆蔻一钱　炙甘草五分

【用法】共为极细末，每服一钱五分，香粳米汤调服，日二次。

【功效】健脾除湿止泻。

【主治】噤口痢，呕恶不饥，积少痛缓，形衰脉弦，舌白不渴。

【方解】本证因脾胃虚寒所致，故用四君子汤补脾胃之气，白扁豆、薏苡仁健脾渗湿，砂仁、肉豆蔻芳香醒脾，炮姜温中止泻，桔梗上行益肺。

【临证提要】本方即《太平惠民和剂局方》参苓白术散减山药、莲肉、陈皮，加炮姜、肉豆蔻组成，有益气健脾、渗湿止泻之功。用于下利、呕恶、纳差者。

肉苁蓉汤

【来源】《温病条辨》卷三下焦篇。

【组成】肉苁蓉一两泡淡　附子二钱　人参二钱　干姜炭二钱　当归二钱白芍三钱，肉桂汤浸炒

【用法】水八杯，煮取三杯，分三次缓缓服，胃稍开，再作服。

【功效】温肾益气养血。

【主治】噤口痢，胃关不开。

【方解】本证因肾虚胃阳不运所致，故用温润之肉苁蓉补肾阳、益精血，附子、肉桂助阳补火，人参、干姜健脾温中，当归、白芍养血补阴。

【临证提要】本方有大补肾阳、肝肾精血之功，用于噤口痢、呕吐反胃。

专翁大生膏

【来源】《温病条辨》卷三下焦篇。

【组成】人参二斤，无力者以制洋参代之　茯苓二斤　龟板一斤，另熬胶　乌骨鸡一对　鳖甲一斤，另熬胶　牡蛎一斤　鲍鱼二斤　海参二斤　白芍二斤　五味子半斤　麦冬二斤不去心　羊腰子八对　猪脊髓一斤　鸡子黄二十丸　阿胶二斤　莲子二斤　芡实三斤　熟地黄三斤　沙苑蒺藜一斤　白蜜一斤　枸杞子一斤，炒黑

【用法】上药分四铜锅（忌铁器搅用铜勺）以有情归有情者二，无情归无情者二，文火细炼六昼夜，去渣，再熬三昼夜，陆续合为一锅，煎炼成膏，末下三胶，合蜜和匀。以方中有粉无汁之茯苓、白芍、莲子、芡实为细末，合膏为丸。每服二钱，渐加至三钱，日三服，约一日一两，期年为度。每殒胎必三月，肝虚而热者加天冬一斤，桑寄生一斤，同熬膏，再加鹿茸二十四两为末。

【功效】育阴潜阳。

【主治】昼凉夜热，或干咳，或不咳，甚则痉厥者。

【方解与方论】本证属于肝肾阴虚、虚风内动所致，故用乌骨鸡、鲍鱼、海参、羊腰子、猪脊髓、鸡子黄、阿胶血肉有情之品填精滋阴，白芍、五味子、麦冬、熟地黄、白蜜、沙苑蒺藜、枸杞子滋补肝肾，龟板、鳖甲、牡蛎滋阴熄风，人参、茯苓、莲子、芡实健脾益气助运。

注：三甲复脉汤、大定风珠、专翁大生膏均具有补阴潜阳之功，其差异在于功效的强弱缓急，吴鞠通云："定风浓于复脉，皆用汤，从急治。专翁取乾坤之静，多用血肉之品，熬膏为丸，从缓治。"

【临证提要】本方有育阴潜阳之功，特点是用血肉有情之品，翁摄真阴，用于阴虚夜热、干咳、痉厥者。吴鞠通云："善安雷龙者，莫如专翁。"虚热者加天冬，肾虚加鹿茸、桑寄生。

护阳和阴汤

【来源】《温病条辨》卷三下焦篇。

【组成】白芍五钱　炙甘草二钱　人参二钱　麦冬二钱，连心炒　干地黄三钱，炒

【用法】水五杯，煮取二杯，分二次温服。

【功效】补气养阴清热。

【主治】热入血室，医与两清气血，邪去其半，脉数，余邪不解者。

【方解与方论】本证因气阴不足，余邪未解所致，故用人参、炙甘草补气，麦冬、白芍、生地清热养阴。

吴鞠通云："大凡体质素虚之人，驱邪及半，必兼护养元气，仍佐清邪。故以参、甘护元阳，而以白芍、麦冬、生地和阴清邪也。"

【临证提要】本方有益气养阴清热的功效，用于气阴不足，余热未除，据《临证指南医案》证可见寒热、口渴、腹痛、便溏等。

加减小柴胡汤

【来源】《温病条辨》卷二中焦篇。

【组成】柴胡三钱　黄芩二钱　人参一钱　丹皮一钱　白芍二钱, 炒　当归一钱五分, 土炒　谷芽一钱五分　山楂一钱五分, 炒

【用法】水八杯，煮取三杯，分三次温服。

【功效】清透少阳，疏解郁滞。

【主治】面浮腹膨，里急肛坠，中虚伏邪。

【方解与方论】本证因湿热阻滞，兼脾胃气虚所致，故用柴胡疏肝行气、举陷升清，黄芩、白芍泄热凉肝和营，丹皮、当归、山楂凉血行滞，谷芽、人参益气健脾。

吴鞠通云："以柴胡由下而上，入深出浅，合黄芩两和阴阳之邪，以人参合谷芽宣补胃阳，丹皮、归、芍内护三阴，谷芽推气分之滞，山楂推血分之滞。"

【临证提要】本方为《伤寒论》小柴胡汤加减方，全方升陷调气，泄热和营，凉血消滞，用于痢疾里急、脱肛者。

加味白头翁汤

【来源】《温病条辨》卷二中焦篇。

【组成】白头翁三钱　秦皮二钱　黄连二钱　黄柏二钱　白芍二钱　黄芩三钱

【用法】水八杯，煮取三杯，分三次服。

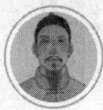

【功效】 清肝凉血解毒。

【主治】 热利下重，腹痛，脉左小右大。

【方解】 此证因热毒炽盛，壅阻肠胃，陷入血分，故用白头翁清热解毒、凉血止痢，黄连、黄芩、黄柏泻火解毒、燥湿厚肠，秦皮清热解毒、收涩止痢，白芍缓解止痛。

【临证提要】 本方主由《伤寒论》白头翁汤加入黄芩苦泄清肠、白芍敛阴止痛，即白头翁汤合黄芩汤意，全方能凉血解毒、清热燥湿，用于湿热陷于肠腑的痢疾，今用于慢性非特异性溃疡性结肠炎、细菌性痢疾的治疗。